LA MÉDECINE NAPOLÉONIENNE

DU MÊME AUTEUR :

Notice traitant des médecins dans le *Dictionnaire Napoléon*, sous la direction de Jean Tulard, Fayard, 1987. Nouvelles notices dans la réédition de 1999

Maygrier et son annuaire médical, École pratique des Hautes Études, IVe section, 1991

Napoléon et la médecine, François Bourin, 1992, Couronné par l'Académie française (Prix Eugène Colas)

Marat homme de science?, sous la direction de Jean Bernard, de l'Académie française, Jean-François Lemaire et Jean-Pierre Poirier, Les empêcheurs de penser en rond, 1993

L'acte de naissance de la médecine moderne, sous la direction de Jean Bernard, de l'Académie française, Jean-François Lemaire et Alain Larcan, Les empêcheurs de penser en rond, 1995

Ensemble des notices touchant à la médecine du *Dictionnaire du Second Empire*, sous la direction de Jean Tulard, Fayard, 1995

Jean-François Coste, Premier médecin des armées de Napoléon, Stock, 1997. Prix Mauguin de l'Académie des sciences morales et politiques, 1997. Prix d'histoire de la médecine aux armées, Val-de-Grâce, 1998

Collaboration à *Les grandes batailles de Napoléon* (1796-1815), Tallandier, 1998

Les blessés dans les armées napoléoniennes, Lettrage-Distribution, 1999; Grand-Prix de la Fondation Napoléon

DANS LA MÊME COLLECTION :

Jean-René AYMES : *L'Espagne contre Napoléon*

Jacques-Olivier BOUDON : *Les élites religieuses à l'époque de Napoléon, Dictionnaire des évêques et vicaires généraux du Premier Empire.*

David CHANTERANNE et Isabelle VEYRAT-MASSON : *Napoléon à l'écran, Cinéma et Télévision.*

COLLECTIF : *La Proclamation de l'Empire*; Introduction de Thierry LENTZ.

DE LA TOUR (Jean) : *Duroc*; Préface de Jacques JOURQUIN (janvier 2004)

Abel DOUAY et Gérard HERTAULT : *Schulmeister, dans les coulisses de la grande armée*; Préface de Thierry LENTZ.

Guy GODLEWSKI : *300 jours d'exil*; préface de Jean TULARD.

Michel KERAUTRET : *Les grands Traités du Consulat.*

Elie KRETTLY : *Souvenirs historiques*; Introduction de Yves CALVI, Annotations de Gilbert BODINIER

Jean-François LEMAIRE, Paul FORNÈS, Pascal KINTZ et Thierry LENTZ : *Autour de « l'empoisonnement » de Napoléon*; Préface de Jean TULARD.

Louis MADELIN : *Fouché, Tome 1 : De la Révolution à l'Empire; Tome 2 : Ministre de la Police*; Préface de Jacques-Olivier BOUDON.

Luigi MASCILLI MIGLIORINI : *Le Mythe du héros.*

Sylvain PAGÉ : Napoléon et l'Amérique du nord.

Alain PILLEPICH : *Napoléon et les Italiens.*

JEAN-FRANÇOIS LEMAIRE

LA MÉDECINE NAPOLÉONIENNE

NOUVEAU MONDE ÉDITIONS / FONDATION NAPOLÉON

PRÉFACE

Les médecins, quand ils se préoccupent de l'histoire, se penchent généralement sur les individus. Le docteur Lemaire n'a pas manqué de le faire dans divers ouvrages, faisant surgir du fond de la Grande Armée Girardot, le seul chirurgien que Napoléon aura fait baron sur le champ de bataille, ou l'inspecteur général Coste qui, au même titre que Talleyrand, nous convainc que l'empereur pouvait parfois user du langage le plus vert. De même, a-t-il su retracer en expert les derniers mois du prisonnier de Sainte-Hélène, mettant l'accent sur ce qui manque à la thèse de l'empoisonnement à l'arsenic pour être crédible.

Mais, ce qui est plus rare, des hommes, il passe ici aux questions plus larges des sociétés, observant l'agonie simultanée de l'Ancien Régime usé jusqu'à la corde et de l'Art de guérir empêtré dans ses systèmes. Vient la Révolution qui décapite le roi et envoie les docteurs-régents à tous les diables. Dans les deux cas, il faut tout rebâtir. Les périples politiques qui vont suivre nous sont familiers, mais la manière dont la médecine nouvelle, jouant du « coup d'œil » du clinicien, va émerger des ruines des facultés « gothiques » nous l'était moins. De cette mutation, nous avions bien dans la tête les noms de Corvisart ou de Larrey, mais non de Foucroy, de Cabanis ou de Chaptal, du moins à leur juste place. Reprenant et enrichissant ses travaux antérieurs, Jean François Lemaire la leur donne ici, soulignant qu'ils la tiennent de leurs dons d'anticipation, mais surtout de la confiance que leur accorde Napoléon, à dire vrai plus séduit que convaincu par leurs développements. La médecine moderne naît ainsi.

En définitive, le docteur Lemaire, admirable connaisseur de l'époque napoléonienne, nous conduit, dans cette nouvelle somme de ses recherches, à cette conclusion paradoxale : Napoléon a lancé la phase moderne de la médecine civile, il s'est refusé à comprendre, pour des raisons stratégiques — « la maîtrise de terrain » — la chirurgie militaire.

Il faut lire ce livre qui nous donne de l'épopée une image iconoclaste et pourtant si vraie. Seul Jean-François Lemaire pouvait avoir cette audace.

Jean Tulard,
de l'Institut

INTRODUCTION

« D'ici à 50 ans, écrivait Stendhal en 1817, il faudra refaire l'histoire de Napoléon tous les ans ». Pour le romancier, cette remise en cause permanente allait se justifier par la masse des mémoires, accusations, justifications, dont il entendait partout crisser les plumes, en France comme à l'étranger, mais aussi par les tonnes de documents administratifs ou privés qui seraient dépouillés dans le même délai, l'ensemble dégageant les mécanismes encore enfouis de mille desseins politiques comme ceux de dizaines d'opérations militaires, éclairant aussi des pans entiers de la société impériale jusque là demeurés plus ou moins dans l'ombre. Au moment où ce demi-siècle programmé arrivait à son terme, c'est à dire vers la fin du Second Empire, le Dr Georges Barral[1] rendant visite à Claude Bernard le trouva plongé dans un tome de *la Correspondance de Napoléon Ier*[2] en cours de

1. Plus tard collaborateur de la *Chronique Médicale* d'A. Cabanès, Barral laissera lui-même une œuvre médico-historique estimable.

2. Éditée de 1858 à 1869 sous l'autorité du prince Jérome Bonaparte, cousin de Napoléon III, et jamais rééditée jusqu'au début de ce siècle, la *Correspondance de Napoléon Ier* comprend 28 volumes de lettres ou notes de l'empereur et 4 volumes de textes divers dictés à Sainte-Hélène. Deux commissions successives s'employèrent à sa réalisation, la première (1858-1864) écartant « les lettres privées », la seconde (1864-1869) les intègrant. D'où un certain désordre auquel s'associe d'importantes lacunes. Le but de la publication étant d'édifier un monument à la gloire de Napoléon, des séquences entières n'apparaîssent pas ou sont largement tronquées. Ainsi, toute l'affaire du jury de Bautzen (p.) se résume-t-elle à une phrase dans une lettre à Daru (n° 20112). Sur le plan strictement militaire, elle se complétait par la *Correspondance inédite de Napoléon Ier conservée aux Archives de la Guerre*, (5 vol.) (1912 à 1915) présentés par E. Picard et L. Tuetey. Depuis 2001, la Fondation Napoléon procède à

publication. « C'est là qu'il faudra désormais l'étudier. Tout est là », observa le physiologiste en refermant le volume. Claude Bernard s'associait sans le savoir à Stendhal. On pouvait même penser qu'à eux deux ils avaient vu assez large : un demi-siècle des textes les plus variés et les 22 000 lettres de la *Correspondance*! C'était pourtant trop court et aux cinquante ans, les historiens en ajoutèrent cent. Successivement, à l'instar de Thiers, de Frédéric Masson, de Louis Madelin, de Marcel Dunan, des régiments d'entre eux venus de tous les horizons entreprirent de remuer la moindre motte de terre qu'à pied ou à cheval aurait pu à un moment de sa vie fouler l'empereur, d'y ramasser également le moindre bout de papier écrit par lui ou sur lui. Ce qui se révélera bien trop court encore, comme on peut l'apprécier en analysant les manifestations marquant, en 1969, le bicentenaire de sa naissance et dont la principale fut à Paris un vaste colloque dans le grand amphithéâtre de la Sorbonne[1]. Durant deux jours, près de cinquante communications de haut niveau y fouillèrent le monde napoléonien loin de la Cour, de l'armée ou de l'administration, s'attachant tout particulièrement à ce qu'on nommait depuis peu la « société civile » et plongeant dans la vie quotidienne de composantes aussi variées que les banquiers, les artistes, le clergé ou les lainiers. Oui, les lainiers. Or, de médecins, de chirurgiens ou de pharmaciens, tout au long de ces journées, point. C'est, concluera t'on, qu'il n'y avait rien à dire de plus à leur sujet, mais comme ce qui les concernait à cette époque précise n'avait jamais été vraiment creusé auparavant, il fallait donc admettre qu'il n'y avait rien à en dire tout court. C'était, là aussi, aller encore trop vite et, devant la masse des documents les plus variés qui ne cesse de faire surface, Jean Tulard, mieux avisé que Stendhal, se garde bien aujourd'hui de fixer une date-butoir.

Réajuster la place du monde médical dans la société du premier empire se révéla vite n'être qu'un volet de la question. Non seulement il méritait ce recadrage, mais ne voilà-t-il pas qu'autour des années 1950 les meilleurs historiens des sciences se mettaient d'accord pour faire du début du XIXe siècle et de Paris les unités de temps et de

---

la mise en chantier d'une nouvelle édition de la *Correspondance*, la dotant d'un appareil critique et élargissant considérablement le nombre des documents publiés.

1. Grand amphithéâtre de la Sorbonne, Paris, 25 et 26 octobre 1969 (organisé par la société d'Histoire moderne).

lieu du plus important bouleversement de la mentalité médicale. Ne prenons en compte, pour en juger, que l'opinion de spécialistes étrangers dans la mesure où l'histoire des techniques et des découvertes est assez souvent défigurée par le chauvinisme. Que disent-ils? Tous, quelqu'en soit l'origine, qu'il s'agisse de l'allemand Karl Lichtenthaeler, du suisse Erwin Ackerknecht, du britannique Alistair Crombie ou du croate Mirko D. Grmek, s'accordent sur un raccourci de l'américain Richard Harrison Shryock[1] : « C'est à Paris, au début du XIXe siècle, qu'est née la médecine moderne ». De tous, c'est Ackerknecht, qui, partageant ses cours entre l'Université de Zurich et celle du Wisconsin (USA), ira le plus loin.

> « La médecine à Paris entre 1800 et 1850, proclame-t-il, est toute une époque dans l'histoire de la médecine, époque courte, mais très grande, comme fût celle d'Alexandrie au IIIe siècle avant Jésus-Christ, (...) période où Paris était le centre mondial de la médecine, le but de tous ceux qui voulaient se perfectionner dans cet art[2]. »

Les français Georges Canguilhem, Michel Serres, Pierre Huard et l'inclassable Michel Foucault qui concluent de même, ne peuvent plus dès lors être soupçonnés de partialité. C'est l'unanimité et parmi tous, étrangers et français, c'est le polyglotte Grmek qui emploiera le meilleur terme pour qualifier le bouleversement que représenta à Paris, bien plus au niveau des mentalités que des gestes, le passage de « l'Art de guérir » livresque à la médecine moderne. « Le séisme » l'appela-t-il. Or, un séisme suppose des signes précurseurs plus ou moins perçus, un épicentre et plusieurs secousses. Rien ne nous manque ici : les diverses écoles cliniques ouvertes ou projetées çà et là en Europe, ne serait-ce qu'à Vienne, Pavie ou Edimbourg, sont autant de phénomènes préalables, l'épicentre est parisien et, des secousses, on en compte au moins deux. La première concerne l'étudiant, dégringolant d'une échelle de bibliothèque pour aller, chapeau sur la tête, se placer

---

1. R.H. Shryock (1893-1972). Chaire d'histoire de la Médecine à l'université de Pennsylvanie (1938-1949), bibliothécaire de *L'American Philosophical Society* (1958-1965). Son *Histoire de la médecine moderne* a été traduite en français (1956).

2. *La médecine à Paris entre 1800 et 1850*, conférence au Palais de la Découverte, 19 avril 1958; largement développée dans *Medecine at the Paris hospital* (1800-1848) Baltimore 1967; traduit en français sous le même titre, Paris 1986.

au « lit du malade », trois mots qui tourneront au rabâchage lorsque Fourcroy gravera dans le marbre les principes sur lesquels va reposer l'enseignement hospitalo-universitaire : « Peu lire, beaucoup voir et beaucoup faire ». La seconde est propre au médecin, renonçant désormais aux théories qu'il échafaudait en s'efforçant de faire cadrer les doléances du malade avec ce qu'il trouvait dans ses livres ou dans son potager. C'est maintenant lui-même qui, au contact du patient, part à la recherche de signes physiques qu'il découvre ou suscite et qui vont le guider vers un diagnostic que l'autopsie, le cas échéant, lui confirmera. Telle est désormais la démarche fondée sur ces deux secousses, intriquées l'une dans l'autre et dont le fer de lance sera ce qu'on va appeler durant près de deux siècles le « coup d'œil »[1] du médecin, sorte d'instantané enveloppant le malade et fixant « ce qui ne va pas », le plus souvent avant même que celui-ci n'ait articulé un mot. « Je vis qu'il avait pénétré ma structure » dira Napoléon de Corvisart, expliquant lapidairement pourquoi il lui avait confié sa santé. Une chose est sûre : les cliniciens français, peu nombreux au siècle précédent, occupent désormais le haut du pavé, avec par rapport à leurs confrères de Hollande, d'Autriche ou d'Angleterre, un retard que les meilleurs d'entre eux ne contestent pas. « La France a joui plus tard que les autres contrées de l'Europe du bienfait des cliniques » observe dans sa thèse soutenue en 1803 S.G. Bruté[2], l'un des proches de Laennec, en prolongement de Cabanis qui, dès 1794[3], saluait le rôle joué « depuis peu » par Joseph II lors de la création de l'école clinique de Vienne, soulignant « qu'aucune vraie école faisant partie de l'enseignement universitaire et fondée sur un plan (adéquat) » n'avait existé antérieurement à celle-là.

> « Ce n'est pas, poursuit Cabanis, qu'on n'ait jamais senti la nécessité de voir des maladies pour les connaître, de suivre des traitements, les uns pour comparer, les juger, les répéter, ou les corriger

---

1. Bien souvent, le coup d'œil aura été un coup d'oreille (Laennec), une palpation, un reniflement ou un claquement de langue. Mais le « coup d'œil » est demeuré pour qualifier globalement la manière dont le médecin usait des cinq sens.

2. S.G. Bruté, *Essai sur l'histoire et les avantages des institutions cliniques*, Paris, an XI — 1803. Rayer en 1818 et Breschet en 1819 ne feront de refléter ce qu'écrivait Bruté en 1803.

3. *Coup d'œil sur les révolutions et sur la réforme de la médecine* sera écrit cette année-là (hiver an III), mais Cabanis ne le publiera qu'en 1804.

soi-même : mais le zèle de quelques professeurs éclairés avait seul transporté quelquefois l'enseignement de la vraie médecine-pratique dans les hôpitaux. Les leçons de ce qu'on osait appeler de ce nom se donnaient ordinairement dans des salles des universités. Là, rien ne pouvait confirmer les assertions du maître, quand elles étaient fondées; rien ne pouvait les combattre quand elles étaient contraires aux observations : on entendait un livre; on ne voyait pas la nature.

Les deux écoles de Vienne et d'Edimbourg ont les premières rempli cette lacune ».

Ce qui n'exclut pas que, sur les traces de Boerhaave, des initiatives cliniques aient existé antérieurement dans le XVIIIe siècle, associant pour certaines une visée humanitaire au désir de donner au médecin une formation plus conforme.

« On sentira très facilement, ajoute Cabanis, combien la multiplication d'établissements cliniques dans les hôpitaux de malades peut devenir avantageuse. D'abord, les malades de ces hôpitaux seront mieux soignés : quand ils sont le sujet d'observations utiles, ils sont aussi l'objet d'attentions particulières. Le médecin, plus directement intéressé au succès des traitements, les combine avec plus d'attention et les dirige avec plus de soins; il prend plus de précautions pour que les effets du régime concourent avec ceux des médicaments ».

Ainsi, peut-on se demander si les deux motivations ne s'étaient pas associées dans l'esprit du pape Clément XI, lorsqu'en 1715 il avait confié à Lancisi, son archiatre, le soin de créer à Rome une école clinique, comme le relate Bruté dans sa thèse :

« L'ouverture, écrit-il, en fut faite avec la plus grande solennité. Quinze cardinaux et cinquante prélats s'y trouvèrent et Lancisi fit pour discours inaugural une excellente dissertation sur la nécessité d'étudier la médecine au lit du malade ».

Mais, quoi qu'il en ait été, les médecins français, une fois mis en route, disposeront d'un atout maître qui leur vient du bouleversement de la Révolution et dont les contemporains des autres nations ne disposent pas. Refaçonnant à leur idée la médecine, ils vont donner à l'enseignement hospitalo-universitaire les mesures exactes qui leur sont nécessaires, lui permettant, non seulement rejoindre le peloton, mais le dépasser, puis de le diriger « faisant éclore, à l'imitation de Paris, des écoles de valeur à Dublin, à Londres, à Vienne[1], à Boston, à Philadelphie, à Genève » insiste encore Ackerknecht. Puis, « l'École de Paris » — ainsi nomme-t-on pour près d'un siècle la médecine française — gagne en un second temps le Moyen-orient, l'Amérique latine et, par le biais de l'épisode colonial, l'Afrique et un morceau d'Asie. Sur le plan de la recherche, une réaction en chaîne s'enclenche parallèlement. Magendie[2] présent dès l'Empire, forme Claude Bernard, puis, d'une découverte à l'autre, d'un raisonnement à l'autre, c'est Pasteur. La recherche, générant le laboratoire, va alors trottiner derrière la clinique, puis s'associer à elle, enfin la supplanter, mais c'est là une autre histoire. À dire vrai, peu d'historiens, hors les spécialistes des sciences, auront souligné l'importance de ce phénomène napoléonien, du moins dans ses premiers développements que les spécialistes mêmes de l'Empire, pourtant directement concernés, ignoreront longtemps. Dans un panorama de quatre à cinq cents pages sur ces années-là, quelqu'en soit la qualité, il est rare que les bouleversements provoqués par le « séisme » de la médecine en occupe une entière, tout ce qui y a trait étant empaqueté par eux en cinq ou six lignes, pour ne pas dire en cinq ou six mots. Publiant *Naissance de la clinique* en 1963, Michel Foucault aurait pu, par l'audience attachée à son nom, en faire mesurer l'importance. Mais des erreurs et des parti-pris affaiblirent l'écho[3] qu'on pouvait attendre de ce livre, y compris, après la mort de l'auteur, aux yeux de son propre biographe, qui, ne rompant pas avec la tradition, ne consacrera au volume que les cinq ou six lignes habituellement réservées au phénomène lui-même[4].

Avant Foucault, il y eut tout de même sur le sujet, un texte important déniché par Georges Canguilhem. Certes court : trois lignes.

1. Ackerknecht se laisse emporter par l'enthousiasme dans la mesure où Cabanis souligne justement l'antériorité de Vienne.

2. François Magendie (1783-1855); physiologiste de premier plan dont Claude Bernard fut le préparateur. Pour l'historien allemand de la médecine K. Lichtenthaeler, Magendie est le personnage-clé de la médecine au XIXe siècle. La vérité est un peu plus nuancée.

3. À son actif il faut, en revanche, inscrire son souci de placer « la grande coupure dans la médecine occidentale précisément au moment où l'expérience clinique est devenue le regard anatomo-clinique ».

4. Daniel Eribon, *Michel Foucault*, Paris 1989.

Mais il s'agit de Balzac, confiant dans *la maison Nucingen* à Émile Blondet cette belle envolée :

> « la médecine moderne, dont le plus beau titre de gloire est d'avoir, de 1799 à 1837, passé de l'état conjectural à l'état de science positive et ce par l'influence de la grande École analyste de Paris, a démontré que, dans une certaine période, l'homme s'est complètement renouvelé[1] ».

Dans le délai indiqué, il n'est pas certain que l'homme se soit vraiment renouvelé, mais la médecine oui. Reste que la tranche retenue par le romancier offre matière à discussion. La clore en 1837 ne correspond pas pour lui à un fait précis. Écrivant *La maison Nucingen* en 1838, Balzac a simplement voulu indiquer que la mutation lui paraît achevée. Historiens des sciences, Shryock et Ackerknecht sont eux-mêmes plus généreux : le premier va jusqu'en 1848 et le second jusqu'en 1850. Mais pourquoi si loin ? 1816 paraît beaucoup mieux convenir : c'est, en effet, l'année où va se jouer l'ultime tentative d'une séparation de la médecine et de la chirurgie, où Laennec invente et instrumentalise le stéthoscope, où — même en y mêlant beaucoup de confusion — l'insupportable Broussais publie son *Examen de la doctrine* et Magendie son premier ouvrage de physiologie. L'énumération de ces quatre faits survenus la même année confirme que la médecine est entrée de façon irréversible dans les temps modernes.

En revanche, le choix de 1799 pour fixer le début de la révolution médicale importe davantage, car Balzac a visiblement voulu l'ancrer au moment où Bonaparte devient Premier consul ; la plupart des historiens des sciences lui préfère 1800, « choisie pour ses chiffres ronds », commente malicieusement Michel Serres[2]. Entre les deux années, il semble bien qu'il faille se ranger au choix de Balzac. Pour Napoléon d'abord, ce qui est essentiel ; également parce qu'en 1799

1. Réédition de la Pléiade (Gallimard — 1977) tome VI, p. 342. Balzac ne développe pas l'idée qui n'intervient que comme exemple de « l'instabilité des opinions ». (la note, p.1262, est sans intérêt.) Ganuguilhem le cite dans sa communication *le statut épistémologique de la médecine* au colloque *Médecine et épistémologie : transformation du savoir sur la santé et la maladie* tenue à Pérouse (Italie) 17-20 Avril 1985. (Hist. Phil. Life Sci, 10 suppl 1988).

2. Michel Serres, « Paris 1800 » dans *Éléments d'histoire des Sciences* (sous la direction de M. Serres), Paris 1989.

sont publiés le *Traité des membranes* de Bichat qui ne consacre pas encore, mais installe l'anatomopathologie, et *Sul preteso genio di Hippocrate* de l'italien Rasori[1], violent pamphlet contre la médecine livresque. Il y a plus encore : 1799 doit être retenue comme l'année qui succède à 1798 où Pinel donne au public son indigeste *Nosographie philosophique*, dernier soupir de la médecine archaïque des systèmes. « Le testament du XVIIIe siècle au XIXe » juge avec indulgence Paul Delaunay[2].

Soit, dira-t-on, la période napoléonienne et les premières années de la médecine moderne coïncident. Mais, pour la naissance de celle-ci, ne faut-il pas remonter plus loin et admettre que la grande Révolution politico-sociale a masqué toute une série de révolutions locales ou sectorielles qu'elle a provoquées pour certaines. La médecine n'est-elle pas que l'une d'elles ? Elle se trouve en pleine crise lorsque le général Bonaparte accède au pouvoir et lorsque lui-même à Sainte-Hélène redevient — pour les anglais du moins — le général Bonaparte, elle est devenue si différente de ce qu'elle était vingt ans plus tôt qu'on peut effectivement la qualifier de « moderne », encore que « nouvelle » convienne mieux. Que la France ait été coiffée du petit chapeau durant cette trasnformation suffit-il pour que l'on puisse parler de « médecine napoléonienne » ? On peut même ironiser : sur le plan médical, un des temps forts du siècle, l'avènement du stéthoscope qui, aux quatre coins du monde, demeure encore aujourd'hui le symbole du médecin, se situe de 1816 à 1819. À qui viendrait l'idée d'en créditer Louis XVIII ? Mais cet argument est spécieux, car on ne peut opposer une découverte née au fond d'une seule cervelle — voire de plusieurs — à un changement de mentalité auquel adhèrent plus ou moins vite des centaines de milliers, voire des millions de cervelles. Les idées, comme les virus, se propagent par épidémies. Or, le cheminement de celles-ci dans le temps et l'espace est toujours le même : elles sont précédées de cas isolés, dont la fréquence augmente, leur multiplication commence à intriguer, l'épidémie est née. Si l'on prend comme exemple le sida, son démarrage se situe en 1981. Mais des cas

---

1. Giovanni Rasori (1766-1837) de Pavie, adversaire de Brown, puis des systèmes en général.

2. Paul Delaunay (1878-19) historien français de la médecine. Très bon connaisseur du corps médical des XVIIIe et XIXe siècle, particulièrement de l'ouest de la France (la Sarthe).

rétrospectivement indubitables, par définition non étiquetés sur le moment[1], parsèment la littérature médicale dès les années 1950 sans qu'un rapprochement soit alors établi entre les uns et les autres.

De la même façon, tout au long du XVIIIe siècle, les caractéristiques essentielles de la clinique et les bases de l'anatomopathologie sont connues et déjà combinées dans l'esprit des meilleurs. Écoutons, dès 1759, Van Swieten, disciple s'il en est du hollandais Boerhaave, proclamer à Vienne devant l'impératrice Marie-Thérèse et sa Cour :

> « Ceux qui sont rapidement emportés par une crise foudroyante à laquelle aucun moyen n'a pu faire obstacle, ceux qui succombent à une affection chronique, mais mortelle, doivent être observés, puis autopsiés. L'origine profonde de leur mal devient alors évidente. Nulle part, on ne dispose d'autant d'éléments pour enseigner la médecine[2]. »

Sans doute, mais c'est à Vienne et non à Paris que cette vérité-première du prochain siècle est exprimée, comme c'est également là qu'Auenbrügger[3] découvre la percussion, étape importante de la clinique, même si elle demeurera longtemps méconnue. Durant ce temps, les théories les plus alambiquées continuaient de plus belle à s'échafauder à Paris où, au passage, le Parlement condamnait la variolisation.

Mais revenons vers ceux qui continueraient à penser que le Ier Empire et la naissance de la médecine moderne ne font que coïncider ou, au mieux, cohabitent. À l'évidence, sans Cabanis, Fourcroy ou Chaptal, eux-mêmes héritiers de Vicq d'Azyr, Corvisart en retrait, Napoléon n'aurait pas spontanément réalisé, voire seulement patronné cette mutation, mais sans lui les fondateurs de celle-ci

---

1. Pour Mirko D. Grmek, *Histoire du Sida,* Paris, 1989, au moins seize cas de maladies non identifiées décrites dans les publications médicales américaines entre 1950 et 1981 peuvent être rétrospectivement attribués au Sida.

2. Cité par Charles Coury. Avant-propos (p. 109 à 155) d'une réédition de la présentation par Corvisart de la « *Nouvelle méthode pour reconnaître les maladies internes de la poitrine par percussion de cette cavité, par Auenbrügger* », Paris, 1971. Venu de Leyde, Van Swieten (1700-1772) devint une des illustrations de la médecine autrichienne.

3. J.L. Auenbrügger (1722-1809) découvre en 1761 la technique de la percussion. Personne ne s'y intéresse jusqu'à ce que Corvisart, la traduisant du latin, souligne l'importance de cette avancée.

seraient restés à rêver, qui devant ses dossiers, qui devant un cadavre, une pièce d'anatomie ou une cornue. Observons comme elle nous est peu connue cette poignée de réformateurs dont aucune biographie récente ne nous retrace les traits. Pour ce qui est des trois principaux : Cabanis, Fourcroy et Chaptal — Bichat est un cas à part —, l'Histoire n'a-t-elle pas catalogué le premier comme philosophe, les deux autres comme chimistes, perdant de vue qu'ils étaient médecins. Sans doute, est-il temps de leur restituer leur véritable dimension et de leur rendre la place qu'ils tinrent dans les turbulences qui nous intéressent. Du trio, deux disparaissent prématurément, sous l'Empire même, Cabanis en 1808 et Fourcroy en 1809. À la mort de ce dernier, les professeurs de la faculté de médecine de Paris décident qu'en hommage solennel, son buste voilé de crêpe sera exposé durant un an dans ce grand amphithéâtre qui est encore, de nos jours, le cadre des cérémonies officielles. Un hommage qui ne sera jamais renouvelé pour un autre et qui montre qu'à l'époque, ses collègues ne voyaient pas seulement en lui un chimiste.

Ce passage d'une médecine à l'autre, plusieurs peintres du temps l'ont heureusement rendu. Deux grands, Gros et Girodet mais aussi un troisième, Veron-Bellecour, de bien moindre pointure. Sans peut être y penser vraiment, Gros dans une commande très officielle : *les pestiférés de Jaffa*[1], fait reprendre par Napoléon — Bonaparte en l'occurrence — la pose thaumaturgique des rois de France (« je te touche, Dieu te guérit ») lors de leur sacre à Reims, une main tendue vers un malade grelottant de fièvre. En fait, ce qui lui avait été demandé était simplement de mettre en valeur le courage du général lors d'une séquence de la campagne d'Égypte qu'il convenait de substituer à celle de l'empoisonnement des pestiférés dont l'opinion ne parvenait pas à se défaire. Mais en allant très au delà de sa commande et en semblant conférer à Napoléon le pouvoir de stopper la maladie, l'artiste aura donné à cette immense toile un caractère emblématique. La composition de Girodet, placée en frontispice du premier volume[2]

1. Exposée au Salon de 1804, le tableau y fit un grand effet. Gros s'était informé auprès de Vivant-Denon et de Desgenettes. Il pensa d'abord représenter Bonaparte portant dans ses bras un moribond, puis en vint finalement à l'attitude « inspirée » du général.

2. Cette publication par Moreau de la Sarthe (5 volumes) de l'œuvre du praticien qui, à la fin du XVIIIe siècle, avait ouvert en France le chantier de la médecine clinique

des œuvres de Vicq d'Azyr publiées en 1805 est peu connue, mais sa force symbolique n'est pas moindre. Dans un décor néo-classique cher à l'époque, sont réunis en situation les acteurs et les attributs susceptibles d'illustrer le passage de la médecine livresque à la médecine clinique : l'observation, éclairée par le génie de la science, présente un cadavre à la médecine, qui elle-même se tourne vers la peinture. Trois étudiants, qui ont suivi l'évolution des troubles « au lit des malades », attendent, avides d'ouvrir le corps, puis d'observer les lésions. Au premier plan, sur le sol, plusieurs ouvrages d'érudition gisent. La formation des médecins va désormais reposer sur l'anatomopathologie dont la compréhension, débutée sur la table d'autopsie, se prolonge par l'étude de peintures représentant les organes lésés dans telle ou telle affection. Le livre et son frontispice se complètent dans un symbole puissant. L'observation prêchée avec passion par Vicq d'Azyr est essentielle, c'est la clinique, mais la leçon du cadavre, directe ou indirecte, gravée par Girodet en est l'indispensable complément. « Ouvrez quelques cadavres, adjurera Bichat avant de mourir lui-même; vous verrez aussitôt disparaître l'obscurité que la seule observation n'avait pu dissiper. » L'addition des deux fait la médecine moderne. Veron-Bellecour[1], se bornant à planter le décor de la pratique hospitalière, a pour sa part des visées plus modestes. Mais l'artiste, passant du symbolique au quotidien, y a regroupé l'essentiel : face à l'empereur, un malade, dans un lit aux draps bien propres où il est seul, est soutenu — physiquement comme moralement — par un médecin alors qu'une religieuse s'affaire près d'un table que n'encombrent ni fiole, ni flacons.

« Peu lire, beaucoup voir et beaucoup faire », le programme brossé lapidairement par Fourcroy à la Convention, l'université impériale, par la volonté de Napoléon, va sur les pas de la Grande Armée lui faire parcourir la plus large partie du monde d'alors. Mais il faut auparavant revenir un peu en arrière.

---

a en 1805 valeur d'hommage. Elle fait le pont, certes entre deux siècles, mais surtout entre deux médecines.

1. Alexandre Veron-Bellecour, né en 1773, expose au Salon jusqu'en 1838. La scène reproduite en couverture de ce livre, se situe à l'infirmerie des Invalides, mais elle aurait été identique dans tout autre établissement visité par l'empereur.

CHAPITRE PREMIER

FAUX ORDRE ET VRAI DÉSORDRE

Smolett et Fizes

À l'automne 1763, le médecin et romancier anglais Tobias Smollett[1] maigrit et tousse. Conteur de la veine de Daniel de Foë ou de Fielding, pamphlétaire et traducteur, cet ancien chirurgien de la *Royal Navy* exerce alors à Chelsea, quartier de Londres. Les troubles persistant, l'idée lui vient de consulter le Pr Antoine Fizes, de Montpellier, qui fut un temps médecin du duc d'Orléans à Paris ; revenu pratiquer dans sa ville natale, sa réputation s'étend alors au loin. Pour Smollett, Fizes détient un atout supplémentaire : par son climat considéré comme particulièrement bénéfique pour qui « est pris de la poitrine », Montpellier jouit au XVIIIe siècle de l'attrait que lui ravira Nice au XIXe.

Smolett ira donc y respirer le bon air et, une fois arrivé, écrira au professeur pour l'interroger sur son cas, gagnant sans doute ainsi un temps précieux : La consultation écrite est alors courante, Fizes, comme Barthez également à Montpellier, Frank à Vienne, Cullen à Edimbourg, les frères Hunter à Londres, Bouvart ou Tronchin à Paris, Bagard à Nancy, Tissot à Lausanne[2], appartient à cette petite

1. Tobias Smollett (1721-1771), après cette consultation, demeura dans le midi de la France jusqu'en 1765. Après un bref retour en Angleterre où sa santé se détériora à nouveau, il alla se fixer à Livourne et y mourut. La maladie qui évoluait depuis 1763 était vraisemblablement une tuberculose, dont plusieurs épisodes guérirent spontanément, ce qui n'était pas rare à l'époque. De son œuvre romanesque, reste *The Adventures of Roderick Randon,* traitant des péripéties que traverse un jeune chirurgien de la marine anglaise au XVIIIe siècle.

2. Antoine Fizes (1790-1765) ; Paul Joseph Barthez (1734-1806), qui soigna

vingtaine de médecins européens dont chacun expédie annuellement plusieurs centaines d'ordonnances rédigées le plus souvent en latin à des patients qu'ils n'auront jamais vus, à plus forte raison examinés. D'autre part, se trouvant sur place, il pense que la sienne, truffée de savants commentaires, lui reviendra dans un délai raisonnable alors qu'à Chelsea il faudrait l'attendre sans doute des semaines, sinon des mois. Se rendre auprès de Fizes ou le faire venir jusqu'au logement que le romancier loue à Montpellier, non loin de la promenade du Peyrou, est bien sûr tout à fait possible, d'autant que, traducteur de Voltaire, Smollett s'exprime parfaitement en français. Mais à quoi bon, puisque ses connaissances médicales, mais aussi la qualité de son latin, lui paraissent suffisamment éclairantes? D'examen médical, comme nous l'entendons aujourd'hui, il n'est tout simplement pas question.

Voici donc notre médecin-malade descendant le Rhône à bord du coche d'eau Lyon-Avignon et, entre deux quintes de toux, rédigeant en latin un mémoire où il se dépeint d'un tempérament humide, plein de crasse et de pituite (expectoration visqueuse), souvent sujet aux rhumes. Ses bagages à peine posés, un valet va de sa part porter l'enveloppe lestée d'un louis d'or à Fizes qui empoche la pièce et, soupesant le pli, annonce sa réponse pour le lendemain.

Celle-ci est à lire :

> « On voit par cette relation que Monsieur le consultant dont on n'a pas jugé à propos de dire l'âge, mais qui paraît être adulte et d'un âge passablement avancé, a été sujet cy devant à des rhumes fréquents accompagnés de fièvre; on parle dans la relation d'asthme

---

Charles Bonaparte et que Napoléon nomma médecin du gouvernement; Léopold von Auenbrügger (voir note n. p. 000); William Cullen (1712-1790) quoique auteur d'un système, développa quelques notions de neuropathologie; À Londres, les deux frères Hunter : William (1718-1783) et John (1728-1793); Bouvart (1711-1787) et Tronchin (1709-1781) grands consultants parisiens qui ne cessèrent de se quereller; Théodore Tronchin, suisse d'origine, fut un vaccinateur endiablé et l'un des précurseurs de l'hygiène; De tous, Simon Tissot (1728-1797) est certainement le consultant épistolaire le mieux organisé. Il ne se contente pas de la description qui lui est adressée et dans la mesure où ses honoraires auront été joints à la lettre, (voir p. 000) fait parvenir au patient un questionnaire à lui retourner dûment rempli. Ce n'est qu'après avoir fait la synthèse de celui-ci et du premier courrier que Tissot rédigera son ordonnance.

auquel il a été sujet, de scorbut ou affection scorbutique dont on ne dit pas les symptômes. On nous fait savoir qu'il s'est bien trouvé de l'immersion dans l'eau de mer et des eaux de Bath.

On dit à présent qu'il a une fièvre pituitaire sans dire depuis combien de temps. Qu'il lui reste toujours son tempérament enclin aux catarrhes. Que le corps maigrit et que les forces se perdent. On ne dit point s'il y a des exacerbations dans cette fièvre ou non, si le malade a appétit ou non, s'il tousse ou non, s'il crache ou non, en un mot on n'entre dans aucun détail sur ces objets. Sur quoi le conseil soussigné estime que Monsieur le consultant est en fièvre lente, et que vraisemblablement le poumon souffre de quelques tubercules qui peut-être sont en fonte, ce que nous aurions déterminé si dans la relation on avait marqué les qualités des crachats.

La cause foncière de cette maladie doit être imputée à une lymphe épaisse et acrimonieuse, qui donne occasion à des tubercules au poumon qui, étant mis en fonte, fournissent au sang des particules âcres et le rendent tout acrimonieux.

Les vues que l'on doit avoir dans ce cas sont de procurer de bonnes digestions (et) de jeter une douce détrempe dans la masse du sang, d'en chasser l'acrimonie et de l'adoucir, de diviser fort doucement la lymphe et de déterger le poumon, lui procurant même du calme, supposé que la toux l'inquiète, quoique cependant on ne dit pas un mot sur la toux dans la relation. On donnera des bouillons qui seront faits avec un petit poulet, la chair, le sang, le cœur et le foie d'une tortue de grandeur médiocre, c'est-à-dire du poids de 8 à 12 onces avec sa coquille, une poignée de chicorée amère de jardin et une pincée de feuilles de lierre terrestre vertes ou sèches. Ayant pris ces bouillons 15 matins on se purgera, pour en venir à des bouillons qui seront faits avec la moitié d'un mou de veau, une poignée de pimprenelle de jardin et une dragme de racine d'angélique concassée.

Ayant pris ces bouillons 15 matins, on se purgera pour en venir au lait d'ânesse que l'on prendra le matin à jeun, à la dose de 12 à 16 onces y ajoutant une cuillerée de sucre râpé; on prendra ce lait le matin à jeun, observant de prendre pendant son usage, de deux jours l'un, un moment avant le lait, un bolus fait avec 15 grains de craie de Briançon en poudre fine, 20 grains de corail préparé, 8 grains d'antihectique de Poterius, et ce qu'il faut de syrop de lierre terrestre; mais les jours où on ne prendra pas le bolus, on prendra, un moment avant le lait, 3 ou 4 gouttes de bon baume de Canada détrempées dans une demi-cuillerée de syrop de lierre terrestre. Si le corps maigrit de plus en plus, je suis d'avis que pendant l'usage du lait d'ânesse on soupe tous les soirs avec une soupe au lait de vache.

On continuera l'usage du lait d'ânesse, tant que le malade pourra le supporter, ne le purgeant que par nécessité. Si le malade crache, et que les crachats sont épais et qu'il crache difficilement, en ce cas il prendra une ou deux fois le jour, un demi dragme de blanc de baleine réduit en poudre avec un peu de sucre candit qu'il avalera avec une cuillerée d'eau.

Enfin il doit observer un bon régime de vivre; c'est pourquoi il fera toujours gras et seulement en soupes, bouillies et rôti, il ne mangera pas les herbes des soupes, et on salera peu son pot; il se privera du bœuf, cochon, aliments salés, épicés, vinaigrés, salades, fruits, cruds et autres aliments grossiers ou de difficile digestion; la boisson sera de l'eau tant soit peu rougée de bon vin, au dîner seulement, et il ne prendra à souper qu'une soupe. »

Signé Diafoirus ou Purgon? Non, Antoine Fizes qui précise « professeur en l'université » — pour faire la nique à la faculté de Paris, Montpellier s'était promue université! —, date et ajoute « reçu 24 livres ».

La consultation en main, Smollett ne décolère pas de toute une journée. Non seulement, en lui répondant en français et non en latin, le professeur ne lui témoigne qu'assez peu de considération, mais surtout il n'a visiblement lu que très superficiellement son mémoire avant de diagnostiquer l'action « d'une lymphe épaisse et acrimonieuse », puis de rédiger ce qui est certainement sous sa plume l'ordonnance-type pour tout ce qui a trait de près ou de loin au poumon. Mais son consultant a une chance relative. Sous ses formules ampoulées, Fizes va directement au but, évitant, à la différence de la plupart de ses confrères, les références quasi-obligées à Hippocrate ou, avec mille fioritures, son choix de la classification dans laquelle il range la maladie : En revanche, contrairement à ce qu'il affirme, Smollett avait bien évidemment pris soin de préciser son âge, comme de détailler, longuement même, sa toux, ses expectorations, ses accès de fièvre. Aussi, avec une ténacité toute britannique, reprend t'il la plume et renvoie les deux textes au professeur, commentant — en français cette fois — les différents points négligés et concluant :

> « Au reste, je ne puis me persuader qu'il y ait des tubercules au poumon, parce que je n'ai jamais craché de pus, ni autre chose que de la pituite qui a beaucoup de ressemblance avec le blanc des œufs. Il me paraît donc que ma maladie doit son origine à la suspension de l'exercice du corps, au grand attachement de l'esprit, et à une vie sédentaire qui a relâché le système fibreux. J'espère que M. Fizes aura la bonté de faire révision du mémoire et de m'en dire encore son sentiment. »

Au tour de Fizes de s'étrangler, l'habitude n'étant pas qu'un patient, fut-il anglais, romancier et médecin, argumente ses conclusions. Il n'en démordra donc pas mais, par simple courtoisie, suggère du bout des lèvres à Smollett de venir jusqu'à lui, toujours pas pour l'examiner, mais, tout compte fait, puisqu'il est lui-même médecin, pour que tous deux « causent » de son cas. Un dialogue qui paraît tout à fait inutile à « Monsieur le consultant ». Que se dire de plus, puisque Fizes ne répond pas à ses questions écrites ? Il fait porter la somme de 12 livres au professeur pour la peine qu'il a pris à relire son mémoire, accompagnée d'un court billet qu'il veut ironique : « Ce n'est pas sans raison que M. Fizes jouit d'une si grande réputation. Je n'ai plus de doute, grâce à Dieu et à M. Fizes ». Le dernier mot revient néanmoins à celui-ci, qui noblement répond : « Monsieur n'a plus de doute, j'en suis charmé. Reçu 12 livres. »

Diversité des systèmes

De la lymphe épaisse et acrimonieuse traitée par du blanc de baleine, des entrailles de tortue de taille moyenne et des rasades de lait d'anesse, Molière paraît bien proche et cette consultation ne serait-elle pas un extrait du *Malade imaginaire* (1673), dont le mémoire de Smollett constituerait le prélude du ballet final ? Loin de là, nous sommes près d'un siècle plus tard, alors que les encyclopédistes sont au travail depuis plus de dix ans. La référence du moment n'est plus Molière, mais Voltaire ou Franklin, ce qui fait un sérieux bout de chemin. Dans le domaine de la pensée politique, sans aucun doute, comme dans le développement de bien des sciences. Mais, curieusement, à l'inverse de la plupart de celles-ci, la médecine — « l'Art de guérir » — aura, au long du siècle des lumières, à l'exception de ces étincelles comme la variolisation ou ça et là, mais essentiellement à l'étranger, le recours à l'examen clinique, mis beaucoup d'opiniâtreté à s'enfermer dans toutes sortes de systèmes et de constitutions qui demeurent de purs produits du XVIIe siècle. Au moment où le Pr Fizes rédige son ordonnance, les médecins qui collaborent à l'*Encyclopédie* mettent toujours en avant les quatre humeurs de l'organisme : le sang, la pituite, la bile jaune, la bile noire ou humeur mélancolique. À moins de quarante ans du XIXe siècle, c'est pour la médecine encore beaucoup Molière. Les systèmes, accrochés aux manifestations de la maladie et non à ses causes, ont la particularité de se fonder sur un certain nombre de contresens de base qu'une véritable révolution culturelle, à la fois immense (disperser, réadapter, puis redistribuer le fatras des connaissances) et techniquement simple (apprendre à utiliser les cinq sens) pourra, seule, rectifier. Ce bouleversement, lorsqu'il surviendra, n'apportera pas seulement avec lui une nouvelle vision de la maladie, mais un nouveau langage avec son vocabulaire propre. Ecartons le problème du latin [1], jusque là véhicule noble de la pensée médicale et qui s'estompe alors, pour ne nous en tenir qu'au français, mais un praticien de 1820, ne formulera son diagnostic qu'à partir d'une recherche causale qui ne pouvait pas même venir à l'esprit de la plupart de ses confrères de 1790, toujours prisonnier des théories. De même, les termes qu'employaient ceux-ci lui seront alors devenus, dans leur simple énoncé, du charabia.

C'est ce qui explique pour une large part la difficulté que nous avons à comprendre aujourd'hui la démarche intellectuelle des acteurs ou simplement des contemporains de cette mutation. Passant d'un vocabulaire à l'autre, ils n'ont pas conservé les clés du précédent. Les péripneumonies putrides et malignes; les fièvres intermittentes, putrides et malignes; les fièvres putrides, bilieuses, pétechiales et malignes; les esquinancies; les dysenteries putrides et malignes qui

1. Le latin demeurera la langue universelle de la médecine jusqu'au premières décennies du XIXe siècle. Dans les péripéties traversées par la Grande Armée, il sera un moyen de communication particulièrement apprécié entre les médecins français et leurs confrères espagnols, prussiens, polonais, russes et d'autres encore.

encombrent les consultations et les rapports ne sont pas rétrospectivement aisées à identifier. « Malin » — pour ne prendre que ce terme là — n'a pas encore dans l'instant le sens que la cancérologie lui connaîtra plus tard. De plus, ceux des médecins dont on pouvait espérer de l'aide, compliquent plutôt qu'ils ne facilitent les choses. Lorsque Vicq d'Azyr, initiateur de la première enquête épidémiologique à dimension nationale et qui va conceptuellement introduire le siècle suivant, classe une pile de rapports sous le diagnostic « Fluxions de poitrine », nous constatons à lire ceux-ci qu'il s'agit de rhumes, de coqueluches, de congestions pulmonaires, de pleurésies ou de pneumonies, toutes affections de nos jours très distinctes les unes des autres.

L'Ancien Régime et l'Art de guérir ont en commun d'être bien fardés. À première vue, l'organisation politico-administrative de la vieille monarchie paraît cohérente, elle a même belle allure sous les frontons de ses palais, mais il ne faut pas l'observer longtemps pour réaliser que ceux-ci sont proches de s'effondrer. L'Art de guérir est dans la même situation, sinon qu'il ne repose pas sur un principe intangible, mais, au choix du médecin, sur une douzaine de systèmes et de classifications. Fulminer de nos jours contre l'ensemble, leur ésotérisme, leur galimatias, leur bavardage est devenu banal, mais c'est cependant aller trop vite. Si le plus grand nombre d'entre eux ne mène à rien, quelques autres, avec leurs accolades, leurs alinéas et leurs phrases joliment troussées s'alignent sur Condillac[1] pour qui une science demeure avant tout « une langue bien faite ». Mais est-ce suffisant? À la veille de la Révolution, une bonne formule les englobant tous semble toujours celle qu'exprimait plus d'un siècle auparavant le danois Stenon. « Nous n'apprenons rien d'autre en médecine qu'à prononcer des mots qui, pris isolément, sonnent souvent assez bien, mais, pris ensemble, ne veulent rien dire du tout[2]. » Combien, dans la polyglotte Europe des lumières, de systèmes se seront complétés, pillés, succédés, opposés ou annulés, que ce soient la théorie *phlogistique* du prussien Stahl, dont Alberti, l'un de ses disciples italiens sera à l'origine de celle de *l'animisme*, bientôt scindée en *semi-animisme* par le

1. Etienne Bonot de Condillac (1715-1780), théoricien du sensualisme, ses travaux annoncent Cabanis.

2. Nicolas Stenon (1638-1687), anatomiste mais aussi philosophe de la médecine, adversaire des systèmes. Dans *Discours sur l'anatomie du cerveau* (1669), il combattit sans concession Descartes, opposant les révélations de la dissection aux déductions du philosophe.

hollandais Gaubius; de l'*organicisme* d'Hoffmann, autre prussien; l'*éclectisme* du hollandais Boerhaave, l'irritabilité du Suisse Haller transformée en incitabilité par l'anglais Brown, le *vitalisme* des français Bordeu et Bouthey ou encore le *néo-hippocratisme* de l'anglais Sydenham plus ou moins relayé par le français Vicq d'Azyr lui-même[1]. Plongés dans leurs in-folio, tous se noient sous ces déluges de mots. Mais la réaction s'ébauche. « La médecine s'est perdue depuis qu'elle est devenue causeuse » résume, en 1774, Clément Hecquet, docteur-régent de Paris, qui, fuyant les interminables joutes verbales, a préféré revenir à Abbeville, berceau de sa famille[2]. L'année suivante, répondant pour le bas Poitou à la première enquête de la Société royale de médecine, un praticien anonyme conclut son rapport par ces paroles sceptiques : « j'aime peu les théories, douteuses pour la plupart, si elles ne sont pas souvent fausses[3] ». Dans les dernières années de l'Ancien Régime, foin donc des systèmes! À telle enseigne qu'en 1787 la majeure partie de ce qui avait été, jusqu'en 1772, publié sur le plan médical dans la première édition de l'*Encyclopédie* n'est plus d'actualité et requiert une refonte complète. Aucun rédacteur de la première équipe ne se retrouve dans la seconde[4] et des médecins

1. Georg Ernst Stahl (1660-1734) : pour lui, un fluide, « le phlogistique », assure la combustion de l'organisme, théorie très à la mode jusqu'à ce que Lavoisier en démontre la fausseté, tout en saluant en Stahl le « patriarche de la chimie »; Mikaël Alberti (1682-1757); David Gaubius (1705-1780); Friedrich Hoffmann (1660-1742) : pour lui tout relève de la lésion de l'organe; Hermann Boerhaave (1666-1738) penche vers un iatromécanisme à la Descartes, mais pose aussi les premières pierres de la clinique; Albrecht von Haller (1708-1777) fait le premier la différence entre l'impulsion nerveuse et la contraction musculaire (1753); John Brown (1735-1788) décrit en 1780 l'incitabilité, propriété des organes de réagir aux stimulations extérieures, la santé étant l'équilibre entre les deux forces; Théophile de Bordeu (1722-1776) et P.J. Bouthey (1734-1806) maintiennent, sous le nom de « principe vital », la même notion que Brown. Thomas Sydenham (1624-1689) revient à la mode avec Vicq d'Azyr, son néo-hippocratisme prônant l'influence du milieu extérieur, mais surout l'observation directe qui est, en soi, à la fois un retour vers Hippocrate et une étape vers la clinique. Lui-même était sans parti-pris ni illusion, « *Don Quichotte*, je pense » avait-il répondu à un étudiant qui lui demandait quel livre lire pour assimiler rapidement la médecine. L'ensemble de ces écoles est bien étudié par Mirko D. Grmek dans *La première révolution biologique*, Paris, 1990.

2. Notice sur C. Hecquet, *Mémoires de la Société royale de médecine*, années 1784-1785.

3. Cité par J.P. Peter, « Malades et Maladies à la fin du XVIIIe siècle » dans *Médecins, climat et épidémies à la fin du XVIIIe siècle*, Paris, 1972.

4. R. Darnton, *L'aventure de l'Encyclopédie*, Paris, 1982.

comme Fourcroy, Hallé, Thouret, futures illustrations de la médecine napoléonienne, sont alors recrutées par Vicq d'Azyr à qui le libraire Panckouke confie la responsabilité de la nouvelle édition. Entre celle-ci et la précédente, à peine plus de vingt ans se sont écoulés durant lesquels nous sommes enfin passés de Molière à Voltaire. Aux couleurs de la clinique et bientôt de l'anatomie pathologique, la révolution médicale a incontestablement débuté.

Dans la foule de ces systèmes bientôt défunts tout n'était cependant pas négligeable, la qualité et l'ingéniosité des auteurs témoignent même du contraire, mais comment n'auraient-ils pas été eux-mêmes submergés par tant de suppositions abstraites ? De plus, leurs théories se ramènent souvent à une réflexion philosophique sur le phénomène de la maladie s'articulant avec autant de classifications, fondées sur la prise en compte de symptômes incertains. C'est là le contre-sens majeur, un double contre-sens même. De tout temps, d'un individu à l'autre, rien ne varie plus, en effet, que la manière dont chacun est à même d'exprimer ce qu'il ressent. « Il est hors de doute que plus d'un malade a été tué pour avoir mal fait l'histoire de sa maladie » peut-on lire en 1785 dans le *Mercure de France.* D'autre part, lorsque des symptômes sont similaires, ils n'en relèvent pas moins souvent de causes et de mécanismes différents. « Le jour où au » qu'avez-vous ? « du XVIIIe siècle, se substitua le » où avez-vous mal ? « du début du XIXe, la révolution de la médecine était faite » observe avec une rare justesse Michel Foucault[1].

Aimez-vous les symptômes, on en a mis partout... Pour le moment, il n'est question que d'eux, dont « la collection forme ce qu'on appelle la maladie » et cataloguer celle-ci à partir de ceux-là est le premier geste attendu du médecin des Lumières, même si, durant qu'il fouille dans sa mémoire ou compulse ses grimoires, le patient a tout le temps de passer de vie à trépas. « Les commencements de la maladie sont faits pour faire connaître sa classe, son genre et son espèce » proclame en 1768 Toussaint Guindant, collègue de Fizes à Montpellier. Chacun tient à peu près le même langage. Ainsi, en 1772, le médecin botaniste lyonnais Gilibert, lorsqu'il lance à ses confrères : « Ne traitez jamais une maladie sans vous être assurés de l'espèce[2]. » Parcourant

1. M. Foucault, (1926-1984), La N*aissance de la clinique, archéologie du regard médical,* Paris 1963.

2. J.E. Gilibert (1741-1814), médecin et botaniste (ou l'inverse), sera maire de Lyon en 1793.

davantage les serres de son potager que les salles d'hospices, Gilibert est mieux placé que quiconque pour apprécier — sinon justifier — les dernières classifications à la mode qui, plus proches de la botanique que de la biologie, vont marquer à la fois la fin du siècle et celle de la médecine livresque. Les herbiers sont de saison et les systèmes de médecine, à l'heure des jardins à la française ou à l'anglaise, des pastorales, des bergeries et du « bon sauvage » leur empruntent beaucoup. Une plante croit, fleurit et se fâne toujours de la même façon et les théoriciens de la médecine d'intimer aux maladies de suivre le même cycle. Trois classifications dominent alors le lot. La première a vu le jour en 1759 à Montpellier où Boissier de Sauvages, regroupant les maladies en classes, genres et espèces « comme on pratique pour les plantes » arrive à 10 classes, 44 ordres, 315 genres et 1800 espèces[1], mais il est, en 1763, battu de peu par le suédois Linné qui, lui, en trouvera onze qu'il hache menu ensuite en 325 genres[2].

Quand les systèmes ont déjà débuté leur déclin, survient Pinel, dont nous allons plus loin découvrir le rôle de premier plan qui va être le sien dans la révolution médicale, mais qui pourtant, en 1798, publiera en arrière garde sa *Nosographie philosophique*[3]. Cette ultime théorie repose sur cinq classes : les pyréxies (fièvres), les phlegmasies (irritations), les hémorragies, les névroses et les lésions organiques. Dans cette dernière trouvent place toutes les affections sans fièvre mais avec localisation. Le fourre-tout est étonnant : les atteintes cardiaques, les cancers mais aussi les tumeurs bénignes, l'hydropsie, la lithiase hépatique ou urinaire, toutes affections qui ont bien peu en commun et auxquelles s'ajoute, de façon encore plus inattendue, le scorbut. Une révolution conceptuelle ne se faisant pas du jour au lendemain, d'autres nomenclatures du même tonneau seront encore d'actualité alors que la clinique « au lit du malade » est sensée avoir

1. F. Boissier de Sauvages (1706-1767), sa *Nosologia medica* comporte 10 volumes.

2. Carl von Linné (1707-1778), *Genera morborum*, avait, avant d'en venir aux maladies, d'abord classé les espèces humaines, puis les plantes.

3. Philippe Pinel (1745-1826) appartient encore au XVIIIe siècle par sa classification de 1798, la médecine devant être traitée « comme les autres sciences physiques », mais il appartient déjà au XIXe en affirmant dès 1793, donc avant sa classification, que les aliénés « loin d'être des coupables qu'il faut punir sont des malades. »

déjà pris son envol. Ainsi, en 1812, le service de santé militaire, à la tête duquel se trouvent pourtant de réels cliniciens comme Coste ou Desgenettes, continue de diffuser un formulaire imprimé relatif aux malades présents dans les infirmeries, destiné à être rempli par les médecins qui y servent et qui n'est qu'une sorte de pot-pourri de l'ensemble. Onze classes sont coiffées par trois catégories : les phlegmasies (inflammations), les cachexies (altérations) et les pyrexies (fièvres). Dans la première, voisinent le rhume, la variole ou la goutte. Les cachexies regroupent la toux, la vérole (syphilis), la myopie, le somnambulisme ou la jaunisse. Là encore, la communauté d'origine des unes et des autres ne saute plus vraiment aux yeux. Quant aux pyréxies, elles se divisent en sept ordres, par exemple celles qui s'accompagnent de prostration (adynamiques), d'amaigrissement (hectiques) ou d'évolution maligne (ataxiques). La subdivision de chaque ordre en sous-ordres permet de parvenir à un éventail de vingt genres différents de fièvres, alors que Pinel, quant à lui, n'en recense que 18, ce qui est déjà 6 de plus que Stahl. Mais il est loisible d'aller plus loin, beaucoup plus loin même, si l'on considère que le fichier central de la Société royale de Médecine, pourtant géré par Vicq d'Azyr en personne, monte à 128 variétés — ou variantes — de fièvres. Parmi elles, cette forme « putride bilieuse pétéchiale maligne » — sans doute le typhus — dont, avant de succomber, peu de malades ont le temps de retenir le nom.

Ces aperçus donnent une idée de la folle confusion qui, d'un ouvrage à l'autre, presque d'un tome à l'autre, englue sous l'apparence des classifications les mieux ordonnancées, la médecine de la fin du XVIIIe siècle, jusqu'à quasiment la paralyser. Comment à ce point-là ne pas s'associer à la formule dont Fourcroy va faire la devise du renouveau médical et qui début par « Moins lire... ». Ceci étant, de tous ces auteurs, c'est encore Guindant qui est le plus cohérent, car, une fois son diagnostic calé dans sa classification, lui au moins ne s'embarrasse pas de blanc de baleine, de cœur de tortue ou de bouillon de pamprenelle. À l'entendre, la sagesse — et la science ! — est de revenir au seul vrai principe qui consiste à laisser faire la nature[1]. A-t-il tellement

1. Toussaint Guindant, *La nature opprimée par la médecine moderne ou la nécessité à recourir à la méthode ancienne et hippocratique dans le traitement des maladies*, Paris, 1765.

tort ? Que l'on prenne deux ou cinq dragmes et non seulement un demi de blanc de baleine en doublant ou, au contraire, en réduisant la dose de sucre candit ne devait pas changer alors grand chose à l'évolution d'une maladie et guère davantage tous ces remèdes secrets dont médecins, chirurgiens, charlatans, gardaient jalousement leur composition personnelle. Pas changer grand chose, sinon tuer le malade. À l'époque, il n'y a pas qu'en faisant mal l'histoire de sa maladie que l'on risque sa vie ! À l'inverse, l'indifférence thérapeutique de nombre de médecins français, et non des moindres, ne laisse d'étonner leurs visiteurs étrangers. Exposant en 1803 à Corvisart tout ce qu'on est en droit d'attendre de la digitale, l'autrichien Joseph Frank est frappé par l'intérêt juste poli que lui concède son interlocuteur. Pour le médecin du Premier consul, comme pour la plupart de ses confrères en ce début du XIXe siècle, la pharmacopée « sûre » se ramène pour l'essentiel au quinquina qui fait tomber la fièvre, au laudanum qui calme la douleur, à l'émétique qui fait vomir et au calomel qui libère le transit. Pour la fièvre, Vicq d'Azyr recensant 128 variétés, le champ d'action du remède est effectivement vaste, mais il n'est pas nouveau. Le poème sur le quinquina, commandé par la duchesse de Bouillon à La Fontaine remonte à 1682. D'autre part, n'agissant que sur la fièvre même, il n'intervient qu'au niveau d'un symptôme, si multiforme soit-il, et non de la cause d'une maladie.

En 1803, il y a pourtant presque vingt ans que dans son « *traité sur l'art de connaître et d'employer les médicaments* » (1785), Fourcroy faisait de leurs effets sur le corps humain « la plus importante et la plus immédiatement utile de toutes les connaissances (...) médicales. » Mais c'est ainsi : les systèmes morts, la médecine va déboucher sur le règne sans partage de la clinique, puis le triomphe de l'anatomopathologie. Pour la thérapeutique, l'on verra plus tard, bien plus tard. La révolution de la médecine s'étend sur un demi-siècle et il était aisé pour débuter ce livre de prendre, la tirant des archives de la Société royale de médecine ou de celles laissées par quelque autre docteur-régent de la faculté de Paris, une consultation archaïque plus récente encore que celle de Fizes. Comment ne pas citer d'emblée celle demandée, en 1787, à Tissot[1] par un certain Napoléon Bonaparte,

1. En s'adressant à Tissot à Lausanne, Napoléon reste fidèle à l'université de Montpellier où le Vaudois a été reçu docteur en 1749. Sa notoriété, dans la dernière partie de sa vie, fut extraordinaire. Son *Avis au peuple sur sa santé* (1762) connut

dix-huit ans, officier d'artillerie au régiment de La Fère, pour son vieil oncle goutteux ? Mais Tissot n'y répond pas. Aussi, glisse-t-elle au chapitre suivant. D'autre part, la consultation de Smollett pousse à la limite de la caricature la différence entre un acte médical vers la fin du XVIIIe siècle et ce qu'il sera au début du XIXe. La démarche de ce malade, traversant la Manche et la France pour venir jusqu'à la porte du médecin qu'il veut consulter, mais demeurant derrière le battant, ne correspondra bientôt plus à rien. Dans quelques décennies, toute la médecine reposera sur la rapidité du « coup d'œil » du praticien. Ce qui suppose au moins que médecin et malade se trouvent du même côté de la porte.

UNE FORMATION MÉDICALE « GOTHIQUE »

Si les partisans de chaque système, de chaque classification, les défendent bec et ongles, parvenant, dans leurs combats d'arrière-garde, à faire longtemps partager leurs illusions aux témoins de l'époque, ceux-ci se retrouvent unanimes pour dénoncer l'opacité de la formation médicale et l'incohérence institutionnelle de la profession. Ces théories alambiquées, ce sont les facultés de médecine qui se chargent de les faire entrer dans la tête des futurs médecins au cours d'études dont, par nature même, l'examen des malades est totalement exclu. « Ce qui a manqué jusqu'ici aux écoles de médecine, la pratique de l'art, l'observation au lit du malade deviendra une des principales parties de l'enseignement ». Cette phrase, où l'expression « observation au lit du malade » revient martelée comme un leitmotiv, prononcée par Fourcroy à la tribune de la Convention thermidorienne, contient à la fois l'annonce de la formation hospitalo-universitaire du futur médecin et la condamnation du discours « gothique » que distillaient quelques années auparavant, les 24 facultés de médecine couvrant le royaume. En fait, entre celle de Paris, installée près de la Sorbonne, rue de la Bucherie, où, en 1789, enseignaient à tour de rôle 172 docteurs-régents et celle de Valence qui, la même année, ne comptait

---

quinze éditions sans compter les contrefaçons, et, écrit en français, fut traduit en espagnol, italien, hongrois, allemand, hollandais, anglais, danois, suédois et russe. Ce sont ces multiples éditions qui sont à l'origine des consultations épistolaires qu'on ne cessait de lui demander (voir p. 21, n° 2).

qu'un seul professeur et quatre élèves (ils ne seront plus que deux en 1791), plusieurs niveaux d'audience ou de décrépitude s'observent. En dehors de la faculté de Paris, particulièrement querelleuse, qui tente de s'arroger une autorité totalement arbitraire sur les autres, et de « l'université » de Montpellier, cinq sont prospères : Douai, Caen, Reims, Strasbourg et Toulouse. Six ont connu des jours meilleurs : Aix, Besançon, Bordeaux, Orange, Nancy et Perpignan. Quatre agonisent : Angers, Avignon, Nantes et Valence. Quatre, pour des motifs variés et peu comparables entre eux, ont déjà été absorbées par la plus proche voisine : Cahors par Toulouse, Dôle par Besançon, Pont-à-Mousson par Nancy et Grenoble par Valence qui ne se requinque guère pour autant; Quant à Bourges, Orléans et Poitiers, si çà et là, d'un texte à l'autre ou dans quelques almanachs, elles figurent encore dans le nombre, mais n'appartiennent déjà plus, en 1789, à la carte universitaire.

« Gothique », l'adjectif de Fourcroy se justifie largement. Dans le maintien d'un cérémonial bien plus boursoufflé que ne le décrivait Molière, les facultés françaises, au moment même de la Révolution, conservent, pour diffuser la pensée médicale du XVIIe siècle, le style du Moyen Âge et les structures de la Renaissance. Ce n'est pas qu'on n'y travaille pas; au contraire, c'est un déferlement d'épreuves, de confrontations, de « disputes », telle la thèse quodlibertaire, l'acte de vesperies, ou l'acte pastillaire, les uns et les autres durant de plusieurs heures à deux ou trois jours. Ignorant le malade, ne se penchant que sur quelques rares autopsies, n'étudiant pas vraiment l'effet des remèdes, mais baragouinant le latin, les facultés, jusqu'à leur suppression en 1793, sauront conserver jalousement leur monopole de l'octroi des grades propres à l'exercice et à l'enseignement de la médecine. Ceux-ci au nombre de trois, plus exactement de quatre, car l'un d'eux se dédouble : d'abord le baccalauréat, ne donnant pas le droit d'exercer de façon autonome, plaçant en fait le titulaire auprès d'un docteur-régent auquel il sert d'auxiliaire dans sa pratique et d'assistant dans son enseignement; puis la licence, autorisant l'exercice libre, voire l'enseignement, à condition de ne mener l'un et l'autre qu'en dehors d'une ville de faculté; le doctorat, enfin, permettant les deux « en tous lieux ». À ceci près, bien que cette restriction ne soit pas uniforme d'une faculté à l'autre, que le docteur, s'installant dans une autre ville de faculté que celle qui lui a conféré le diplôme, subisse un examen de « vérification des connaissances ». À Paris, par exemple, devant quatre régents durant au minimum une demi-journée, ce qui n'est pas une partie de plaisir. Malheureusement, là encore, face à un postulant qui a pourtant déjà acquis une expérience « du terrain », ce n'est à nouveau que théorie, théorie et encore théorie. De plus, le doctorat, du moins dans les grandes facultés, se subdivise le plus souvent en deux : L'un dit de « grand ordinaire », donnant seul le plein exercice « en tous lieux », mais surtout permettant au titulaire de devenir docteur-régent, et ainsi de participer à l'enseignement de la faculté, après toutefois de nouvelles épreuves dites « pastillaires ». L'autre, de « petit ordinaire », ouvrant sur la médecine « foraine » (le terme veut simplement dire à l'époque : qui est au dehors), c'est-à-dire donnant le droit d'exercer partout sauf, paradoxalement, dans la ville de faculté qui le décerne. Ces différents cycles sont, bien sûr, de durée inégale. Notons que le plus long, celui qui mène l'étudiant jusqu'au doctorat de grand ordinaire dure un peu plus de quatre ans. C'est le délai qui, dans les *Commentaires de la Faculté de Médecine de Paris*, correspond à la soutenance des thèses de Hallé, futur médecin ordinaire de Napoléon, ou de Fourcroy, futur rénovateur de l'Université impériale, tous deux victimes de bruyants règlements de comptes entre la faculté et la Société royale de médecine à laquelle ils avaient en l'imprudence de s'intégrer.

Jean-Noël Hallé — « *Joannes-Natalis Hallé, Parisinus* » — présente sa première thèse quodlibertaire le 19 décembre 1776. C'est la première des épreuves, toutes proposées et évidemment soutenues en latin. Le sujet en est : « Une force vivifiante existe-t-elle dans les corps animés ? ». Trois mois plus tard, le 17 mars 1776, il soutient une thèse cardinale sur le thème : « L'action des rayons du soleil est-elle utile à la santé ? ». Seconde thèse quodlibertaire le 20 décembre 1777, consacrée aux traitements abordés sous un angle résumant à la fois l'époque et la pauvreté des moyens : « L'emploi des remèdes, même les empiriques, est-il dogmatique ? ». 12 mars 1778, thèse médico-chirurgicale à l'énoncé futuriste : « Faut-il préparer médicalement le corps avant de pratiquer les grandes opérations chirurgicales ? ». Malheureusement, seul le titre appartient au siècle suivant. Le 27 août de la même année, dernière épreuve avant le doctorat, l'acte de Vesperies, que Hallé subit sous la présidence de son oncle, le docteur-régent Anne-Charles

Lorry[1] : « Est-ce durant l'été ou l'automne qu'une tempête est plus apte à créer des maladies ? » Mouvement pendulaire, si la thèse médico-chirurgicale frôle le XXe siècle, celle de doctorat (*pro doctoratu*), nous ramène en deçà du XVIIIe : « Pour la guérison des maladies est-il préférable de recourir à la saignée chez les adolescents et à la purification chez les vieillards ? ». Soutenue toujours devant Lorry le 14 septembre 1778, cette dernière épreuve fait de Hallé — qui, depuis le début de ces différentes épreuves, n'a à aucun moment approché un malade — un docteur en médecine, mais pas encore un docteur-régent. Aussi, l'intéressé demande t'il que ce grade lui soit conféré et, le 13 janvier 1779, le doyen Des Essartz le propose à la délibération de l'assemblée des docteurs-régents. Mais cette même année 1778 où il soutenait sa thèse, Hallé a été nommé à sa demande associé ordinaire de la Société royale de Médecine que la Faculté lui avait pourtant « dénoncée avec certitude comme son adversaire et son ennemie ». Malgré tous les appuis dont il dispose et sans doute même à cause d'eux, l'assemblée vote le jour même de ne pas lui conférer la régence, ce qu'elle confirme en deuxième délibération le 16 et, en ultime recours, le 20. C'est, dans Paris, un si beau vacarme que, dès le 17, juste avant le troisième tour, le Garde des Sceaux Miromesnil interroge le doyen. « Marquez-moi sans délai sur quoi est fondé ce refus » questionne t'il peut être trop sèchement. Au soir même du scrutin, la réponse parvient au ministre. Elle est outragée et hautaine :

> « Pour être digne de la régence, il faut avoir une conduite et des sentiments qui méritent la confiance. La faculté reproche au sieur Hallé de n'avoir ni cette conduite, ni ces sentiments. Il s'est rangé du côté de ceux qu'elle regarde comme ses ennemis, se déclarant contre la faculté entière. La faculté ne le raye pas de son catalogue ; elle se borne à différer de lui accorder le titre de régent jusqu'au moment où elle l'en reconnaîtra digne ».

Moment qui ne viendra jamais, mais l'exclusion de la régence n'empêche en rien le nouveau docteur en médecine d'exercer dans Paris, au voisinage même de la rue de la Bucherie, s'il le désire. « Le

1. Lorry (1726-1783) était très prisé à Paris ; par ailleurs l'un des précurseurs de la dermatologie et, à ce titre, appelé au chevet de Louis XV mourant, le localisme de l'époque ne voyant dans une maladie éruptive que l'éruption.

titre de régent n'influe en rien sur le service public et il ne donne de droits qu'à l'intérieur de la faculté » avait souligné Des Essartz à Miromesnil, écartant par ces mots toute ingérence du ministre dans la décision.

Les péripéties vécues dans les mêmes moments par Fourcroy seront plus surprenantes encore. En novembre 1779, il avait soutenu sous la direction de Colombier une thèse inédite dénonçant les abus de la chimie en médecine. La qualité de son travail, fondé sur une vaste documentation, mais surtout sur ses propres connaissances en chimie, avait emporté l'adhésion du jury et son texte se trouvait déjà imprimé, lorsque certains docteurs-régents s'avisèrent que celui qui devenait leur nouveau collègue est avant tout le plus proche collaborateur de Vicq d'Azyr, leur bête noire, et, qui plus est, en passe de rallier cette satanée Société royale de médecine. Le conseil de la Faculté, arguant d'imaginaires fautes doctrinales, annule précipitamment le *nihil obstat* donné par le jury, fait jeter à la voirie les exemplaires déjà déposés et, rétrogradant le nouvel élu, intime à son directeur de thèse de lui faire représenter l'épreuve sur un autre sujet. Mais si Fourcroy est proche de Vicq d'Azyr, il l'est, établissant même le lien entre eux, au moins autant de Colombier dont il n'aurait pas fallu oublier l'agilité d'esprit. De fait, dans sa parade, celui-ci va dépasser tout ce qu'on pouvait attendre de lui ou, plutôt, tout ce qu'on devait redouter de lui. Peu après l'annulation, le voilà qui vient, tout sourires, faire enregistrer au nom du candidat un mémoire dont il est difficile de dire qu'il s'agit d'une nouvelle thèse, car ce n'est autre que celle qu'en guise de « contrôle des connaissances » il a lui-même soutenu dans les mêmes lieux, lorsqu'il a troqué son doctorat de Reims contre un doctorat de Paris. La Faculté, dans l'archaïsme de ses statuts, n'avait jamais envisagé ce genre de doublon — ni le pied de nez qui l'accompagne — et, en Février 1780, la salle des soutenances est comble pour entendre Fourcroy lire de la superbe voix que la postérité retiendra de lui ce qui n'est que la répétition des propos tenus, douze ans plus tôt, ici même par Colombier. Les adversaires de Vicq d'Azyr tergiverseront encore quelques temps, mais devenus méfiants de ce que pourrait encore inventer le directeur de thèse, ils finissent par se résoudre à baisser les bras. Le 28 septembre 1780, Fourcroy accède au doctorat, mais, comme Hallé, la régence n'y sera pas sur le champ accolé. Réponse du berger à la bergère, le 10 octobre, le tout nouveau docteur faisait son entrée à la Société royale de Médecine.

Privés d'enseignement, Hallé et Fourcroy les sont aussi de humer l'encens de l'*actus triumphalis*, ensemble de manifestations un peu bouffonnes qui fait du nouveau docteur-régent l'égal de ceux qui viennent de le nommer, lui rappelant au passage son obéissance à l'Eglise catholique dont l'Université est encore en France la fille soumise. L'interminable cérémonie s'étend sur plusieurs journées. La première, au carillon des cloches, un cortège de quelque 150 régents en robe d'apparat, bonnet carré sur la perruque, s'en va en musique par les rues boueuses de la Capitale, derrière le doyen lui-même flanqué des ses assesseurs et précédé de massiers, présenter les nouveaux élus à l'archevêque de Paris. Quelques jours plus tard, avec le même cérémonial, nouvelle audience du prélat, par définition chancelier de la Faculté, afin que celui-ci leur pose symboliquement quelques questions. Puis, devant la croix, ils jureront de défendre la Foi et, survivance du décret de Marly[1], d'aider les malades à se soucier — le moment venu — du salut de leur âme. Entre les deux visites à l'archevêché, des réunions plus païennes se seront tenues à la faculté, les aphorismes de Hippocrate se substituant aux Évangiles au sein de longues harangues, en latin bien sûr. Tout cela s'achève par une chiquenaude symbolique du doyen sur la joue des impétrants, puis la remise, par l'archevêque, d'un anneau d'or et d'un parchemin enluminé, dont la traduction de cet extrait donne une idée :

> « Nous, chancelier, [l'archevêque] avec l'assentiment et l'agrément de tous les autres régents, en vertu des pouvoirs qui nous sont concédés par le Souverain Pontife Romain, ainsi que par notre Roi Très-Chrétien, nous avons inscrit, mis sur la liste et admis par cooptation au nombre et dans l'Ordre des Médecins revêtus de la robe, le très savant docteur..., lui étant accordé le titre et les grades du baccalauréat, de la licence, du Doctorat de ladite Faculté de Médecine, afin que dorénavant il jouisse et use de tous les privilèges, immunités, libertés et prérogatives accordés à cet ordre éminent, en concédant au même, la faculté de lire, enseigner, inter-

1. Pris par Louis XIV en 1707, il régira la médecine jusqu'à la Révolution. Il interdisait en particulier au médecin de poursuivre ses visites à un patient au-delà de la troisième, si lors de celle-ci si un bulletin de confession ne lui était pas présenté.

préter et exercer librement toutes les activités doctorales ici et en tous lieux. Nous lui avons accordé de pouvoir choisir à son gré aussi les armes et les insignes réservés aux Docteurs dans la Faculté de Médecine de Paris, qu'une chaire de Docteur lui soit assignée dans la Faculté, qu'un livre ouvert et fermé lui soit remis, que lui soit placé sur la tête le bonnet carré, que lui soit remis l'anneau d'or, et que lui soit donné le baiser de paix et de bénédiction paternelle, les formalités d'usage ayant été observées. En fois et témoignage de quoi nous avons pris soin et ordonné que ces lettres soient revêtues de notre signature, de celle du Doyen et de celle du greffier de l'Académie Sous le grand sceau de notre Académie[1]. »

D'une faculté à l'autre le texte diffère un peu dans sa rédaction, comme la cérémonie elle-même. À Montpellier, dix violons en accompagnent les étapes (ce sont eux que l'on retrouve fidèlement dans *Le Malade imaginaire*), alors qu'au bout d'un bâton, des huissiers promènent dans la salle les bonnets dont seront coiffés les nouveaux docteurs. À Reims, c'est en chaire que les impétrants prononcent leur remerciement. À Paris, les formalités d'usage si pudiquement évoquées dans le texte du diplôme, atteignent 6 000 livres, somme assez lourde mais que les frais annexes (l'impression de la thèse, les pourboires aux appariteurs, le dîner) doublent généralement. Le débours devient alors assez considérable. La dernière étape de la réception est, en effet, conviviale, voire franchement joyeuse, chaque nouvel élu traitant, généralement à son domicile, l'ensemble des régents, donc de cent cinquante à deux cents personnes, en un « ample dîner » où la bonne chair et les vins généreux permettent d'achever de lier connaissance.

Tous ces frais sont pour beaucoup de nature à freiner les ambitions. Aussi, voit-on nombre d'étudiants, à condition bien sûr de renoncer à la régence, aller, après avoir suivi l'enseignement à Paris ou à Montpellier, prendre leurs grades dans ce que La Mettrie[2] nommait « l'une de ces petites facultés borgnes où l'on marchande le bonnet de docteur comme une aune de drap ». La démarche est astucieuse. Formé à Paris, l'étudiant va en moins d'un trimestre se faire recevoir docteur à

1. Archives nationales, Faculté de médecine de Paris.

2. Julien Offroy de la Mettrie (1709-1751), auteur de *L'Homme machine* (1748) de conception très matérialiste. Tantôt très lié, tantôt brouillé avec Voltaire ou Frédéric II.

Reims, puis revient exercer dans la capitale où l'éventuelle « vérification des connaissances » relève de ceux auprès de qui il a fait ses études. Il y a même un certain humour dans le fait qu'il a la possibilité, au terme de son escapade, de se contenter localement d'un doctorat de « petit ordinaire » qui lui donne, au prix d'une aune de drap, le droit d'exercer partout à l'exception de Reims... soit donc, sous réserve de ce symbolique contrôle, à Paris! De Helvetius à Antoine Dubois, en passant par Cabanis, Guillotin, Daubenton et le doyen des Essartz lui-même[1], les médecins parisiens qui auront fait le crochet par la Champagne ne sont pas les plus médiocres. Une autre astuce est également fréquente parmi les étudiants qui veulent acquérir la meilleure formation tout en sachant qu'ils retourneront s'installer en province. Les études terminées à Paris, ils vont alors subir les épreuves du doctorat de « grand ordinaire » dans la petite faculté « borgne » la plus proche du lieu où ils envisagent d'exercer. L'avantage est double : un parchemin peu coûteux et la possibilité, quelques mois avant de s'installer, de travailler le réseau des relations locales. Les exemples sont nombreux. Bornons-nous à citer celui de Jean-François Coste, futur médecin en chef de la Grande Armée, mais qui initialement va exercer près de Belley. Après ses études à Paris, c'est en deux mois, la faculté de Grenoble venant d'expirer et celle de Lyon n'étant pas encore née, qu'il devient docteur à Valence.

La Faculté et ses concurrents

Tout au long du siècle, malgré ses rodomontades, la faculté de Paris n'aura cessé d'abandonner du terrain à des concurrents feutrés ou à des adversaires déclarés, ces derniers bien peu soucieux de se déguiser. Dans la première catégorie, des institutions comme le Collège Royal, fondé en 1530 par François Ier et qui assez rapidement s'ouvrira à la pensée médicale, puis deviendra plus pragmatique jusqu'à disposer

1. Claude Adrien Helvetius (1685-1755) médecin parisien en vogue, père du fermier général; Louis Daubenton (1716-1800) médecin et naturaliste que Bonaparte créa sénateur; Jean Louis Charles Des Essartz (1729-1811), docteur-régent puis doyen de la Faculté de Paris, ses travaux sur l'enfance ont influencé Rousseau lorsque celui-ci écrivit *Emile*; membre de l'Académie des sciences avant la Révolution, maintenu lors de la création de l'Institut. Cabanis, Guillotin et Dubois, voir Chapitre III.

sous Louis XVI de chaires de médecine, de chirurgie, de botanique et de pharmacie. De même, le Jardin du Roi, installé par Louis XIII en 1626 et qui, d'abord limité à la botanique, se dote progressivement de chaires de chimie, d'anatomie, de chirurgie, puis sous Louis XIV de médecine. Médecins et chirurgiens n'en sortent pas docteurs, mais ils y apprennent leur art dans une atmosphère moins fanfaronne qu'à la faculté et moins conquérante qu'au Collège de chirurgie. Ce dernier, créé en 1731 par Louis XV, se fait bâtir, au cœur du Paris universitaire, un véritable palais dont Louis XVI viendra en personne poser la première pierre[1]. Devenu Académie, le voilà qui nargue la Faculté à quelques centaines de mètres à peine de la rue de la Bucherie. Entre les deux, la guerre s'ouvre rapidement, que la Faculté perd, dépossédée de toute autorité sur les chirurgiens. Certes, pour atténuer le choc, ceux-ci ne seront pas docteurs, mais maîtres. Une concession que la plupart d'entre eux, qui se sentent le vent en poupe, jugent temporaire et qui pèse peu par rapport à l'essentiel : dotés d'une organisation couvrant le territoire — ils relèvent localement du Lieutenant du Premier chirurgien du roi dont le libellé ronflant est en soi éloquent, de collèges dont celui de Paris occupe un palais, d'une Académie enfin. Les voilà bien, en cette fin de siècle, les rivaux des médecins. Reste juste le titre qui en ferait les égaux. L'Empire va s'en charger, comme il va, au travers de la chirurgie de guerre, se charger également de leur fournir une formation sur le terrain.

La Faculté de Paris n'aura pas su davantage satelliser ses consœurs de province qu'elle n'aura pu maintenir les chirurgiens dans le rang. Au long du siècle, deux échecs qui l'humilient gravement, mais qui sont pour elle peu de chose par rapport à la rage dans laquelle la met la création, puis le développement de la Société royale de médecine. À première vue, celle-ci n'est qu'une simple société savante, mais nul en fait ne s'y trompe. Créée en 1776, confirmée par lettres patentes en 1778 et 1780, elle est la riposte de Versailles à Paris, des archiartres royaux aux doyens de la Faculté et concrétise, sous l'autorité de l'ubiquiste Vicq d'Azyr, un projet de Chirac, médecin du Régent Philippe d'Orléans, qu'à l'époque il avait été possible de tuer dans l'œuf. Le nouvel organisme, qui porte en soi le germe de ce que seront plus tard

1. Cette inauguration a donné matière à une très belle sanguine de Gabriel de Saint-Aubin (musée Carnavalet).

l'Académie de médecine et le ministère de la santé, est solennellement installé au Louvre. À peine créé, ne voilà t-il pas que treize des « petites facultés borgnes » sollicitent de collaborer avec lui. Mais il y aura pire encore. La faculté de Paris est chargée par le roi d'expertiser le mesmérisme[1]. Il est normal que cette mission lui revienne, puisque c'est le ralliement aux thèses de Mesmer du docteur-régent Deslon, l'un des siens, qui a largement contribué au succès de celles-ci à Paris. Prudente, elle demande que lui soient adjoints des membres de l'Académie des sciences et non les moindres, Franklin, Bailly, Lavoisier. Louis XVI acquiesce et, le 2 avril, complète la commission. Bien sûr, ne siège en son soin aucun membre de la Société royale de médecine. Le succès est de courte durée. L'apprenant, Vicq d'Azyr fronce le sourcil et, le 15 avril, est créée par le roi une seconde commission dont son médecin a purement et simplement rédigé la composition. Il est objectif d'ajouter qu'académiciens, docteurs-régents et sociétaires, les deux derniers groupes sans se rencontrer, prendront les mêmes conclusions.

Il faut souligner les travaux que jusqu'à la Révolution mènera la Société royale de médecine[2]. Non seulement celle-ci se trouve mandatée pour traiter avec des académies similaires à Barcelone, Berlin, Breslau, Copenhague, Edinbourg, Londres ou Madrid, mais — et c'est l'essentiel — Vicq d'Azyr entretient dans tout le royaume un réseau de plus de 150 médecins chargés de le tenir régulièrement au courant des maladies sortant de l'ordinaire, des épidémies et des épizooties. Egalement, des variations de climat comme des intempéries imprévues et chaque médecin correspondant est prié d'accompagner ses informations de commentaires exprimés en toute indépendance. Mais qu'est donc une information commentée à partir de faits vécus, sinon une observation ? Le mot est lâché ! Ainsi, ce que la médecine engluée par les théories n'ose plus espérer des facultés et de leur ensei-

---

1. J.F. Lemaire, « B. Franklin et l'expertise du mesmérisme », Colloque *Benjamin Franklin à Paris*, Institut de France, 1991.

2. — Par les initiatives imprimées à la Faculté de médecine à travers cette Société royale — qui assure alors ce qui est aujourd'hui le rôle du ministère de la Santé et de l'Académie de médecine —, Vicq d'Azyr (1748-1794) est le véritable concepteur de la révolution médicale que lanceront, chacun dans son domaine, Bichat, Cabanis, Fourcroy et Chaptal. Une révolution que Napoléon sera le premier, parmi les non-médecins, sinon à comprendre, du moins à observer.

gnement — « gothique » dit Fourcroy, « vicieux et nul » ajoute Vicq d'Azyr —, ce sont les médecins mêmes du terrain qui vont le lui donner. La comparaison entre l'Ancien Régime et l'Art de guérir réapparaît ici. Si la plupart des mémoires adressées à la Société royale de médecine fleure encore un doux archaïsme à la Fizes, d'autres textes ne vont pas tarder à évoquer les cahiers de doléances précédant les États-Généraux. Lorsque le Dr Berthelot, de Bressuire, sur qui l'on ne sait rien de plus, fait, en 1786, l'éloge de

> « l'expérience, [donc l'observation], ce flambeau qui éclaire et guide bien plus sûrement un médecin attentif dans le sentier tortueux et difficile de la pratique, que tous les savants raisonnements et les systèmes ingénieux qu'on forme dans le cabinet, systèmes plus attrayants que solides et dont on n'aperçoit bien le faux qu'au lit des malades »,

n'a-t-on pas envie de remplacer *expérience* par *liberté* et de lire, à la lumière de son flambeau, la condamnation du système politique en place et la recherche d'un ordre nouveau?

L'HÔPITAL

Dans ce panorama de la médecine des dernières années du siècle, l'hôpital peut n'être traité qu'en quelques lignes. En effet, il n'existe pas ou pas encore. Ce n'est pas que les chiffres qui lui sont propres soient négligeables : 2 326 hôpitaux « ou établissements du même genre » compte Tenon, en 1787, mais qui ne tarde pas à admettre que près d'un tiers d'entre eux ne comportent pas de lits[1]. Ce qui en laisse encore un peu plus de 1800. En fait, bien rares sont ceux qui correspondent à notre conception actuelle de l'établissement de soins et qui sera pourtant d'actualité dix ou quinze ans plus tard. Sans doute, il y en a déjà quelques uns, à Paris bien sûr tel l'Hôtel-Dieu, où, en 1772, un incendie oblige 500 malades à aller, dans la nuit, chercher refuge à Notre Dame. D'où le vaste projet, qui n'aura pas de suite, de l'architecte Poyet présentant en 1786 la maquette d'un

1. Jacques Tenon (1724-1816) anatomiste et chirurgien, surtout connu pour ses enquêtes sur les hôpitaux, dont une sur les établissements parisiens en 1788.

gigantesque hôpital circulaire de 5 000 lits. D'autres villes, Lyon, Caen, Macon, Dijon, le Mans, font montre d'esprit de décision dans des genres variés. À Lyon, en 1788, l'administration des hospices met au point un règlement qui montre qu'elle joue astucieusement le long terme. Elle décide qu'à l'avenir la place de chirurgien en chef sera attribuée au concours six ans avant la prise de fonction du candidat retenu. Durant ce délai, celui-ci ira passer trois ans à l'Hôtel Dieu de Paris, puis reviendra trois ans à l'Hôtel Dieu de Lyon comme adjoint de son prédécesseur. Au Mans, en 1780, c'est le bureau de l'hôpital général qui décrète que les fillettes ne seront plus désormais six par lit, mais seulement quatre « afin de contribuer à leur santé ». Mais de telles initiatives sont exceptionnelles et, pour la plupart, les « hôpitaux » recensés par Tenon ne sont pas mêmes des infirmeries, tout au plus des lieux d'asile pour les miséreux et d'abandon pour les nouveaux-nés. De son côté, en 1785, Necker en comptabilise 700. Le contrôleur général des finances a toute raison de s'y connaître, tant par ses responsabilités à la tête du royaume qu'à cause de l'établissement ouvert dans la paroisse Saint-Sulpice par sa femme et dont il gère les finances. Peut-être parvient-il à ce chiffre à partir des prestations que peuvent en attendre les « pauvres malades »[1], mais il ne le dit pas, nous fournissant, en revanche, une précieuse statistique : sur 105 000 personnes ayant séjourné en 1784 dans les hôpitaux du royaume, 40 000 étaient des enfants trouvés, 40 000 des vieillards indigents et 25 000 des malades dans l'acception classique du terme. Quoiqu'il en soit, chiffres de Tenon ou de Necker, le niveau de médicalisation des hôpitaux français, établissements religieux aux biens inaliénables, est encore à peu près nul et ceux qui frappent à leur porte n'espèrent guère qu'un matelas et un bol de bouillon. À l'époque, l'on souffre et meurt chez soi, au bord du chemin ou au coin du bois. À la rigueur, peut-être les blessés ont-ils raison d'implorer assistance, car, à défaut de médecins qui n'apparaissent que le temps de leur visite, l'on aperçoit effectivement, entre les cornettes des bonnes sœurs, quelques chirurgiens dans les hospices; mais mal leur en prend. Pour Cabanis,

1. L'expression, courante dans les textes officiels entre 1750 et 1850, ne se pare d'aucune mansuétude, se bornant à placer l'hôpital dans le cadre de sa mission. En effet, « pauvre » est le substantif et « malade » l'adjectif. Nous le verrons plus en détail au chapitre VI.

en 1789, « les plaies les plus simples y deviennent graves, les graves deviennent mortelles, et les grandes opérations n'y réussissent presque jamais »[1]. Le sort du personnel, qui se borne à attraper la gale, est moins dramatique.

> « Les chirurgiens, les religieux, les infirmiers la contracte en soignant les malades ou en maniant leur linge, observe Tenon ; les malades guéris qui l'ont contractée la porte dans leur famille et l'Hôtel-Dieu est une source inépuisable d'où cette maladie se répand dans Paris ».

Parfois, ce n'est pas la gale, mais la variole ; c'est alors une toute autre affaire. Notons toutefois dans cette phrase de Tenon un indice réconfortant. Il parle de « malades guéris ». Cela arrivait donc parfois à l'hôpital et peut-être, n'en déplaise au fantôme de Guindant, en ne laissant pas seulement faire la nature.

Médecins de Paris et de province

Mais puisque les médecins ne sont pas encore dans les hôpitaux, allons les voir en ville. Entre eux, de l'archiatre du souverain, logé à Versailles au château même et dont le service ne compte pas moins de 50 personnes, jusqu'aux modestes maîtres en chirurgie « de légère expérience » qui disputent les campagnes aux « charlatans, empiriques et gens à secrets », tous les niveaux s'observent, selon, à première vue, deux critères : la compétence et la géographie. Les plus savants, donc les médecins, sont à Versailles, à Paris et dans les villes d'intendance ; les moins qualifiés, donc les chirurgiens, dans les faubourgs, les petites villes ou les gros bourgs. Dans ce partage, les campagnes reviennent prioritairement aux rebouteux et à toutes sortes de charlatans qui ne sont pas forcément des chenapans.

Au sommet, les médecins ont perdu l'allure austère et gourmée qu'ils affectionnaient jusqu'au début du siècle. Les peintres ne les représentent plus en robe noire à rabat, prêtant souvent à confusion avec les abbés à collet ou des magistrats. Posant pour Restout en 1740, le Dr François Pourfour du Petit, membre de l'Académie des

1. G. Cabanis, *Observation sur les hôpitaux*, 1789.

sciences, arbore, sous son habit de velours prune, un flamboyant gilet de brocart qui lui donne une parfaite allure de fermier général. La même assimilation vient à l'esprit face au portrait que l'archiatre Lasonne, en habit de satin gris-bleu, jabot déployé, commande en 1785 à Duplessis[1]. Deux ans auparavant, Mercier, substituant la plume au pinceau, colore encore davantage.

> « Si Molière revenait au monde, il ne reconnaîtrait pas un seul de ses médecins. Au lieu d'un homme grave au front sévère et pâle, ayant une marche méthodique, pesant ses paroles et grondant quant on n'a point observé ses ordonnances, il apercevrait un agréable parlant de toutes autres choses que de la médecine, souriant, étendant une main blanche, ne craignant pas d'étaler au doigt un gros brillant[2] ».

Ce pourrait effectivement être le portrait de deux médecins parisiens, le Dr Jean-Paul Marat, médecin des gardes du corps du comte d'Artois, déambulant devant chez lui, rue de Bourgogne et, à plus forte raison, en y ajoutant des chaussons dorés, celui de Franz-Anton Messmer, dont les salons, rue du Coq Héron, ne désemplissent pas[3]. Mais Mercier va cependant un peu loin. Dans leur ensemble, les grands praticiens des dernières années du règne de Louis XVI, Chaptal à Montpellier, Portal à Paris, demeurent dans le bon ton du portrait de Lasonne, cette réserve distinguée permettant à plusieurs d'entre eux de passer sur leur gilet le cordon noir de Saint-Michel. En 1766, Louis XV avait en effet compris l'intérêt de rendre vie à cet ordre qui, complétement masqué par le Saint-Esprit réservé à la haute aristocratie, était lors du règne précédent tombé en désuétude. Dévolu à la magistrature, aux grandes familles du négoce et aux « talents », la chevalerie de Saint-Michel, distribuée à bon escient dans les milieux ouverts aux courant d'idées, ne pouvait qu'assurer des soutiens au trône. En 1786, sur un total de 89 chevaliers, onze relèvent du corps médical[4].

1. L'original est au musée Calvet à Avignon. Il existe une réplique offerte par Lasonne à Portal et par celui-ci à la Faculté de médecine de Paris. — L.S. Mercier (1740-1814), *Tableau de Paris,* (1783).

2. L.S. Mercier (1740-1814), *Tableau de Paris,* (1783).

3. J.F. Lemaire « B. Franklin et l'expertise du mesmérisme », *op. cit.*

4. En 1766, l'ordre comprenait 8 médecins sur 74 chevaliers. Sous la Restauration, il sera très prisé par les professions libérales. Les médecins y seront alors 42 sur 109 chevaliers (J.-F. Lemaire, *Les médecins dans l'ordre de Saint-Michel,* SFHM, 1981).

Mais les médecins parisiens, pas plus que ceux de Montpellier, ne représentent l'ensemble de la profession. L'analyse des mémoires à la Société royale de médecine le confirme, comme bientôt les rapports des médecins députés du Tiers État aux États-généraux. De ces textes, deux données différentes se font jour : Si, lettrés, « promoteurs des lumières », nantis sinon riches, les médecins plus ou moins proche de devenir des notables, ils ne le sont pas encore. Leur faible représentation aux États-généraux le soulignera. D'autre part, la sous-médicalisation des campagnes où vit 85 % de la population française pose un problème de plus en plus aigu dont le Dr Lebard, correspondant à Josselin de Vicq d'Azyr, souligne l'urgence.

> « Il n'y a qu'un seul médecin dans tout le district de Josselin, écrit-il. Je me trompe, tout le monde l'est : il n'y a personne de l'un ou de l'autre sexe qui ne s'ingère de donner des avis aux malades, de leur prescrire ou de leur défendre les secours les plus essentiels et les remèdes les plus énergiques dont la médecine fait usage[1] ».

En jetant les diplômes aux orties et en rendant libre l'exercice de la médecine, la Convention, en 1793, ne fera dans bien des régions de France qu'entériner un état de fait.

L'art de guérir à la fin du XVIIIe siècle

Théories compliquées où ne s'épuise guère la contestation, puisqu'il suffit de passer de l'une à l'autre, toutes aussi inopérantes ; classifications biaisées où le symptôme masque la cause de la maladie, c'est à dire ce qui devrait être le but recherché ; enseignement pompeux, archaïque, où, là, c'est le latin qui empêche de voir que l'essentiel est ailleurs ; querelles incessantes des organismes de formation ; remèdes d'autant plus secrets qu'ils sont sans efficacité, à défaut d'être sinon sans danger ; hôpitaux inexistants ou encore inappropriés ; malades des campagnes mourant sans secours à l'occasion de banales dysenteries.

---

1. Cité par J.P. Peter dans *Médecine, climat et épidémies à la fin du XVIIIe siècle, op. cit.*

> « J'ai vu la plupart de ces infortunés périr sur la paille dans la première ordure occasionnée par la maladie. Il y a parfois trois, quatre, cinq et même six individus enfouis ensemble dans de pareilles immondices »

écrit le Dr Gallot, de la Rochelle[1], qui sera bientôt, une fois les Etats-généraux devenus l'Assemblée Constituante, l'actif secrétaire du Comité de Salubrité, présidé par Guillotin, mais animé en fait par Vicq d'Azyr. Puis, après être demeuré un instant silencieux, Gallot soupire, et craignant de n'avoir pas été assez convainquant, reprend la plume et ajoute :

> « il faut l'avoir vu pour croire que est l'état affreux auquel sont réduits les malheureux de nos campagnes dans les maladies ».

Tel est donc l'Art de guérir en cette fin de siècle, incapable de s'y retrouver dans un trop-plein de contradictions. Ne ferait-on pas une révolution pour moins ? Car c'est bien de cela qu'il s'agit et la voilà, en effet, qui va naître de la rencontre de quelques médecins formés à l'école de Vicq d'Azyr, puisque lui-même meurt en 1794, et de celui qui n'est encore alors qu'un jeune officier d'artillerie brûlant de paludisme et, lui aussi, bouillonnant de projets.

Un officier d'artillerie, notons-le, qui, jusqu'à sa mort, ne croira pas à la médecine de son temps.

---

1. L. Merle, *La vie et l'œuvre du Dr Jean-Gabriel Gallot,* Sté des antiquaires de l'Ouest, Poitiers, 1962.

CHAPITRE II

NAPOLÉON, SES MALADIES ET LA MALADIE

Dès son arrivée à Sainte-Hélène, les militaires anglais savent qu'il ne faut pas donner à leur prisonnier le titre d'empereur et que lui même n'apprécie guère d'être appelé « le général Bonaparte ». Le voyant dans le même moment dicter, bêcher son jardin, lire, sauter à cheval et réapparaître en calèche, ils le surnomment entre eux « le mouvement perpétuel », sans savoir que, sous le Directoire, Barras l'appelait déjà ainsi. Durant cette agitation qui aura duré tout de même près de trente ans, Napoléon, courant sans cesse et partout, sous l'orage et plus souvent la canonnade, n'est finalement victime que de bien peu d'anicroches. Nous les connaissons toutes aujourd'hui, même si lui-même s'ingéniait le plus souvent à ce qu'on ignore ce qui survenait en propre. « [L'armée me croyait invulnérable], l'on était dans l'erreur, mais j'avais toujours fait mystère de tous mes dangers confiera-t-il à Las Cases [1] ». Mais, qu'il s'en doute ou non, le plus léger enrouement, le moindre signe de nervosité ou de somnolence aura eu un ou plusieurs témoins pour le décrire sur le champ ou trente ans plus tard, comme il aura également son historien, pour affirmer, soit que cet épisode explique tout, soit qu'il marque le début de la fin. D'autres, au contraire, ne cessent de s'extasier. Comment « le mouvement perpétuel » a t-il pu tenir si longtemps ? Étudiant le retour de Moscou à Paris, Paul Morand s'interroge

1. Las Cases, *Mémorial de Sainte-Hélène*, 25 Décembre 1815.

avec justesse : « Quels reins, quelles vessies, quelles prostates supporteraient ces ornières, ces pavés[1] ? » Vraiment quelle chance et quelle santé ! À dire vrai, les deux.

Le mouvement perpétuel, tant physique qu'intellectuel, débute tôt chez Napoléon à l'instar de son sens des responsabilités. Dès Mars 1787, alors qu'il n'a pas encore dix huit ans, le voici qui se comporte en chef de famille. Les Bonaparte, dans leur grande maison d'Ajaccio, sont préoccupés par des crises de goutte de plus en plus fréquentes paralysant le vénérable oncle Lucien, archidiacre de la cathédrale[2] qui n'a pas encore 70 ans, mais en paraît bien davantage. Charles, père de Napoléon, est mort depuis deux ans et Joseph n'a pas véritablement la stature d'un aîné ; aussi, se trouvant en congé en Corse, est-ce son cadet qui va solliciter pour leur oncle une consultation écrite d'un des grands médecins du moment. Son choix aurait pu se porter sur Barthez, de Montpellier, qui a soigné son père dans ses derniers mois. Il l'estime et, à l'égal de Corvisart, le démontrera en lui décernant, une fois au pouvoir, le titre de médecin du Gouvernement, mais dans l'instant il lui préfère Tissot[3] pour deux raisons. Les livres de celui-ci sont très largement répandus en France et le médecin lausannois a peu auparavant tenu quelques propos flatteurs sur Paoli, qui dans le moment fait encore dans l'île figure de héros national. Aussi, tout en étant lui-même un peu secoué par ce qu'il ne sait pas encore être sa première crise de paludisme, le tout jeune officier prend sa plume :

Ajaccio en Corse, le 1er avril 1787.

Monsieur,

« Vous avez passé vos jours à instruire l'humanité et votre réputa-

---

1. Paul Morand, *Mon plaisir en Histoire*, Paris 1969.

2. Lucien Bonaparte (1718-1791), gestionnaire avisé et discret de la fortune familiale. « L'aisance des Bonaparte, avant l'occupation française, ne paraît pas douteuse. Ils possédaient trois maisons, le domaine des Milelli, vignes et des terres, un moulin » (J. Tulard, *Napoléon*, l'étranger). En 1787, la situation est moins brillante, mais pas au point de tenter d'arracher une consultation gratuite à Tissot dont les honoraires sont d'un louis.

3. Samuel-Auguste Tissot (1728-1797) ne fut pas seulement un grand vulgarisateur (voir p.), mais aussi un remarquable clinicien comme l'atteste son « *projet d'école clinique* » demeuré à sa mort à l'état de manuscrit. Celui-ci sera publié à Lausanne en 1997.

tion a percé jusque dans les montagnes de Corse où l'on se sert peu de médecins. Il est vrai que l'éloge court, mais glorieux, que vous avez fait de leur aimé Général, est un titre bien suffisant pour les pénétrer d'une reconnaissance que je suis charmé de me trouver par la circonstance dans le cas de Vous témoigner au nom de tous mes compatriotes.

« Sans avoir l'honneur d'être connu de vous, n'ayant d'autre titre que l'estime que j'ai conçu de Vous pour vos ouvrages, j'ose Vous importuner et demander vos conseils pour un de mes oncles qui a la goutte.

« Ce sera un mauvais préambule pour ma consultation, lorsque vous saurez que le malade en question a soixante et dix ans, mais, Monsieur, considérez que l'on vit jusqu'à cent ans et plus, et mon oncle par sa constitution devait être du petit nombre de ces privilégiés, d'une taille moyenne, n'ayant fait aucune débauche, ni de femme ni de table, ni trop sédentaire ni trop peu, n'ayant été agité d'aucune de ces passions violentes qui dérangent l'économie animale, n'ayant presque point eu de maladies dans tout le cour de sa vie, je ne dirai pas comme Fontenelle qu'il avait les deux grandes qualités pour vivre, bon corps et mauvais cœur, cependant je crois qu'ayant eu du penchant à l'égoïsme, il s'est trouvé dans une situation heureuse, qui ne l'a pas mis dans le cas d'en développer toute la force.

Un vieux goutteux génois lui prédit dans le temps qu'il était encore jeune, qu'il serait affligés de cette incommodité, prédiction qu'il fondait sur ce que mon oncle a des mains et des pieds extrêmement petits et la tête grosse. Je crois que vous jugerez que cette prédiction accomplie n'est qu'un effet du hasard.

Sa goutte, en effet, lui prit à l'âge de 32 ans, les pieds et les mains en furent toujours le théâtre, il s'est écoulé quelquefois jusqu'à 14 ans sans qu'elle revint; un ou deux mois étaient la durée des accès. Il y a dix ans entre autres qu'elle lui revint, et l'accès dura 9 mois. Il y aura deux ans au mois de Juin que la goutte l'attaqua aux pieds; depuis ce temps-là il garda toujours le lit, des pieds la goutte se communiqua aux genoux, les genoux enflèrent considérablement, depuis cette époque tout usage du genoux lui a été interdit. Des douleurs cruelles s'en suivirent dans les genoux et les pieds, la tête s'en ressentit, et dans les crises continuelles il passa les deux premiers mois de son séjour au lit, peu à peu sans aucun remède les genoux se désenflèrent, les pieds se guérirent et le malade n'eut plus d'autre infirmité qu'une inflexibilité de genoux occasionnée par la fixation de la goutte aux jarrets, c'est-à-dire aux nerfs et aux artères qui servent au mouvement. S'il essaie de remuer les genoux, des douleurs aiguës lui font cesser son action. Il dort sans aucune espèce de mouvement, son lit n'est jamais refait, simplement l'on découd les matelas et l'on remue la laine et les plumes. Il mange bien, digère bien, parle, lit, dort, et ses jours se coulaient mais sans mouvement, mais sans pouvoir jouir des douceurs du soleil, il implore le secours de votre science, si non pour le guérir, du moins pour fixer dans une autre partie le mal gênant.

L'humanité, Monsieur, me fait espérer que vous daignerez répondre à une consultation si mal digérée. Moi-même depuis un mois je suis tourmenté d'une fièvre tierce, ce qui fait que je doute que vous puissiez lire ce griffonnage; je finis, Monsieur, en Vous exprimant la parfaite estime que m'a inspiré la lecture de vos ouvrages et la sincère reconnaissance que j'espère vous devoir. Monsieur, je suis avec le plus profond respect Votre très humble et très obéissant serviteur,

Bonaparte,
Officier d'artillerie au régiment de la Fère.

Tissot classera la lettre sans y répondre. Si, avec quelques naïvetés et sa référence un peu pédante à Fontenelle, le style du jeune chef de famille reflète bien les dix-sept ans qu'il a alors, l'état du malade — malgré diverses incertitudes ou audaces physiologiques — et l'histoire de la maladie sont, compte tenu des connaissances de l'époque, relatés avec intelligence. En revanche, l'absence de toute proposition d'honoraires surprend au point d'en être puérile. Tissot, sollicité de toutes parts, n'est pas Rousseau, et une phrase aimable sur Paoli ne saurait l'engager, lui, médecin de Lausanne, aux côtés des patriotes corses. De plus, l'archidiacre Lucien a rang d'évêque et sur l'enveloppe s'étale un large cachet de cire aux armes de la famille Bonaparte surmontées d'une couronne comtale. Tout cela, concernant en plus la goutte, maladie qui au XVIIIe siècle évoque aussitôt les abus de la table, n'incite guère à l'apitoiement. Ce sera, en tout cas, la manière de voir de Tissot et le vénérable Lucien n'aura pas sa consultation, ni écrite, ni gratuite.

De l'ensemble des maladies constituant le catalogue de la pathologie, celle qu'il convient d'associer la plus étroitement à Napoléon est moins son ulcère de l'estomac, même s'il souffrira de celui-ci durant au moins vingt ans et finira par en mourir, mais le paludisme. Énumérant devant des témoins différents les ennemis auxquels il ne cessa de se mesurer, il citait en toute première position les cosaques, auxquels, après une brève réflexion, il ajoutait les fournisseurs aux armées et les commissaires de guerre. Mais, en fait, son principal adversaire durant toutes ses campagnes ne fut aucun de ceux-là. Celui contre lequel il mena une lutte implacable, même s'il lui arriva d'en faire une fois ou deux son allié, était le « mauvais air », vecteur du paludisme qu'il apprit très tôt à redouter.

Le paludisme

Arrivé à Ajaccio le 1er Septembre 1786 pour un congé sans solde de sept mois, ce qui, en temps de paix, n'est pas rare à l'époque, il présente plusieurs épisodes fébriles à la fin de l'hiver qui l'incitent, le 21 avril, à demander une prolongation de ce congé, mais cette fois pour raison de santé. Ce qui lui est accordé avec solde. C'est sa première manifestation de paludisme sur laquelle on ne sait guère plus. La deuxième surviendra un an plus tard, à Auxonne où le régiment de la Fère se trouve en garnison et où une crue de la Saône inonde une large zone de marécages, ses accès vont se multiplier durant plusieurs mois, d'août 1788 à la fin de l'année. Mais le 12 janvier 1789, après une convalescence à Valence durant laquelle il « dévore 30 livres », Napoléon considère que tout est rentré dans l'ordre et résume l'épisode dans une lettre à sa mère :

> Ma santé, qui est enfin rétablie, me permet de vous écrire longuement. Le pays est très malsain, à causes des marais qui l'entourent et des fréquents débordements de la rivière qui remplissent tous les fossés d'eau exhalant des vapeurs empestées. J'ai eu une fièvre continue pendant certains intervalles de temps et qui me laissait ensuite quatre jours de repos, venait m'assiéger de nouveau, pendant tout autant de temps. Cela m'affaiblit, m'a donné de longs

délires et m'a fait souffrir une longue convalescence. Aujourd'hui que le temps s'est rétabli, que les neiges ont disparu, ainsi que les glaces, les vents et les brouillards, je me remets à vue d'œil ...

Outre ses livres, dont plusieurs de Lavater[1], précurseur de Gall en matière de physiognomonie, la conversation de Bienvelot, chirurgien du régiment, passionne le convalescent par sa longue connaissance des fièvres, de la pestilence et des marécages. La hantise que le général Bonaparte, puis l'empereur, manifestera toute sa vie à l'encontre de « mauvais air » et des « mauvais lieux » naît, pour sa plus large part, de cette expérience et des propos de son interlocuteur. Bienvelot, esprit original et sans ambition, entend mener sa vie à distance des responsabilités et, malgré la reconnaissance que lui conservera celui qui fut son patient attentif, sa carrière militaire, qui se poursuivra jusqu'à la Restauration, ne dépassera jamais l'emploi de médecin-major de régiment. Mais, au camp de Boulogne, Napoléon veillera à ce qu'il se trouve dans la première promotion de la Légion d'honneur où figurent des médecins et chirurgiens des armées[2].

Au printemps 1790, alors qu'il est à nouveau en Corse depuis l'automne 1789, se produit une troisième infestation qui va entraîner un séjour à l'hôpital de Bastia durant le mois d'Août. Il y sera soigné avec du « petit-lait nitré et de la tisane de chicorée », mais un détail fixe l'attention : à ce traitement bien anodin s'ajoutent également des bains et des frictions d'onguent citrin. Sans doute faut-il voir là l'une des premières manifestations de la dermatose rebelle qui va accompagner Napoléon toute sa vie. Enfin, en 1793, capitaine de canonniers de ligne, il appartient aux troupes du général Carteaux en route vers Avignon, lorsque, de passage à Beaucaire, il fait un quatrième épisode paludéen. Soigné chez l'habitant, il y demeure plusieurs semaines, y écrit un pamphlet politique, *le Souper de Beaucaire*[3], tout en réflé-

1. Johann Kaspar Lavater (1741-1801), auteur de *Fragments physiognomoniques*, prétendait découvrir le caractère à partir des traits du visage. *La Physiognomonie* (1775-1778) connut un vif engouement auquel Napoléon, qui le traitait « d'insigne charlatan », ne se rallia pas.

2. Débutée en 1777 comme élève-chirurgien à l'hôpital militaire de Metz, la carrière de Bienvelot, mis à la retraite en octobre 1815, avait atteint son sommet en 1805, comme médecin major du 1er régiment d'artillerie. (Voir A. Chuquet, *Études d'histoire*, t. 1, « la Jeunesse de Napoléon »).

3. Dans un style vif et aisé, le jeune capitaine développe une analyse politique très favorable aux thèses révolutionnaires, voire aux Montagnards. Mais le futur stratège

chissant inlassablement sur les conséquences militaires d'une atmosphère viciée. Une réflexion qu'il poursuivra pendant sa convalescence qui durera trois mois. Stendhal pense qu'il y aurait eu une dernière crise à Mantoue en 1796, mais le romancier ne conforte cette hypothèse d'aucun élément probant[1]. Il semble donc qu'on puisse considérer que 1793 marque, pour Napoléon, la fin de son expérience personnelle du paludisme, auquel il devra au total quelque dix huit mois de congés, mais qui lui aura surtout communiqué un sens exceptionnel de l'art du cantonnement des troupes et, ainsi, de sa prise de commandement en Italie jusqu'aux Cent jours, le verra-t-on multiplier les instructions relatives au « mauvais air » ou aux « mauvais lieux ». La première, du 8 juin 1796, est adressée à Lambert[2] :

> « Le blocus de Mantoue les forçant de bivouaquer dans un pays malsain et marécageux, les maladies commencent à frapper nos braves et l'on ne saurait prendre trop de précautions pour les préserver des effets que doit naturellement produire sur le physique le séjour dans des terrains environnés de marais. Je vous recommande cet objet comme l'un de ceux qui tiennent essentiellement au salut de l'armée ».

Quelques mois plus tard, de Montebello, il adresse à Bernadotte une courte note autour de cette phrase. « En cette saison, le principal ennemi que nous ayons à combattre sont les marais et la canicule »[3]. Désormais l'obsession ne le quitte pas, ni la priorité qu'il lui donne. Ainsi, en 1803, écrit-il à Davout : « Si on la place dans des lieux malsains, l'armée se fondra et se réduira à rien. C'est la première de toutes les considérations militaires[4] » et, en 1805, à Jourdan : « le mauvais

---

apparaît. « Celui qui reste dans ses retranchements est battu » affirme-t-il déjà. Ce pamphlet ne sera pas publié avant 1821.

1. Stendhal, *Napoléon*, Paris, 1929.

2. *Correspondance de Napoléon Ier*, t. I, lettre n° 593. Le général Lambert (1760-1796) sera tué peu après.

3. *Correspondance de Napoléon Ier*, t. III, lettre n° 1858.

4. *Ibid*, t. IX, lettre n° 7139. C'est, six ans avant le débarquement anglais, la première référence à Walcheren — décision du camp de Boulogne, 4 Fructidor an XII (22 août 1805).

air est l'ennemi le plus dangereux[1] ». D'autant qu'il a des intelligences au sein même de nos armées, comme il l'écrit, le 23 Mars 1806 à Eugène, n'arrivant pas à s'arracher du sujet :

> « Surtout ne point laisser les troupes dans des endroits malsains. L'insouciance des généraux sur cet objet est incalculable ; ils seraient capables de laisser, une année entière, des troupes dans les marais sans bouger. Si j'ai des malades en Istrie, c'est à vous que je m'en prendrai. Si j'en ai en Italie, ce sera aussi de votre faute. Placez-les sur les montagnes et dans des endroits aérés[2]. »

Tout est dit ? Non. Avant de laisser clore la lettre, cette simple observation : « C'est parce que j'ai toujours porté le plus grand soin à ces détails que mes armées n'ont point eu de maladies proportionnelles aux autres[3] ». L'instant d'après, l'empereur dicte à nouveau pour Eugène un billet très court relatif à la négociation sur Venise, mais, pour la troisième fois depuis le matin, il revient encore sur « le mauvais air » et glisse : « je désire bien que les troupes ne soient pas mises dans des endroits malsains[4] ». Malheureux Eugène qui pense alors trouver la parade en suggérant une rotation des unités séjournant à proximité de marais. Les foudres impériales tombent par retour de courrier : « le principe d'envoyer des détachements dans les pays malsains et de les relever tous les quinze jours est un mauvais principe répond sèchement l'empereur ; il n'y a qu'un principe, c'est d'éviter les mauvais pays. »

Un an plus tard, en Mars 1807[5], une autre lettre à son beau-fils est beaucoup plus détaillée :

> « Surtout, hormis Rimini, ne placez aucun détachement français sur l'Adriatique ; de Rimini à Ancoîre, le pays est constamment très sain. C'est par suite de soins de cette nature que, dans mes campagnes d'Italie, je n'ai jamais eu que le quart des malades qu'on a eus depuis à l'armée d'Italie. Écrivez au général Marmont pour qu'il ait la même attention en Dalmatie. Il est de fait qu'en Italie

1. Décision du camp de Boulogne, 4 Fructidor an XII (22 août 1805).
2. *Correspondance de Napoléon Ier*, t. XII, lettre n° 10010.
3. Même lettre.
4. *Ibid*, lettre n° 10014.
5. *Ibid*, lettre n° 18136.

un régiment qui y arrive a le double de malades comparativement à un régiment qui y aurait déjà passé une campagne ; qu'un régiment qui est à sa troisième campagne d'Italie a le cinquième de malades de moins que le régiment qui n'est encore qu'à sa seconde campagne ; jugez donc quels soins il faut avoir des conscrits qui arrivent en Italie pour leur première campagne. Veillez à ce qu'ils ne soient pas entassés, à ce qu'ils soient commodément casernés, à ce que les chefs ne suivent pas la méthode française d'exercer avant le lever du soleil : dans toute l'Italie l'air du matin est funeste. On ne doit faire lever et exercer les conscrits qu'une heure après le lever du soleil. Il ne faut pas être grand médecin pour expliquer cette précaution, dans un pays où les cultivateurs inondent toute la nuit leurs rizières. Il faut aussi ordonner que les exercices par compagnie et par peloton aient lieu sur les places publiques ; ainsi à Madère, il vaut mieux exercer les troupes dans la cour du palais que dans la campagne ; même observation pour Milan. À Bologne, il y a une grande place qui convient pour exercer les recrues. Tous les terrains qui environnent les villes sont humides, et l'air y est moins bon que dans la ville. Si vous tenez la main à ces mesures, cela vaudra beaucoup mieux que du quina et que de bons médecins, et, pour les Français, on ne saurait trop y veiller, parce qu'il est dans le caractère de la nation de mépriser et de dédaigner toutes ces précautions. »

Mais, pour ce qui est du paludisme, c'est durant l'été 1809 que les leçons du chirurgien Bienvelot vont permettre à l'empereur de jouir d'un triomphe sans mélange. Visant Anvers et l'escadre française qui s'était mise à l'abri entre ce port et Flessingue, les Anglais procèdent à une vaste opération militaire dont le débarquement de 15 000 hommes dans l'île hollandaise de Walcheren est la clé. De Schoenbrunn où il se trouve alors, Napoléon exulte et interdit à ses maréchaux de bouger : l'île n'est qu'un marécage et il suffit de s'en remettre aux moustiques. Ce n'est qu'après, si nécessaire, qu'on verra à étudier une riposte militaire au débarquement. « Ils paieront par l'inaction et les maladies » prédit l'empereur qui juge tout à fait inutile de quitter Vienne et de regagner Paris où, autour de l'archichancelier Cambacères, Clarke, ministre de la guerre, Decrès, ministre de la marine, mais surtout Fouché, ministre de la police, se constituent en cellule de crise[1]. Ni, à plus forte raison de courir à bride abattue à Anvers afin de prendre les opérations en mains. « Avant six semaines, des 15.000 anglais qui sont dans l'île de Walcheren, il n'en restera pas 1.500 ; le reste sera aux hôpitaux » explique t'il, le 16 Août, à Fouché et à Decrès. Même pourcentage, le même jour, dans une lettre à Clarke : « De la sagesse et de la circonspection. Le temps est contre les Anglais. Nous pouvons mettre dix mille hommes de plus sous les armes et eux les avoir de moins ». Au même, le lendemain, il rabâche :

> « L'île de Walcheren a pour défense la fièvre et le mauvais air. » Dès le 19 août, l'empereur enjoint à Champagny, ministre des relations extérieures d'annoncer à Metternich l'échec anglais. « Le débarquement dans l'île de Walcheren a coûté (à l'Angleterre) plus de 4.000 hommes et ils embarquent tous les jours 500 malades, l'île étant dans cette saison le pays le plus malsain de la terre. » La patience aura porté ses fruits. Le 7 septembre, nouveau message de Napoléon à Champagny : « Le télégraphe de Strasbourg m'a appris que les anglais rétrogradaient. La quantité de malades qu'ils avaient paraissaient extrêmement considérable. »

C'est en effet, bientôt le repli des Britanniques encore valides. « Le mois de séjour leur a donné 7 à 8.000 malades[2]. Ils ne ramènent pas en Angleterre plus de 12 à 13.000 hommes malingres et fatigués », commente suavement Napoléon, le 12 septembre qui, dans une lettre à Clarke, tire la conclusion de l'épisode « une armée de 100.000 hommes dans ces positions sera fondue en un clin d'œil. Écrivez aux maréchaux que le plus grand ennemi que puissent avoir les troupes, c'est le mauvais air. J'ai considéré l'expédition des anglais comme une folie, surtout à cause de ce dangereux et implacable ennemi ». Mais voilà assez parlé de médecine, Auxonne et Bienvelot disparaissent de l'esprit de l'empereur, il est temps pour lui de revenir aux choses sérieuses. « le moment approche où il faut enlever l'île de Walcheren » écrit-il sobrement, le 8 octobre, à Bessières.

---

1. Napoléon avait d'autant plus de raison d'être attentif que Fouché n'était déjà plus fiable et que Cambacérès, Clarke ou Decrès risquaient de ne pas être à la hauteur d'une situation troublée.

2. *Correspondance de Napoléon Ier*, t. XIX, lettre n° 15792. L'importance du contingent anglais, débarqué en plusieurs fois, et celle du nombre de malades varient d'une source à l'autre. Le premier chiffre est de l'ordre de 25 000 hommes, le second est bien de l'ordre de 8 000 malades.

Les anglais boutés hors d'Europe par des myriades de moustiques, Clarke ayant par ailleurs scrupuleusement transmis le message aux maréchaux, Napoléon ne devrait-t'il pas considérer que ceux-ci en savent désormais assez en matière de fièvres? Pas du tout, après Walcheren comme avant, l'antienne reprend. À Davout, en août 1811, il adresse cette phrase qui mériterait d'être frappée en médaille : « Il vaut mieux donner la bataille la plus sanglante que de mettre des troupes dans un lieu malsain [1] » suivie, quinze jours plus tard, d'un rappel sous forme de douche glaciale :

> « Je vois que vous avez envoyé le 8e régiment de Hussards dans l'Ems oriental. Lorsque j'éloigne une troupe de ces lieux pestilentiels, vous avez la simplicité d'y envoyer un de mes meilleurs régiments. Je regarde ce régiment comme perdu [2] ».

Puis, de nouveau, à Clarke en 1812, ce propos où commence à percer la lassitude. « Des pays sains avant tout. À quoi servent des hommes malades quand l'ennemi se présente [3]? » D'une lettre à l'autre, le thème du « mauvais air » demeurera constant dans la correspondance de l'empereur, avec durant les Cent jours, la menace d'affecter insoumis et déserteurs dans ces lieux malsains [4].

C'est Thiers qui, le premier, mettra en 1851 l'accent sur la manière dont Napoléon aura, avant tout le monde, perçu que le débarquement de Walcheren ne pouvait qu'échouer. Mai, près de vingt ans avant l'édition monumentale de la *Correspondance,* celle-ci n'était alors que fragmentairement connue et Thiers se tint-il involontairement en deçà de la réalité, laissant au Pr Fernand Widal [5], en 1891, la primeur de le détailler au chapitre « Paludisme » d'un austère traité de pathologie générale d'où des historiens, alertés, vinrent l'extraire. C'est sans doute le seul épisode des guerres napoléoniennes qui aura abordé le public par un manuel de médecine.

---

1. *Correspondance de Napoléon Ier*, t. XXII, lettre n° 18041. Davout commande le Ier corps de la Grande Armée durant la campagne de Russie.
2. *Correspondance de Napoléon Ier*, t. XXIII, lettre n° 18110.
3. *Ibid*, t. XXIV, lettre n° 19246.
4. *Ibid*, T. XXVIII, lettre n° 21812.
5. *Traité de Médecine* de Charles Bouchard (1891), t. I, chapitre sur le paludisme. F. Widal (1862-1929) devint le grand pathologiste du début du siècle. Il sera le premier médecin à accéder, peu de temps avant sa mort, à la grand-croix de la Légion d'honneur.

La diphtérie (le croup)

Le paludisme, affection parasitaire transmise par la piqûre d'un moustique et la diphtérie (à l'époque, le croup), maladie infectieuse épidémique transmise d'un malade à l'autre, n'ont que peu de rapport entre eux. La première aura directement frappé Napoléon, l'autre seulement indirectement, la victime étant un de ses neveux. Toutes deux ont en commun de lui avoir profondément donné à réfléchir, devenant un parengon de l'hygiène préventive dans le premier cas, cherchant désespérément à comprendre dans le second. Le point commun entre les deux est qu'il réagira en chef, investi d'une responsabilité de santé publique. Aussi, doivent-elles être traitées ensemble. Dans d'autres affections le touchant de plus près que la diphtérie, puisque personnelles telle un eczéma tenace ou une dysurie également rebelle, voire de simples rhumes, son comportement ne sera que celui d'un particulier. Nous ne les aborderons qu'après, en même temps que de bien légères blessures.

À la mi-mai 1807, dans les mois suivant Eylau, l'empereur, alors à son quartier-général de Finkenstein, apprend la mort du petit Napoléon-Charles, fils aîné de son frère Louis, emporté en quelques jours, à cinq ans, par le croup alors en poussée épidémique dans l'Europe du Nord. Napoléon était très attaché à cet enfant dont il pensait très sérieusement, en l'adoptant, faire son héritier, ce qui n'était d'ailleurs pas sans poser de problème avec Louis[1]. Apparemment, il accuse le coup sans sourciller. Même Talleyrand, pourtant maître en la matière, est surpris de son absence de manifestation et, au cours d'une audience, pense convenable de faire allusion à ce deuil. « Je ne m'amuse pas, coupe sèchement l'empereur, à penser aux morts. » Mais à Sainte-Hélène il expliquera à Gourgaud qu'il a toujours dans sa vie réagi aux choses qui le touchaient directement avec un retard qui le surprenait lui-même :

1. Le projet de constitution rejeté par Louis précisait :
Article II : L'Empereur Napoléon adopte le prince Napoléon, fils du prince Louis Bonaparte son frère et cède à ce prince tous ses droits au royaume d'Italie.
Article III : Le prince Napoléon régnera en Italie sous le titre de Napoléon II.
Article IV : L'Empereur Napoléon se réserve la régence du royaume d'Italie jusqu'au temps où le roi d'Italie sera majeur. Il se réserve également en tutelle et la garde de ce prince.

« Ce n'est pas dans le moment où on me les annonce que (les événements) me font de l'effet. Ce n'est qu'ensuite. On viendrait me dire je ne sais quoi que je n'éprouverais rien. Ce n'est qu'une heure après que je ressens le mal. »

À Finkenstein, le retard est vite rattrapé et nombreuses sont les lettres dictées dans les jours qui suivent et qui reflètent son émotion, mais son émotion rapidement canalisée. Ainsi, à Jérome :

« Mon frère, Napoléon est mort en trois jours à La Haye; je ne sais pas si le Roi (leur frère Louis) vous en a instruit. Cet événement me cause d'autant plus de peine que son père et sa mère ne sont pas raisonnables et se livrent à tout l'emportement de leur douleur »

Le 16 mai, à Joséphine : « Je reçois ta lettre du 6 Mai. J'y vois déjà le mal que tu éprouves[1]. Je crains que tu ne sois pas raisonnable et que tu ne t'affliges trop du malheur qui nous est arrivé ». Le 20 à Hortense : « Quelque légitime que soit votre douleur, elle doit avoir des bornes. N'altérez pas votre santé, prenez des distractions, et sachez que la vie est secouée de tant d'écueils et peut être la source de tant de maux que la mort n'est pas le plus grand de tous ». Le même jour, à Fouché :

« La perte du petit Napoléon m'a été très sensible. J'aurais désiré que ses père et mère eussent reçu de la nature autant de courage que moi pour savoir supporter tous les maux de la vie. Mais ils sont plus jeunes et ont moins réfléchi sur la fragilité des choses d'ici-bas. »

ou à Monge : « Je vous remercie de ce que vous me dites de la mort du pauvre petit Napoléon : c'était son destin ».

Toute la réflexion de l'empereur sur le thème de la mort se trouve ramassée dans ces différents propos. Mais sur un autre plan, observons que Joséphine, même si elle ne le réalise pas encore, n'a pas tellement tord de s'affliger, car la tendresse de Napoléon pour ce petit prince était le dernier rempart qui la protégeait du divorce[2]. D'autres lettres

1. Par la reine Hortense, femme de Louis, Joséphine était la grand-mère de l'enfant.

2. Depuis Décembre 1806, l'Empereur, père d'un fils — prénommé Léon — qu'il venait d'avoir avec Melle Denuelle, lectrice de sa sœur Caroline, sait que la stérilité de son ménage n'est pas de son fait.

portent, pendant quelques jours encore, cette même douleur pudique mêlée à tout ce qui fait le quotidien de la correspondance d'un chef de guerre. Puis il n'en est plus question jusqu'au 3 juin où, écrivant à Joséphine, Napoléon observe : « Hortense est toujours mal, ce que tu m'a écris fait pitié ». Quelles sont, ce soir-là, ses pensées ? À partir du chagrin d'Hortense, la frimousse de Napoléon-Charles lui réapparaît-elle au milieu de tant d'autres emportés chaque année par cette maladie et qui seront autant d'absents au sein de « cette génération digne de lui » ? On ne sait, mais une chose est sûre. Dans la mesure où le fléau l'a touché, même indirectement, il ne restera pas inactif. Dès l'aube du 4, la première lettre pour le ministre de l'Intérieur :

> « Monsieur Champagny, depuis 20 ans il s'est manifesté une maladie appelée croup qui enlève beaucoup d'enfants dans le nord de l'Europe. Depuis quelques années elle se propage en France. Nous désirons que vous proposiez un prix de 12.000 Francs, qui sera donné au médecin auteur du meilleur mémoire sur cette maladie et sur la manière de la traiter ».

Le 16 juillet, un rapport de l'École de médecine de Paris met la dernière touche au libellé du concours que, le 21, un arrêté impérial signé par Champagny déclare ouvert :

> « Déterminer, d'après les monuments pratiques de l'Art, et d'après des observations exactes, les caractères de la maladie connue sous le nom de croup, et la nature des altérations qui la constituent; les circonstances extérieures et intérieures qui en déterminent le développement; ses affinités avec d'autres maladies; en établir, d'après une expérience constante et comparée, le traitement le plus efficace; indiquer les moyens d'en arrêter les progrès et d'en prévenir l'invasion »

Une commission de douze membres est chargée d'établir un rapport au ministre sur le contenu des mémoires et d'en établir le classement. Quatre membres sont choisis parmi diverses classes de l'Institut : Desessartz, Hallé, Pinel, tous trois déjà connus de nous, et Portal; quatre parmi les professeurs de l'École de Médecine, soit le doyen Thouret, Corvisart, Chaussier, et Leroux qui, durant le déroulement du concours, succédera à Thouret[1]; quatre, enfin, parmi les

1. Il s'agit des autorités médicales les plus en vue de l'Empire. Nous les découvrirons toutes au chapitre III.

médecins de Paris les plus en vue n'appartenant pas aux deux premières catégories et y figurent Balleroy, Duchanoy, Lepreux et Royer-Collard qui en est nommé le secrétaire. Sur les 12 membres, 4 appartiennent à la Maison de l'empereur. En sa qualité de doyen d'âge, la présidence de la commission revient à Lepreux. Le concours devait être clos au 1er janvier 1809, mais, de l'avis même des commissaires, les travaux en cours dont ils ont l'écho font reporter cette date au 1er juillet. 83 mémoires sont finalement présentés sur lesquels 79 seront retenus. La commission va siéger alors durant deux ans et les résultats proclamés le 20 août 1811, alors que le roi de Rome est né, ce qui redonne toute son acuité à la préoccupation de Napoléon,. S'ils n'apportent pas de solution miracle, les différentes mémoires reflètent tout au moins les dimensions de l'Empire et le fait que l'affection n'est pas méditerranéenne. Les 12.000 F sont partagés entre Jurine, de Genève, et Albers, de Brême. Trois mentions honorables vont à Vieusseux, également de Genève, à Caillau, de Bordeaux, et à Double, de Paris [1]. Royer-Collard analysera avec la rigueur qu'on commence à lui connaître les cinq mémoires primés.

Outre le plan affectif, la mort de Napoléon-Charles avait des raisons de perturber Napoléon. En effet, son adoption réglait sans heurt la succession de l'empereur, sa mort obligeait celui-ci à rechercher une autre formule. Dès lors, divorcer et se remarier avec une princesse d'une maison souveraine d'Europe ne pouvait pas ne pas lui venir à l'esprit. Mais elle n'en eut guère sur le plan scientifique. Si d'un mémoire à l'autre le croup et sa contagiosité sont généralement bien décrits, ni son origine infectieuse, ni, à plus forte raison, sa thérapeutique ne s'y trouvent encore, même en filigrane [2]. La maladie, dont la

1. Les lauréats en conçurent une fierté dont on a peu idée, leurs mémoires allant prendre place dans les bibliothèques les plus flatteuses. L'exemplaire de Soult du mémoire de Double, aux grandes armes du maréchal, est à la fois une des plus somptueuses et une des plus élégantes reliures de Janet (vente Soult, Paris, 1978).

2. Mais Napoléon aura là ouvert une voie nouvelle, celle d'une déclaration de guerre européenne à une maladie, la diphtérie en l'occurrence. L'initiative elle-même est plus importante que ses résultats mitigés. Avec également des retombées inégales, les campagnes contre la tuberculose dans la première moitié du XXe siècle et la gigantesque opération « cancer » lancée aux États-Unis par Richard Nixon en 1970 s'inscriront dans la même démarche.

bactérie ne sera isolée qu'en 1883, a encore en 1811 de belles années devant elle.

La variole

Napoléon entreprit de lutter contre la variole en accélérant, par tous les moyens possibles, dès lors qu'ils n'étaient pas contraignants, l'entrée dans les mœurs de la vaccination. Une légende tenace veut qu'il ait, dès son accession au trône, rendu celle-ci obligatoire pour tous. Pour la Grande Armée, l'opération aurait été menée dès le camp de Boulogne. Tout cela est faux. L'adhésion à la vaccine fut progressive, encouragée certes par le pouvoir, mais se heurtant à des forces de résistance — au mieux, d'inertie — aussi importantes que l'administration des hospices de Paris ou une large fraction du clergé. Ce fut paradoxalement au sein de l'armée que les vaccinateurs obtinrent le moins de succès.

L'empereur, pour sa part, y est entièrement acquis. Il l'était déjà à l'inoculation, il l'est encore davantage à la vaccination jennérienne. En 1804 (14 germinal an XII), il met personnellement en place la « Société pour l'extinction de la petite vérole en France par la propagation de la vaccine », au sein de laquelle un comité central, composé de 16 membres « tous recommandables par leurs places et leurs lumières » a, par la création d'instances locales, la responsabilité d'étendre l'action aux départements et de tenir chaque semaine informé le ministre de l'Intérieur. Parmi eux : Corvisart, Fourcroy, Hallé, Leroux, Pinel et Thouret. Guillotin en est le président et Husson le secrétaire. Au sein de la société même, on relève les noms de Berthollet, Chaptal, Cuvier, Delessert, Frochot, Lacépède, à la fois grand-chancelier de la Légion d'honneur, membre de l'Institut et savant renommé — tous dignitaires qui confirment que l'empereur n'est pas bien loin — et, La Rochefaucould-Liancourt pour qui la progression de la vaccine s'identifiait à une croisade. Curieusement, malgré l'appui direct de Napoléon et l'engagement de toutes ces personnalités, le comité ne disposera initialement que de peu de crédits. Il faudra attendre 1809 pour que paraisse le premier décret sur la vaccine et qu'une allocation annuelle soit désormais prévue à l'échelle de chaque département, tant pour les frais des vaccinateurs que pour l'achat du matériel ou l'installation de 25 dépôts de conservations du vaccin. Les vaccinateurs sont généralement des officiers de santé, parfois des médecins ou des chirurgiens.

À l'armée, l'empereur s'en remet aux commandants des corps d'armées, tant en faisant en sorte que l'exemple soit donné d'en haut. Mais encore faut-il avoir un enfant sous la main. C'est le cas de Desgenettes, à la tête du Service de santé des armées, aussi est-ce lui qui, en 1802 vaccine lui-même son fils quasiment sur le front des troupes, le Premier consul faisant donner la plus large publicité à ce geste. En 1806, une note très persuasive, signée simultanément par Coste et Percy, est à son tour largement diffusée dans les états majors. La pression, cependant, ne va pas plus loin et aucune sanction n'est prévue pour les récalcitrants à plus forte raison les indifférents. Plusieurs maréchaux appuieront les efforts des médecins, mais le bilan reste maigre : 59 hommes dans le 1er corps (Bernadotte), 66 dans le 3e (Davout), 500 dans la 4e (Soult). Début 1807, 2 066 soldats de la Grande Armée auront été vaccinés, avec un résultat positif pour 755 d'entre eux. À la fin du règne, le chiffre global a péniblement triplé, il n'en reste pas moins faible. En 1813, le projet d'une vaccination systématique des « Marie-Louise » sera un instant évoqué, mais Napoléon considérera sans doute qu'il a déjà eu suffisamment de problèmes avec eux et il restera lettre morte.

Incontestablement, les préfets auront mieux travaillé que les généraux, de 1811 à 1815 en particulier. La vaccination du Roi de Rome, — c'est tout de même autre chose que le fils de Desgenettes — pratiquée en mai 1811 par Husson en présence même de l'empereur n'y est sans doute pas pour rien.

> « Tout l'Empire sait aujourd'hui, s'exclame avec emphase Duchanoy, que Sa Majesté l'Empereur et Roi a adopté, pour son auguste fils le Roi de Rome, la salutaire méthode de la vaccine. L'exemple, comme père et comme souverain, qu'il vient de donner de sa confiance dans un procédé que le Comité central a, depuis onze ans, répandu dans toute la France, doit enfin dissiper les doutes, forcer la conviction et assurer le succès de la vaccine » et d'ajouter : « C'est avec quelque orgueil que le Comité central a fait le rapprochement que onze ans, jour pour jour, avant la vaccination du roi de Rome, le 11 mai 1800, il se constituait, et discutait le

plan des expériences qui, enfin, ont résolu la grande question qu'il s'était chargé d'examiner ».

Un nouveau-né sur deux, dans les cinq dernières années du règne, sera vacciné dans près de la moitié des départements. Le pli est pris et les réticences vont partout s'effacer progressivement. Même si les chiffres des « variolisés » que publie, chaque année, le Comité central de vaccine paraissent le plus souvent gonflés (à son niveau ou à celui des préfectures), le nombre de cas de la maladie n'en décroît pas moins sensiblement, tombant environ au quart de ce qu'il était avant la Révolution. Dès 1811, Husson était en droit de s'exclamer : « Bientôt nous touchons à l'époque où la petite vérole ne sera plus connue que par le souvenir de la terreur qu'elle inspirait. »

Là aussi, si Napoléon n'est pas l'auteur de la loi sur la vaccination obligatoire, c'est que le temps lui aura manqué.

La fièvre

De sa part, une autre démarche de santé publique vise le quinquina qui, prouvant son efficacité, est la seule médication trouvant grâce à ses yeux. Malheureusement, la flotte anglaise croisant dans l'Atlantique ne facilite pas les choses et le précieux remède, venant des Amériques, se fait progressivement rare en France, d'autant que les tentatives de lui substituer de l'écorce de saule ou de marronnier, voire de l'arsenic, n'avaient rien donné ou, pour le dernier, rien de bon. Mais, en Espagne, la Grande Armée tombe à la fin de 1808 sur une trentaine de tonnes du fébrifuge que Napoléon fait aussitôt expédier à Bayonne et décide d'affecter aux 42 « bonnes villes » de l'Empire dont la liste, mérite rétrospectivement un temps d'arrêt : Aix-la-Chapelle, Alexandrie (Italie), Amiens, Angers, Besançon, Bordeaux, Bourges, Bruxelles, Caen, Clermont, Dijon, Florence, Gand, Genève, Grenoble, La Rochelle, Liège, Lille, Livourne, Lyon, Marseille, Mayence, Metz, Montauban, Montpellier, Nancy, Nantes, Nice, Orléans, Parme, Plaisance, Paris, Reims, Rennes, Rouen, Strasbourg, Toulouse, Tours, Turin et Versailles. En février 1809, des quantités qui varient de plus de trois tonnes pour Paris (547.756 habitants) à 91 kg pour Bourges (16.330 habitants) partent alors, exemptées de tous droits d'entrée, vers leurs destinations respectives où les maires, houspillés par les préfets, affichent sur les murs l'allégresse des populations. Ainsi lit-on à Tours :

> « Administrés de toutes les classes, bénissez le Vainqueur. Au milieu de ses triomphes, sa pensée s'est étendue à vos besoins les plus pressants. Grâce à sa bienfaisance, la privation du quinquina va cesser par le don considérable de ce fébrifuge que fait S.M. aux 42 bonnes villes de son Empire. Le pauvre va reconquérir sa santé, ses forces et le travail, sa seule fortune. J'ai pensé que c'était servir votre amour que de vous faire connaître cet acte d'une bienveillance si attentive et si touchante du souverain.
> Deslandes, maire. »

Le 18 juin 1809, une note à Napoléon l'informe que sur les 42, onze maires se sont déjà montrés « pénétrés de reconnaissance ». On ne peut guère aller plus vite. Trop vite même, car ce n'est qu'en mai 1809, soit trois mois après le début des livraisons, qu'une petite quantité du produit est adressée à Parmentier, aux Invalides, afin que le premier pharmacien l'analyse et donne son avis sur sa qualité. Hélas, le 3 juin 1809, celui-ci est plus que réservé :

> « Il y a dans le lot, écrit-il au ministre de l'Intérieur, du quinquina rouge pâle, du *quinquina calissaya*, du *loxa peruviana* et du *quinquina nova*. Le premier est médiocre comme fébrifuge et il faut se borner à s'en servir en lotion ; le deuxième est très incertain ; le troisième ne vaut guère mieux. Quant au *quinquina nova*, c'est la plus mauvaise espèce de toutes, dénuée de toute vertu fébrifuge. »

Nul ne conteste la bonne-foi de Parmentier ni les bases scientifiques de ses conclusions, mais quelle belle occasion de rappeler son existence à ses collègues médecins et chirurgiens qui, au Conseil de Santé, ont parfois tendance à le négliger. Le 4 juillet, de nouvelles instructions invitent donc les maires concernés à exclure le *quinquina nova* de leur contingent et à n'utiliser les trois autres qu'en cas de « disette absolue ». Visiblement, on sut dans les hôtels de ville à quoi s'en tenir. À l'exception, en 1812, d'une question au ministre posée par le maire de Toulouse et restée sans réponse, nul ne parla plus — sur ce point précis, s'entend — de la « bienveillance si attentive et si touchante de S.M. ».

Les maladies mineures de Napoléon

Pour les atteintes mineures, le plus simple est d'en parcourir le catalogue, toutes ayant en commun leur peu de gravité. Toute sa vie, Napoléon se sera gratté une cuisse jusqu'au sang, aura souvent uriné avec peine, aura été enrhumé. Face à la permanence de cet dermatose, de cette dysurie, ou de ces rhumes, il n'est pas surprenant que les contemporains se soient mépris sur eux, leur donnant parfois une importance ou une gravité qu'ils n'avaient pas. Seule, la dysurie, à Moscou en 1812, dépassera le seuil du désagrément et fera de l'empereur, durant quelques jours, un malade.

Sa dermatose, qui est un eczéma tenace à une époque où le traitement n'existe guère, débute très tôt et ne le quitte plus. Prurigineux, il entraîne assez souvent de véritables plaies de grattage, généralement au niveau de la cuisse gauche. On a conservé des prescriptions de l'hôpital de Bastia en 1790 qui ne peuvent que le concerner[1] et, en 1819, Antommarchi, peu après son arrivée à Sainte-Hélène décrit une crise où son patient « saisit sa cuisse gauche et la déchire avec une espèce de volupté. Les cicatrices s'ouvrent, le sang jaillit ». Entre ces deux dates, à trente ans de distance, de multiples bains à très haute température et où il demeure parfois plusieurs heures, provoquent une importante sudation et apaisent les démangeaisons. Dès son réveil, mais également à toutes heures du jour et de la nuit, Napoléon se plonge dans l'eau brûlante ; assis à proximité, un secrétaire commence à lui lire les dépêches, mais cette lecture ne se poursuit jamais longtemps. L'Empereur, décrit Bourienne[2], « lâchait continuellement le robinet d'eau chaude et élevait la température à un tel point que je me trouvais dans une atmosphère de vapeur assez épaisse pour m'empêcher d'y voir clair pour continuer la lecture ». À Sainte-Hélène, le contexte est le même, sinon que c'est lui qui lit : « L'empereur s'était oublié trois heures dans un bain fort chaud, note Las Cases, il s'est fait une brûlure à la cuisse avec le robinet d'eau bouillante ; il y avait lu deux volumes[3]. » Dans quelque château que ce soit où, durant ses cam-

1. S. Abbatucci, « l'Hépatite suppurée de Napoléon à Sainte-Hélène », *Presse Médicale*, 1934.

2. L.A. de Bourrienne (1769-1834), *Mémoires de M. de Bourrienne sur Napoléon*, 1829.

3. Las Cases, *op. cit.*

pagnes, il fait étape, les officiers de sa Maison chargés de trouver, puis de préparer les lieux, savent que ceux-ci doivent comprendre un cabinet de travail exposé au midi avec une salle d'eau à proximité. Pour Napoléon, cette transpiration, suivie d'une friction où son domestique doit frotter « comme sur un âne », est essentielle : elle fait disparaître son prurit, « détend sa fibre », mais agit favorablement aussi sur sa dysurie et sur une constipation guère moins tenace. Suer abondamment est, à ses yeux, vital au point, lorsqu'il se trouve dans l'impossibilité de prendre un bain brûlant, de remplacer celui-ci par une course à cheval de sept à huit lieues. À seule fin de transpirer, expliquera-t-il à O'Meara.

À deux reprises, la première à Saint-Jean d'Acre en 1799, la seconde à Vienne en 1809, l'irritation de sa peau se compliquera d'une formation dartreuse. Traitée en quelques jours en Égypte, elle inquiète davantage son entourage à Schönbrunn et Lanefranque, qui, en l'absence du Premier médecin, assume la responsabilité du service de santé de la Maison de l'empereur, s'affole, allant jusqu'à appeler Corvisart à son secours. On sollicite l'avis de Frank, médecin autrichien de grande autorité qui, également inquiet, pose le diagnostic de « vice dartreux exigeant un traitement long et sévère[1] ». Mais, à peine arrivé, Corvisart, d'un coup d'œil, réalise qu'il s'agit d'une inflammation locale due au frottement du col de l'uniforme que l'empereur vient de porter en campagne, sans se dévêtir durant plusieurs jours. La pose d'un vésicatoire, quelques paroles railleuses sur ses confrères et le voilà piaffant de rentrer à Paris. De gale, il n'est pour l'instant plus question. Mais ce n'est que partie remise. Depuis qu'il est lui-même persuadé — et toute l'armée avec lui — qu'il l'a contractée à Toulon en 1793, en arrachant un refouloir des mains d'un canonnier pour le coup galeux des pieds à la tête, ses références à cette maladie sont multiples. La gale est contagieuse, gênante, mais n'empêche pas vraiment le soldat de se battre. Elle apparaît donc dans la *Correspondance*, mais en position combien mineure par rapport aux méfaits du « mauvais air ». Ainsi, en 1797, à Berthier sur l'opportunité « de faire traiter les galeux[2] », sur le même thème en 1807 à Daru « le nombre de ces

1. J.P. Frank (1745-1821), auteur d'un monumental *Système de police médicale* en 9 volumes, est au tournant des XVIIIe et XIXe siècle l'autorité la plus en vue de l'école autrichienne de médecine.

2. *Correspondance de Napoléon Ier*, t. III, lettre n° 1866.

malades étant très considérable[1] », ou encore en 1812 à Lacuée de Cessac sur la nécessité de nettoyer les fournitures de l'île d'Oléron, « imprégnées de gale ». Dans le flot de questions qui, lorsqu'il parcourt les unités, déferle sur les officiers qu'il croise et auxquelles ceux-ci doivent répondre du tac au tac, « combien de galeux ? » revient souvent. Tous ses interlocuteurs l'attendent, se glissant après à l'oreille l'un des nombreux quatrains qui courent dans l'armée.

> « *Par une faveur sans égale*
> *L'Empereur me serrant la main*
> *dit : "Vous aurez quelque chose demain"*
> *Le lendemain, j'avais la gale*[2]. »

Ceci étant, il est très douteux que Napoléon ait lui-même contracté la gale, affection sur laquelle on sait alors peu de choses et dont le parasite n'est pas encore isolé. Même si l'empereur le croit et raconte jusqu'à Sainte-Hélène l'épisode de Toulon, même si Stendhal nous confirme gravement que « le virus (de la gale), non suffisamment expulsé, se jeta sur l'estomac[3] », ce qui ne veut rien dire, les circonstances mêmes de la prétendue contamination et l'absence de toute atteinte des proches, Joséphine en particulier, donnent à penser que l'épisode du refouloir n'a fait que coïncider avec l'une de ces poussées eczémateuses dont Napoléon est coutumier.

La dysurie

Une dysurie rebelle, évoluant le plus souvent par crises et elle aussi apaisée par les bains brûlants, le suivra également durant toute sa vie. Elle est seulement gênante, mais une fois, cependant, devant Moscou, elle provoquera durant quelques jours un réel handicap. Ses consé-

---

1. *Ibid*, t. XV, lettre n° 12292, et t. XXIII, lettre n° 18467 (Lacuée).
2. Attribué sans aucune certitude au poète satirique Ponce Denis Ecouchard-Lebrun (1729-1807). Les variantes sont nombreuses, le thème rigoureusement le même.
3. Stendhal, pourtant à l'en croire à la recherche du « petit fait vrai » exprime ici trois sottises en neuf mots : il ne s'agit pas d'un virus, il ne s'expulse pas, la gale est purement externe. Mais tout cela ne sera su que plus tard.

quences auront été diverses. Aux Tuileries, Marie-Louise ayant horreur d'être réveillée la nuit, l'empereur est rapidement obligé de faire chambre à part. À l'armée, les colonnes en marche sont habituées à le voir descendre de cheval, s'approcher d'un mur et demeurer longtemps, le front appuyé à la paroi, les jambes écartées, le corps légèrement penché en avant. Lorsqu'ils l'aperçoivent ainsi, il leur est même prescrit de ne pas lancer le réglementaire « Vive l'empereur[1] ». Mais en 1812, l'épisode est sérieux. Napoléon, descendu de selle, s'arrête encore plus longtemps qu'à l'habitude, le front appuyé sur la roue d'un canon. Il s'agit vraiment, cette fois, de douleur et c'est péniblement qu'il remonte à cheval. Yvan et Mestivier, un médecin associé à la Maison Impériale parce qu'il connaissait la Russie, prodiguent quelques soins. Finalement, Yvan est « obligé d'envoyer faire préparer une potion par son pharmacien qui était avec les bagages à une lieue de distance[2] ». Tout rentre alors dans l'ordre. En 1825, les deux médecins fourniront des attestations de leurs observations à Ségur qui prépare alors le passage de ses *Mémoires* correspondant à l'entrée des Français dans Moscou. D'un texte à l'autre, Napoléon apparaît simultanément fatigué, fiévreux, enrhumé et dysurique, « toux continuelle et sèche, respiration difficile et entrecoupée, l'urine ne sortant que goutte à goutte », commente Mestivier, qui aurait pu ajouter un oedème des chevilles[3], mais, quarante huit heures plus tard son épisodique patient est de nouveau tout vibrant d'activité. D'autres crises surviendront. À Sainte-Hélène, Antommarchi est, un jour, accueilli par ces mots : « j'ai toujours éprouvé de la difficulté à uriner et d'autant plus que le besoin s'en faisait sentir plus fréquemment. Aujourd'hui, les souffrances sont intolérables[4] ». Le 11 décembre 1820, alors que la maladie terminale est déjà en route, Napoléon demeure vingt-quatre heures sans obtenir la moindre miction.

1. J. Morvan, *Le soldat impérial*, Paris 1904.

2. Baron A. Yvan (1765-39), voir chapitre III. Attestation non datée remise à Ségur (Ségur, *Histoire et Mémoires*, tome VI).

3. E.A. Mestivier (1774-1838), attestation du 24 janvier 1825 destinée à Ségur (Ségur, *Histoire et Mémoires*, tome VI). Mestivier fut présenté par Corvisart à Napoléon avant la campagne de Russie, car il avait séjourné assez longtemps à Moscou ; nommé médecin de l'empereur et « conseiller médical » de la Grande Armée, pour cette campagne, il sera élu membre honoraire de l'Académie de médecine en 1823.

4. Général Bertrand, grand maréchal du palais 1773-1844, *Cahiers de Sainte-Hélène*.

Les rhumes napoléoniens, dans leur fréquence, ont moins impressionnés les historiens. À juste titre, celui qui précède à la Moskowa la crise de dysurie, puis se mêle à elle, est le seul qui ait vraiment fixé l'attention des témoins, dont les avis divergent : « une terrible migraine » pour Denniée, « un gros rhume » pour Bausset, qui, l'un et l'autre, ne quittent pas l'empereur de la journée[1]. Mais il a désormais sa place dans l'Histoire, ne serait-ce que pour avoir fait sourire Tolstoï :

> « [...] en effet, écrit celui-ci, s'il a dépendu de la volonté de Napoléon de livrer ou de ne pas livrer la bataille de Borodino [pour les Français, la Moskowa], il est évident que le rhume de cerveau, qui a eu une influence sur sa volonté, pouvait devenir la cause du salut de la Russie, et que le valet qui a oublié, le 5 septembre 1812, de donner à Napoléon des bottes imperméables, a été le véritable sauveur de la Russie. Une fois entré dans ce courant d'idées, cette situation est inévitable, aussi inévitable que la déduction que faisait en plaisantant Voltaire, lorsqu'il assurait que la nuit de la Saint-Barthélémy est due à un dérangement d'estomac de Charles IX[2]. »

Mais d'autres auteurs continueront à traiter l'incidence de ce rhume avec sérieux. Ainsi l'essayiste Jean Prévost, annotant en 1935 le *Mémorial* pour l'édition de la Pléiade. Après avoir fait observer qu'à Sainte-Hélène, un rhume avait fatigué l'empereur au point de le rendre incapable de suivre sa leçon d'anglais coutumière, Prévost poursuit : « les historiens ont peut-être trop négligé le rhume [de la Moskowa]. Il a pu changer le destin de la Grande Armée[3] ».

Ces trois affections mineures, quoique encombrantes, auront donc

1. Baron P.P. Dennier (1781-1829) : son témoignage sur la Moskova est considéré comme très sérieux par Jean Tulard. Celui du baron L.F. de Bausset, (1770-1835), préfet du palais, ne serait généralement pas aussi crédible.

2. Léon Tolstoï (1828-1910), l'auteur de *Guerre et Paix*, écrivit aussi *Napoléon et la campagne de Russie* (traduit en français en 1888) où le climat de 1812 est admirablement rendu. Napoléon le pressentait-il quand il disait : « La campagne de Russie ne pourra être écrite que par un Russe? »

3. Jean Prévost (1901-1944), normalien, remarquable stendhalien, sous l'occupation résistant héroïque, sera tué dans les combats du Vercors en 1944. En 1935, il a présenté et annoté l'édition du *Mémorial de Sainte-Hélène* dans la Pléiade (Gallimard). Cette phrase figure au tome II, p. 854. La réédition de 1958 à maintenu la présentation, mais supprimé les annotations; elle n'y figure donc plus.

au long de sa vie gêné Napoléon. Mais, l'instant d'après, il est à cheval. Démangeaisons, dysurie ou rhinite, ses médecins les lient toutes trois ensemble. Lui aussi et les robinets de la baignoire coulent derechef. À Moscou, où l'immobilisation ne dépasse pas deux jours, seules les deux dernières sont en jeu et pourtant l'Empereur commente à Mestivier : « Je ne vis que par la peau ».

La maladie digestive et l'épisode terminal

Certains auteurs situent les premiers troubles digestifs de Bonaparte au moment de la campagne d'Égypte (Cabanis), voire antérieurement, lors de sa rencontre dans le Midi avec Desgenettes (Hippolyte Larrey). Ce dernier étaye généralement ses affirmations, ce qui n'est pas le cas pour celle-là. D'autre part, Desgenettes qui, dans ses *Souvenirs*, en dit plutôt plus que pas assez, n'y fait aucune allusion. Aussi faut-il se borner à retenir comme premières manifestations connues la relation donnée par Bourrienne — quelque soit la prudence avec laquelle il faille considérer les déclarations de celui-ci — d'une violente crise douloureuse localisée dans le flanc droit dont il fut le témoin, à Malmaison, dans l'hiver 1802.

> « Je l'ai vu, quant minuit approchait, se pencher sur le bras droit de son fauteuil, déboutonner son habit et son gilet et pousser un soupir de douleur. Je lui adressais la parole, il me répondait "comme je souffre !". Et peu de temps après, [l'accompagnant] dans sa chambre à coucher, j'ai été obligé de le soutenir dans le petit escalier {y menant] ».

Bonaparte consulte alors Corvisart. On ne sait s'il le fait à chaque crise, mais le Premier médecin n'ignore rien de leur existence. Et Bourrienne de s'interroger sur les répercussions qu'avaient ces épisodes douloureux sur les décisions que prenait alors Napoléon dans les moments qui suivaient. « Ses idées, ajoute-t-il, n'étaient pas le soir ce qu'elles étaient le matin ».

À partir de cet épisode, on peut, d'un témoin à l'autre, d'un mémorialiste à l'autre, suivre la périodicité de ce syndrome digestif.

De 1802 à 1815, cette gêne localisée sur le flanc droit, de périodicité, d'intensité, et de durée variables, a suffisamment été évoquée pour figurer, au même titre que la somnolence et l'empâtement progressif, dans un portrait-robot de Napoléon. À y regarder de plus près, on réalise que cette intégration est davantage le fait d'historiens jugeant sur pièces que de familiers à même, lors d'une crise, de la comparer à une précédente similaire ou différente. Mais il n'y a pas lieu cependant d'en contester la réalité dans la mesure où au moins deux d'entre elles ont eu des témoins crédibles; Ségur en 1806 à Varsovie qui décrit « de violentes convulsions d'estomac », Fain, Grabowski, et Meneval en 1813 à Dresde, ce dernier soulignant « la prostration absolue » succédant à l'épisode douloureux lui-même. Au long du règne, d'autres épisodes sont relatés ça et là, dont il n'est pas possible de dire s'il s'agit d'autres crises de moindre intensité ou, plus simplement, de crampes gastriques liées aux détestables habitudes alimentaires de l'intéressé. On ne le saura jamais, mais leur évocation suffit pour tapisser le fond d'une maladie ulcéreuse, dont 1802, 1806 et 1813 soulignent les pointes.

Sur le plan épistolier ou littéraire, nous possédons une dizaine d'esquisses[1] de Napoléon brossées entre 1815 et 1816 par des interlocuteurs, dont la plupart ne l'auront rencontré qu'une fois. De l'un à l'autre, les divergences sont nombreuses sur des détails où l'on se serait plutôt attendu à les trouver unanimes[2]. De tous, son meilleur portrait alors qu'il est en passe d'aborder l'épisode hélènien nous est donné par le capitaine de vaisseau Maitland, commandant le *Bellerophon*, au moment où celui qui est déjà le prisonnier des anglais quitte son bord pour le *Northumberland*.

> « C'était alors un homme d'une robustesse remarquable, bien bâti, d'environ cinq pieds sept pouces; il avait les membres particulièrement bien faits, la cheville fine, le pied fort petit, ce dont il paraissait assez satisfait, car, durant son séjour à bord, il porta constamment, avec des bas de soie, des souliers découverts. La main, également, menue, était grassouillette comme celle d'une femme plutôt que masculine et vigoureuse; les yeux étaient gris

1. Elles ont été regroupées et intelligemment présentées par J. de Mougins-Roquefort dans *Napoléon prisonnier vu par les anglais*, Paris, Tallandier, 1978.

2. Ils ne le sont que sur son teint, avec quelques légères nuances : olivâtre (Henry, Raffle), fort pâle (Meyniel), pâle (Burnbury), légèrement jaunâtre (Maitland), blafard maladif (Littelton).

clair, les dents belles[1] ; quand il souriait, l'expression du visage était très agréable, mais s'il éprouvait une déception, un nuage assombrissait ses traits. La chevelure, brune, était presque noire, sans un poil gris bien qu'un peu éclaircie au sommet du crâne et sur le front. Le teint, peu commun, pâle, même légèrement jaunâtre, différait de presque tous les teints que j'ai vus. L'Empereur avait prit de l'embonpoint et, de ce fait, beaucoup perdu de son activité corporelle ; si j'en crois les personnes de sa suite, une partie notable de son énergie intellectuelle avait également disparu. Le fait est que, pendant son séjour sur le Bellérophon, il dormait beaucoup — bien que, le soir, il se couchât entre 8 et 9 heures pour ne se lever qu'à peu près à la même heure, le matin ; il s'assoupissait fréquemment sur le canapé de sa cabine dans le courant de la journée. D'une manière générale, il semblait plus âgé qu'il n'était alors ».

Même contestée sur certains points, cette esquisse est la meilleure, car elle donne un vaste éclairage sur l'état du prisonnier à son arrivée à Sainte-Hélène, soulignant par exemple l'antériorité de ses assoupissements. Tel était-il donc en juillet 1815 et tel est-il deux mois plus tard, débarquant sur l'île le 17 octobre.

De ce jour à son décès, le 5 mai 1821, cinq ans et sept mois s'écouleront durant lesquels sa santé va évoluer vers la mort en cinq épisodes ou cinq phases que certains auteurs, considérant la continuité des deux dernières, ramènent à quatre, et d'autres, à l'instar de Ledoux[2], à trois. Mais ces divers découpages ne changent rien au fond.

---

1. Pour Maitland, les dents de Napoléon sont « belles » alors que Senhouse les juge « mauvaises » et Burnbury « vilaines et malpropres ». ici, l'explication de cette divergence est simple : l'empereur suçait fréquemment des morceaux de réglisse. Tout dépend donc du moment de la rencontre. L'explication devient plus malaisée lorsqu'on oppose l'opinion de C. Burnbury soulignant « son ventre proéminent », « sa manière de le projeter en avant » (juillet 1815), à celle de H. Ellis qui considère « *qu'il est loin d'être d'une corpulence aussi excessive qu'on l'a représenté* » (juillet 1817). La première idée qui vient à l'esprit est qu'entre 1815 et 1817, Napoléon aurait maigri. Hélas non ! En décembre 1816, Stürmer, commissaire autrichien, écrit à Vienne : « *Napoléon engraisse à vue d'œil* ».

2. Eugène Ledoux (1877-1949), professeur de pathologie interne à l'école de médecine de Besançon. Sa solide étude, présentée devant l'Académie de Besançon en 1922, a été assez souvent reprise par d'autres historiens qui oublient généralement d'en mentionner l'origine. Pour lui, de 1816 à 1819, c'est la même phase de santé plus ou moins bonne avec quelques phénomènes aigus ; puis de fin 1819 à octobre 1820, une phase « *d'euphorie incontestable* » ; enfin, de novembre 1820 à la mort,

De son arrivée à mai 1816, Napoléon, même si Las Cases s'inquiète parfois, ne présente que des désagréments bénins, courants serait-on tenté d'écrire. Il s'entretient avec O'Meara installé à Longwood, mais en fait ne le consulte pas. On le voit sans cesse à cheval et, parcourant l'île à brides abattues, risque dix fois de se rompre le cou. C'est le moment où, le regardant passer en flèche, les sentinelles anglaises le surnomment « le mouvement perpétuel ». Quand il ne s'agite pas, il dicte ou discourt, et lorsqu'on l'aperçoit somnoler, peut être réfléchit-il seulement aux moyens de sortir de « ce trou ». Le 5 mai 1816, Napoléon fait appeler O'Meara pour une consultation qui n'a comme objet que quelques troubles saisonniers auxquels s'ajoutent une courte atteinte scorbutique et les répercussions de la claustration qu'il commence à s'imposer par tactique, dans les temps suivants l'arrivée dans l'île d'Hudson Lowe (avril 1816). Mais le 26 juillet 1816, apparaît une douleur « en coup de rasoir » dans le flanc droit, épisode de peu d'intensité et de brève durée et qui est loin pour lui d'être la première du genre. Plus rien de similaire ne surviendra durant encore un an. Des témoins notent encore une somnolence qui leur paraît aller en s'accentuant, mais finalement guère différente de ce qu'avait déjà observé Maitland sur le Bellophoron, une assez violente colique en septembre et, en décembre, liée vraisemblablement au départ forcé de Las Cases, « une attaque de nerfs » suivie d'un bref épisode de dysenterie. Mais Napoléon n'avale pas pour autant les drogues d'O'Meara qu'à peine remis il brocarde : « Si j'avais pris de votre médecine, je serais actuellement sur la paille. Mon bouillon de poulet et la diète m'ont sauvé ».

La vraisemblable perforation de l'ulcère

À partir de mi 1817, l'état de santé du prisonnier commence à préoccuper son entourage. D'abord des troubles dentaires, puis des pesanteurs digestives, le tout allant et venant mais sans aggravation

« l'*évolution banale d'un cancer de la petite courbure de l'estomac* ». L'intérêt pour Ledoux est de poser un diagnostic sur les manifestations douloureuses et aiguës survenues la première phase, d'où le titre de son étude, « *L'avant-dernière maladie de Napoléon Ier* ». Il conclura à une hépatite.

notable jusqu'en septembre. Mais le mois suivant, les « coups de rasoir » dans le flanc droit sont de retour, s'accompagnant de lassitude, de migraines, et d'un peu de fièvre[1]. Etablissant alors un bilan global, O'Meara considère que ces poussées, qui maintenant remontent souvent jusqu'à l'épaule « ressemblent plutôt à un engourdissement qu'à une douleur ». Même s'il observe localement « une enflure évidente, visible et douloureuse » du flanc, il reste serein. L'ensemble de ce tableau — la douleur en particulier — ne s'estompe-t-il pas plus ou moins vite dans un bon bain brûlant? Toutefois la répétition des élancements et quelques vomissements de bile l'incitent à envisager une consultation avec d'autres médecins de la garnison. Mais Napoléon envoie tout au diable, lui, son projet et ses confrères, puis finalement accepte — attitude combien nouvelle — d'avaler des pilules (mercure, puis calomel). Elles le feront vomir et O'Meara n'insiste pas, d'autant qu'il ne tarde pas à être lui-même renvoyé en Angleterre.

Cette phase de santé médiocre, avec des hauts et des bas, persistera jusqu'à l'arrivée d'Antonmarchi en septembre 1819, marquée essentiellement, le 19 janvier, par une crise extrêmement douloureuse, siégeant toujours au niveau du flanc droit et qui, dans sa violence et sa brièveté, correspond ou ressemble bien à la perforation de son ulcère. Jusque là, Napoléon a présenté, sur fond de douleur sourde, d'assez fréquents élancements dont il est bien difficile de dire s'ils se localisent à l'hypocondre droit, irradiant vers l'épaule, ou s'ils siègent dans la région épigastrique. Début janvier déjà, l'empereur s'est évanoui ; dans les jours qui suivent, il n'est ni bien ni mal, mais curieusement ne cesse de dicter ou de converser sur tout et sur rien, comme s'il voulait empêcher une mauvaise nouvelle d'accaparer son esprit. Ce qui est possible dans la journée, mais non la nuit où il multiplie les cauchemars. Et c'est justement dans la nuit du 18 au 19 janvier que se déclenche une crise abdominale qui gagne un sommet jamais atteint. Il faut ici se rapporter à une thèse. — *Des perforations spontanées de l'estomac*[2]. — soutenue à l'École de médecine de Paris, en 1803, par

1. Avec l'inversion des saisons, octobre correspond au printemps en Europe, mais à Longwood l'humidité est constante toute l'année.

2. À l'époque, la notion d'ulcère de l'estomac est encore floue. L'ulcère est parfois dénommé squirrhe, parfois chancre ou, plus proche, ulcération.

un étudiant nommé Alexandre Gérard et qui constitue l'une des premières évocations des complications de l'ulcère de l'estomac. Gérard décrit ainsi la perforation.

> « Cette douleur subite, peu étendue, atroce, accompagnée (...) d'un spasme général, d'un sentiment intime et bien extraordinaire d'une lésion mortelle (...) annonce une rupture, une perforation spontanée de l'estomac et la mort au bout de quatorze ou quinze heures »

N'est-ce pas le tableau que présente le malade alors que Stokoë gagne Longwood ? La mort est proche, sauf si le foie vient colmater la brèche. Ce qui se produit. Tout rentre alors dans l'ordre, mais quelle alerte !

Quelle origine à cette perforation ? Ne peut-on penser qu'elle est la conséquence de la décision prise par les Alliés au congrès d'Aix-la-Chapelle de ne rien changer au statut du « général Bonaparte »[1]. À première vue, les délais ne coïncident pas : la lettre de Bathurst qui informe Hudson Lowe des décisions du congrès parvient à Sainte-Hélène début février, or la crise incriminée est du 18 janvier, soit une bonne quinzaine de jours plus tôt. À priori le prisonnier ne doit encore rien savoir.

Mais à priori seulement. Car si Bathurst, prenant le temps des chancelleries, envoie sa dépêche le 30 novembre, la décision de maintenir le prisonnier à Sainte-Hélène pour le reste de ses jours est prise *depuis le 9 octobre 1818*. Or, il suffit de deux mois pour qu'une nouvelle parvienne d'Europe à Longwood. Nous sommes encore largement dans les temps et le scénario peut s'envisager ainsi : le 6 janvier 1819, Napoléon s'évanouit en recevant l'information ; il n'en dit évidemment mot, s'étourdit de paroles tout en se rongeant de désespoir ou de rage ; et le 19, c'est la perforation. Compte tenu des adhérences entourant celle-ci (constatées à l'autopsie), cette date du 19 janvier 1819, soit dix-huit mois avant la mort, paraît également plus compatible que celles que suggèrent P. Hillemand[2], soit 1813, après Leip-

1. Le 30 novembre, Bathurst écrit à Hudson Lowe : « Je vous invite à communiquer au général Bonaparte afin qu'il soit instruit de la manière dont les puissances alliées envisagent la situation à Sainte-Hélène et qu'il sache que ces puissances reconnaissent la nécessité de toutes les restrictions qui lui sont imposées ».

2. Hillemand (P), *Pathologie de Napoléon*, Paris-Genève, La Palatine, 1970.

zig, voire 1807, au moment d'Eylau, car le délai de survie, sans être impossible, semble alors bien long. En revanche, situer la perforation en mars 1821, soit à peine plus d'un mois avant la mort, comme le propose G. Godlewski[1], paraît bien court, ne serait-ce qu'en raison du caractère des adhérences.

Sur le navire qui les ramènera en Europe, Mme Bertrand stupéfiera le Dr Henry en lui déclarant que la petite colonie de Longwood n'a jamais eu de difficultés « pour acheminer lettres et paquets vers l'Angleterre ». Ce qui est réalisable dans un sens l'est tout autant dans l'autre.

Quoiqu'il en soit, hépatite ou ulcère, Napoléon a été alors assez sérieusement secoué, mais si l'on observe qu'il est sans médecin après le départ d'O'Meara en juillet 1818, soit depuis six mois, il faut bien admettre que le temps mis en Europe à rechercher puis à mettre en route un successeur à celui-ci, — encore huit mois — relativise tant la gravité et la fréquence des poussées que l'altération de l'état du malade. De fait, lorsque le 20 septembre, Antommarchi se présente à Longwood, soit quatorze mois après la dernière visite d'O'Mear, les notes qu'il confie le soir même à son journal — « L'embonpoint est excessif, le foie est gros et douloureux, la vésicule biliaire tendue, faisant saillie, le lobe gauche est induré »- ne sont guère différentes de celles que son prédécesseur aurait pu laisser sur sa table le 18 juillet de l'année précédente. Ainsi, durant plus d'une année, malgré des désagréments de toutes sortes, l'envol de ses chimères et vraisemblablement la perforation de son ulcère, l'état de santé de Napoléon est demeuré à peu près stationnaire, et se trouve même en passe de s'améliorer. En dehors toutefois d'une crise aussi douloureuse que celle de janvier, survenue le 17 décembre 1819, durant laquelle, à en croire son médecin, « la douleur au foie (aurait été) intolérable ».

La dernière salve et la mort

Hors cet épisode, aussi violent que bref, le prisonnier ne cesse d'étonner Antommarchi par sa remise en forme. Avant la fin de

1. Godlewski (G), Bull. Acad. Nat. Med. 1978, 162, n° 1.

l'année, il bêche son jardin et quitte même Longwood à cheval. Si à certains témoins il paraît amaigri — ce que la plupart conteste —, sa santé semble redevenue normale, son appétit solide et sa conversation diserte. Sans doute refait-il moins les campagnes d'Annibal, ni ne se lance dans d'interminables justifications et le trouve-t-on davantage somnolant sur les comptes de cuisine de Pierron. Sans doute a-t-il abandonné tout espoir de quitter vivant Sainte-Hélène et en est-il venu aux « habitudes d'un riche colon » ? Quoiqu'il en soit, le télégraphe ne cesse de câbler à Hudson Lowe « *All is well with respect to general B ...* », alors qu'Antommarchi trouve tout naturel de s'attribuer ce qu'il baptise peut être un peu vite une « résurrection ». Il en sera tout de même ainsi durant près d'un an, jusqu'en octobre 1820.

Le 5 de ce mois, une promenade à cheval mène Napoléon, flanqué de Bertrand et de Montholon, jusqu'à Mount-Pleasant, où, apportant le repas, il s'arrêtera pour déjeuner chez un notable de l'île, Sir William Doveton qui possède, sous ce nom, l'une des résidences d'où la vue sur l'océan, par delà un impressionnant plan de rochers déchiquetés, est la plus belle. Au cas où l'empereur voudrait somnoler au retour, sa calèche accompagne les cavaliers. Cette dernière sortie peut surprendre[1] : Doveton, chef de la milice de l'île, est une personnalité assez rugueuse qui met un point d'honneur à ne connaître que « le général Bonaparte ». Mais cette vue sur l'océan depuis Mount Pleasant qu'il était déjà venu contempler dans les premiers temps de son séjour dans l'île, l'attire et il se montre jovial et disert vis-à-vis de son hôte. Chapeau vissé sur la tête, celui-ci ne brille pourtant pas par l'amabilité et paraît davantage observer son visiteur que l'accueillir, le dépeignant « aussi gras et aussi rond qu'un cochon de la Chine » dans la note qu'à peine Napoléon parti il envoie à Hudson Lowe. Mais au départ, l'empereur, qui a déjà paru se mettre péniblement en selle, a à peine trotté quelques centaines de mètres qu'il ressent une vive douleur dans le flanc droit. Les cavaliers se mettent au pas, sans que la souffrance ne s'atténue, gagnant maintenant l'épaule. Napoléon des-

1. Le menu, composé de pâté, de ragoût, de viandes froides, de jambons et de salade arrosé de champagne, paraîtrait, de nos jours, bien peu convenir à un homme dont le foie est malade ou l'a été il y a bien peu de temps. Mais en 1820, si la diète est de prescription courante, la diététique est une discipline médicale encore bien loin d'être créée.

cend alors de cheval, et regagne Longwood dans la calèche. Il faudra l'aider à monter les quelques marches du perron.

Depuis, son état va inexorablement s'aggraver et le malade passera désormais le plus clair de son temps entre son lit, son fauteuil et sa baignoire, somnolant ou monologuant d'une voix qui s'affaiblit. Quelques sorties dans sa calèche conduite au pas sont vite abandonnées, car le malade, au retour, se déclare « anéanti ». Le moindre effort devient une épreuve. « Ce sont mes travaux d'Hercule » dit-il plaintivement à Marchand lorsque celui-ci lui présente son blaireau et son rasoir. Çà et là, une légère amélioration va s'observer, mais de plus en plus rare, de plus en plus brève. Les témoins en retiendront trois : fin mars, une qui trompe Bertrand jusqu'à lui faire prononcer le mot de guérison. Elle dure à peine quarante huit heures. La deuxième, le 25 février, quand au réveil le malade ingurgite trois verres de Bourgogne, de l'armagnac, des pommes de terre frites et de la crème fouettée. Elle est aussi brève. Enfin, la dernière, le 11 mars. Napoléon, qui s'est habillé, passera toute la journée debout, discourant avec les uns et les autres. C'est bien la dernière salve.

Le 19 mars, présentant selon Bertrand « une espèce de tremblement nerveux, de frisson fiévreux », il se couche pour ne plus se relever, mais son appétit demeure. Le 18 avril, trois semaines avant sa mort, il demande du faisan et se contente de dindon, dont il mâche longuement la peau. Dans la journée, ce sont à nouveau quelques pommes de terre frites. Le 21, une soupe au riz, quelques morceaux d'une côtelette de mouton, deux ou trois pommes de terre frites et le menu prévoit également une pomme meringuée. Sans doute, les quantités sont faibles et le malade ne tarde pas à vomir, mais un détail est patent : il ne ressent aucun dégoût des aliments. La douleur devenue lancinante cède parfois la place à une poussée aiguë « comme celle que ferait un couteau qu'on y aurait enfoncé et qu'on se plairait à remuer ». Lorsqu'elle commence à s'atténuer, le malade, enveloppé de serviettes chaudes, guette la suivante : « Je crois qu'une crise se prépare. Elle me sauvera ou me tuera » murmure-t-il. Elle revient en effet, implacablement comme les vomissements de plus en plus hémorragiques. Quant à l'amaigrissement, il semble maintenant réel, du moins au niveau des jambes. « L'empereur a considérablement maigri, il n'est pas en volume le quart de ce qu'il était avant mon arrivée », note alors

Antonmarchi. Le malade en plaisante faiblement : « le diable a mangé mes mollets » dit-il à Montholon.

Napoléon demeurera lucide jusqu'à la fin du mois. Le 24 avril, il interroge Arnott sur les services de santé anglais et français. Même si son interlocuteur ne répond généralement que par des monosyllabes, la conversation, reprise le soir, dure plus d'une heure. Le 26, Bertrand subit une épreuve de même intensité. Le 28, c'est le tour de Pierron, mais, bien qu'il ne s'agisse que de la cargaison du navire arrivé la veille, le malade, à la différence de ses deux précédents interlocuteurs, donne l'impression de s'embrouiller avec celui-ci. « On ne retrouvait l'empereur, note Bertrand, que dans la multitude non interrompue de ses questions » dont, à plusieurs reprises, il perd visiblement le fil. Il s'enfonce dans un coma plus ou moins profond jusqu'à sa mort, aux premières heures du 5 mai.

Début mai, les médicaments qu'il aura toujours tenu à distance prennent leur revanche. Malgré les protestations d'Antonmarchi, mais encouragé par Shortt et Mitchell, Arnott, qui souhaite depuis plusieurs jours donner du calomel pour rétablir le transit intestinal, y procède et n'y va pas de main morte. Un hoquet tenace s'installe alors. Une autre drogue, mélange d'opium et d'éther, est administrée. Napoléon meurt entouré de fioles, de bols et de cuillères comme il avait souvent dit que cela ne se passerait pas.

- d'octobre 1816 à mai 1817, la santé du prisonnier est bonne. On note toutefois une douleur « en coup de rasoir » le 26 juillet 1816.
- de juin 1817 à novembre 1819, Napoléon développe un syndrome abdominal à dominante hépatique présentant quelques manifestations parfois aiguës. Mais la plus grave d'entre elles, en janvier 1819, paraît plus vraisemblablement correspondre à la perforation d'un ulcère de l'estomac. Cependant, durant quatorze mois, aucun médecin ne le suivra et les constatations faites par Antommarchi à son arrivée (septembre 1819) ne seront guère différentes de celles d'O'Meara à son départ (mai 1818).
- de novembre 1819 à octobre 1820, le malade en rémission mène une activité sans doute ralentie, mais sub-normale. Un nouvel épisode aigu, à la fois très douloureux et bref, s'observe en décembre.

- en octobre 1820, la détérioration de son état de santé s'opère brutalement. À trois exceptions près, Napoléon va dès lors se traîner de son lit à un fauteuil. Mais sa tête est libre et son appétit demeure.
- le 19 mars 1821, le malade se couche pour ne plus se relever. Il demeurera lucide jusqu'à fin avril, plongeant alors dans un coma plus ou moins profond jusqu'au 5 mai. La prescription d'une forte dose de calomel le 3 mai, destinée à rétablir son transit intestinal, ne pèsera en rien — ou si peu — sur l'évolution fatale.

À ces cinq épisodes au travers desquels on peut rétrospectivement suivre cliniquement l'évolution de la santé de Napoléon sans pouvoir indubitablement mesurer ce qui relève de l'aggravation d'une affection ancienne (l'ulcère), comme ce qui en est indépendant (l'hépatite), s'ajoutent, derrière leurs ratures, les informations données par l'autopsie.

Les maladies que Napoléon n'a pas eues

Dans ces dernières décennies, un certain nombre d'ouvrages, généralement anglo-saxons, ont été publiés s'attachant à démontrer l'installation progressive d'un syndrome neuro-endocrinien, transformant le jeune et trémulant général en un empereur obèse, blafard, irrésolu. Solide pathologiste et bon historien, Pierre Hillemand[1] s'associe à ces auteurs anglais, faisant débuter ce syndrome autour de 1810, peu après le mariage avec Marie-Louise. Mais les éléments dont il nourrit sa thèse reprennent pour l'essentiel ceux qui avaient été exposés précédemment et qui n'emportent guère l'adhésion. À la différence du portrait que Guizot[2], en toute indépendance, brosse de Napoléon au moment des Cent jours :

1. Pierre Hillemand (1895-1979), membre de l'Académie de médecine, est l'auteur d'une étude médico-historique (« *Pathologie de Napoléon* ») rigoureusement menée, solidement étayée, mais dont certaines hypothèses sont diversement convaincantes.

2. F. Guizot (1787-1874), *Mémoires*, t. I. Futur président du Conseil sous la Monarchie de juillet ; durant la première Restauration, secrétaire général du ministère de l'Intérieur, Guizot rejoignit Louis XVIII à Gand son pendant les Cent Jours. Son jugement est vraiment indépendant. « Étranger à la Révolution par mon âge, je suis resté étranger à l'Empire par mes idées », dit-il de lui-même.

« On a prétendu qu'en 1815, le génie et l'énergie de Napoléon avaient baissé; on a cherché dans son embonpoint, dans ses accès de langueur, dans ses longs sommeils, l'explication de son insuccès. Je crois le reproche injuste et la plainte frivole; je n'aperçois, dans l'esprit et la conduite de Napoléon, aucun symptôme d'affaiblissement; je lui trouve, et dans le jugement et dans l'action, ses qualités accoutumées. Les causes de son mauvais sort sont plus hautes. »

Notons également parmi les diagnostics dont il faut faire litière : des crises comitiales, dont plusieurs auraient ponctué le règne, une blennorragie qui aurait pesé sur le sort des armes à Waterloo et enfin l'empoisonnement de Napoléon à l'arsenic. Dans les trois cas, il semble possible d'être succinct. L'épilepsie est essentiellement relatée par la générale Durand, pas plus crédible là qu'ailleurs, et par Talleyrand, pas moins manipulateur là qu'ailleurs. En l'absence de tout témoignage de première main, aucun élément ne permet de la prendre au sérieux[1]. Quant à la blennorragie de Waterloo, pourquoi pas? Mais, parmi les autres diagnostics sérieux, cette hypothèse n'est guère mise en avant que par Thiers, justement pour dire qu'il ne le dira pas. « Pouvais-je écrire qu'à Waterloo, Napoléon avait la chaude pisse et pourtant ce fait est parfaitement vrai, je le tiens de bonne source » confie-t-il, alors qu'il rédige l'*Histoire du Consulat et de l'Empire.* Mais nul ne connaîtra la bonne source[2].

La crise hémorroïdaire est beaucoup plus vraisemblable. Ces poussées sont banales chez des cavaliers à l'alimentation riche et ne quittant pas leur selle de plusieurs jours. L'empereur en aura souffert parfois, son entourage médical ne les ignore pas, qui tantôt a recours aux sangsues[3], tantôt applique une lotion mise au point par Larrey et

1. Les manifestations de cette épilepsie se terminent toujours par des épisodes hauts en couleur. Pour Goldsmith, une crise ayant couronné une nuit passée avec Melle George, « quand le tyran reprit l'usage de ses sens, il battit outrageusement [celle-ci] et la jeta à la porte à demi-nue ». On réalise la mine que ce diagnostic sans aucun support sérieux put représenter pour les échotiers ou les pamphlétaires.

2. Longtemps, la décence mit les historiens à l'abri des mauvaises interprétations. En 1909, au moment de choisir pour cet épisode entre les hémorroïdes et une blennorragie, Arthur Levy répond qu'il a bien son idée, mais que « l'affection présentée par l'Empereur à Waterloo est de celles dont le nom ne s'imprime pas ».

3. « J'apprends que vous avez des hémorroïdes, écrit en 1807 Napoléon à Jérôme. Le moyen le plus sûr de les faire disparaître est de vous appliquer trois ou quatre sangsues ».

dont l'application suppose, non une éponge, mais un morceau de flanelle. On ne saurait être plus précis.

L'empoisonnement à l'arsenic aura, à plusieurs reprises, fait couler beaucoup d'encre dans les années 1960, lorsqu'un stomatologiste suédois, le Dr Sten Forsthuvud, en lança l'hypothèse, mais bien davantage encore lorsqu'elle sera reprise par M. Ben Weider dans les dernières années du siècle[1]. Il est cependant possible d'être succinct à son sujet. Depuis l'invention de la clinique, le diagnostic de toute maladie repose sur un certain nombre de signes communs que celle-ci partage avec d'autres, qui peuvent aussi orienter le médecin, mais qui, par là même, n'ont pas de caractère déterminant, à la différence d'une poignée d'autres, désignés par le terme *pathognomoniques* et qui, eux, permettent d'être formel. Suivant l'expression consacrée par Landré-Beauvais[2], ce sont eux qui « signent la maladie ». Il y en a généralement plusieurs, qui sont souvent d'une intensité variable et, sur trois ou quatre, un ou deux manquent parfois, ce qui importe peu, puisqu'un seul suffit pour étayer un diagnostic. Pour l'intoxication arsenicale chronique, on en compte au moins quatre qui ne pouvaient pas échapper à tous ceux qui, à Longwood, avaient les yeux en permanence braqués sur Napoléon : la mélanodermie, les doigts en griffe, de vives douleurs au niveau des extrémités, la démarche ébrieuse. Or, jusqu'à la fin, aucun n'a été présent, privant dès lors l'hypothèse de tout support scientifique[3].

Les blessures de Napoléon

Pour les blessures, le second protocole d'Antommarchi est la meilleure des références. C'est le seul document qui, au moment de l'autopsie, décrive l'aspect extérieur du corps de l'empereur. Il fait ainsi état d'un certain nombre de cicatrices :

---

1. Voir Revue de l'Institut Napoléon, n° 183-2001 (II) (p. 7-73), Jean-François Lemaire, *La mort de Napoléon, faits, hypothèses, fantasmes.*

2. A.J. Landré-Beauvais (1772-1840), clinicien de haut niveau, élève de Pinel et proche de Laennec. Il décrit dès 1809 les signes *pathognomoniques.*

3. On écarte délibérément des signes (bandes de Maes) décrits plus récemment et que les contemporains de Napoléon ne pouvaient pas connaître.

> « une à la tête, une à l'extrémité de l'annulaire gauche, "un certain nombre" au niveau de la cuisse gauche, trois à la jambe gauche dont une sur la malléole externe[1] ».

Il est possible de retrouver l'origine de chacune. Celle « à la tête » provient du siège de Toulon où Napoléon, le 15 novembre 1793, dans l'action contre le fort de l'Aiguillette est touché en haut du front, à la racine des cheveux, au moment ou le Général Doppet[2] fait sonner la retraite. Ce genre de plaie saigne toujours abondamment, aussi se est-il dans l'instant couvert de sang, mais la blessure n'est que superficielle. Les « trois à la jambe gauche » se placent à Essling ou à Wagram. Las Cases ne peut être plus précis, mais, nous dit-il, « un coup de feu lui avait déchiré la botte, la peau et le bas de la jambe gauche[3] ». c'est bien là qu'est la malléole externe. La cicatrice à l'annulaire gauche, au niveau de la phalangette, n'est pas le fait de la guerre, mais de la chasse. Un jour, à Marly, l'Empereur, Berthier et Soult sont « chargés par trois énormes sangliers ». Chacun abat le sien, mais Napoléon est blessé à la main. Quant aux cicatrices de la cuisse gauche, rangées sous l'expression « un certain nombre », elles concernent à la fois les nombreuses lésions de grattage qu'Antommarchi a constaté dès ses premières visites et dont l'origine est le vieil eczéma que traîne Napoléon, mais aussi le coup de demi-pique reçu, encore à Toulon, à l'assaut du fort de la Mulgrave, le 17 décembre 1793. On aurait attendu du dernier médecin de Longwood, anatomiste estimé, qu'à défaut de la décrire, dise un mot du « trou considérable » que constitue l'une d'elle dans laquelle à en croire Las Cases, on pouvait enfoncer un doigt. Mais il n'en dit pas plus. À plusieurs reprises, l'empereur, dans ses conversations, parle de cet épisode qui « avait failli lui coûter la cuisse ». Il faut mesurer ses propos. Il ne dit pas que la blessure a été particulièrement grave, faisant hésiter les chirurgiens à l'amputer, mais plutôt que le coup de pique a frôlé un gros vaisseau dont l'atteinte aurait pu être tragique.

---

1. F. Antommarchi (1780-1838), Mémoires sur les derniers moments de l'Empereur Napoléon (1825), deuxième version du procès-verbal d'autopsie. Aucune précision sur l'aspect du corps dans les rapports des différents témoins de l'autopsie.
2. F. Doppet (1753-1799), ancien médecin et apôtre du mesmérisme, devenu général commandant de l'armée du Midi sous la Révolution. Napoléon l'exècre.
3. Las Cases, Mémorial de Sainte-Hélène, 25 décembre 1816.

Aucune référence, en revanche, dans les protocoles d'autopsie à une cicatrice au niveau du talon droit qui aurait correspondu à la blessure reçue par Napoléon à Ratisbonne en 1809, ce qui est à la fois très plausible et regrettable. Malgré la mise en scène un peu théâtrale du tableau officiel[1] commandé à Gautherot représentant cet épisode de la campagne d'Autriche au cours duquel une balle morte vint s'écraser sur le talon de l'empereur, celle-ci ne provoqua qu'une contusion accompagnée sans doute d'une écorchure, mais tout cela n'était guère susceptible de laisser de trace. Faut-il le déplorer ? Les autres blessures n'ont concerné que Bonaparte, celle-là si timide soit-elle, est la seule qui a frappé l'empereur Napoléon dans le fracas guerrier de l'épopée. De tous les témoins de la manière dont celui-ci se jetait au combat, c'est Planat de la Faye qui a le mot le plus juste : « il semble commander aux balles, il est dans le feu comme dans son élément[2] ».

À ces blessures s'ajoutent des accidents divers n'ayant entraîné qu'un étourdissement passager. Ainsi manque t'il, en 1786, de se noyer à Auxonne ; reçoit-il aux Pyramides un coup de sabot ; fait-il plusieurs chutes de cheval, dont une, en 1799, le laisse brièvement sans connaissance, ce qui est incroyablement peu si l'on estime à plus d'une douzaine le nombre de montures qui, d'un champ de bataille à l'autre, auront été tuées sous lui. Il est enfin, en 1803 à Saint-Cloud, éjecté de la calèche qu'il conduisait trop vite après que celle-ci ait heurté une borne. Un de ces chocs, cependant, mérite que l'on mette l'accent sur lui, celui du 20 mai 1799. À Saint-Jean d'Acre, Napoléon est, en effet désarçonné et assommé par le « vent du boulet » qu'on appelle de nos jours « l'effet de souffle ». Il s'agit d'une commotion qui peut entraîner d'importants dégâts internes sans que la victime ne

1. L'image de Napoléon blessé au feu devait être magnifiée. À défaut du moment glorieux de la blessure elle-même, il fallut se contenter du pansement. Le tableau de C. Gautherot (1765-1825) est énorme (4,73 × 5,29 m) et se trouve actuellement au musée de Versailles (MV 1745). Présenté au Salon de 1810, il fut placé aux Tuileries dans la galerie de Diane. Mais cette représentation d'une défaite autrichienne ne pouvait faire aucun plaisir à Marie-Louise. À la demande de Napoléon, Duroc écrit donc à Champagny, en décembre 1811, pour lui demander de le retirer du Palais aussi discrètement que le permettait sa taille (Archives Nationales, Grand maréchal du Palais, 1811.02.6).

2. N.P. Planat de La Faye (1784-1864), ancien aide de camp du général Drouot. Présent sur le Bellerophon, a failli accompagner l'Empereur à Sainte-Hélène ; auparavant, il avait souvent observé celui-ci durant la campagne de France.

présente la moindre atteinte apparente. La gravité des lésions est fonction du déplacement d'air, donc de la force du projectile. Si le boulet était en fin de course ou s'il avait ricoché, la victime n'était alors qu'étourdie. Une fois revenu de son hébétude, elle se retrouvait comme avant d'être tombée. Mais si le projectile passait à pleine vitesse, elle était généralement tuée sur le coup ou mourait peu après dans un désordre viscéral ou osseux que l'aspect extérieur ne laissait pas prévoir. La phrase de Planat de la Faye résonne à nouveau. Un boulet à Saint-Jean d'Acre, une balle à Ratisbonne avaient, l'un et l'autre, toutes raisons de tuer Napoléon au combat, mais tous deux arrivant en fin de course, n'auront guère fait plus qu'un pétard mouillé.

L'équilibre de la nature

Toute sa vie, Napoléon aura lu, observé et réfléchi; dans les moments les plus inattendus et les lieux les moins appropriés. Les longs moments d'isolement auront façonné le chef de guerre et l'administrateur que l'on sait, mais lui auront également forgé une attitude très personnelle face à « la fragilité des choses d'ici-bas ». Il s'agissait simplement pour lui de « revenir à l'équilibre de la nature ». C'est à Sainte-Hélène, généralement lors de conversations avec Las Cases où avec d'autres interlocuteurs, mais dont celui-ci est le témoin, que l'ancien souverain aura livré la méthode et les connaissances sur lesquelles il s'était appuyé « pour savoir supporter tous les maux de la vie ».

Mais laissons ici s'exprimer Las Cases :

> « Notre corps, disait-il est une machine à vivre, il est organisé pour cela, c'est sa nature; laissez-y la vie à son aise, qu'elle y défende elle-même, elle fera plus que si vous la paralysiez en l'encombrant de remèdes. Notre corps est comme une montre parfaite qui doit aller un certain temps; l'horloger n'a pas la faculté de l'ouvrir, il ne peut l'ouvrir, il ne peut la manier qu'à tâtons et les yeux bandés. Pour un qui, à force de la tourmenter à l'aide d'instruments biscornus, vient à bout de lui faire du bien, combien d'ignorants la détruisent. »

Au propriétaire de la montre — mieux encore qu'à un horloger! — de savoir déterminer « à tâtons et les yeux bandés » la meilleure façon en maintenant « l'équilibre de la nature » de la faire « aller un certain temps » Jugeant rétrospectivement sa vie, Napoléon dans même ces conversations, considérait y être assez bien parvenu à partir d'une règle il sera jusqu'au bout fidèle :

Son grand secret avait été depuis longtemps de commettre un excès en sens opposé à son habitude présente : il appelait cela rétablir l'équilibre de la nature. S'il était depuis quelque temps en repos, il faisait subitement une course de soixante milles, une chasse de tout un jour. S'il se trouvait au contraire surpris au milieu de très grandes fatigues, il se condamnait à vingt-quatre heures de repos absolu. Cette secousse imprévue lui causait infailliblement une crise intérieure qui amenait aussitôt le résultat désiré.

Les soldats anglais qui l'apercevaient dans l'île, galopant à bride abattue, alors qu'il ne se rendait nulle part, ne se doutaient pas que leur prisonnier en nage, était en train de « rétablir l'équilibre de la nature ». S'imposer cette sudation est donc le prolongement des bains brûlants. En 1812, au Kremlin, Napoléon confiait à Mestivier : Je ne vis que par la peau « et, de Corvisart il se félicitait de voir à quel point le médecin » avait pénétré (sa) structure. Ces deux phrases se complètent : si la montre est ce qu'elle est, l'impérial patient savait que cet horloger-là n'en casserait pas le ressort en s'escrimant à la remonter. L'essentiel, pour lui, est que le médecin ait « un bon jugement » et à l'entendre exposer ce qu'il entend par là, on réalise que ce n'est autre que le fameux « coup d'œil » du clinicien :

> « Je répète que je crois au médecin et non à la médecine. C'est une science physico-mathématique qui exige beaucoup de connaissances sans doute, mais leur acquisition ne fait pas le médecin : il faut l'expérience et, outre cela, un bon jugement. De même qu'un homme en sachant bien le latin ne fait de vers comme Horace, de même un médecin, quoique bon botaniste, chimiste, etc., est un mauvais médecin. Il en est de même des généraux : toutes les connaissances du monde et l'expérience de la guerre ne font pas un bon général. »

Autre point entre l'empereur et son médecin : leur distance est à l'un et à l'autre avec les médicaments, alors inopérants pour la plupart. Écoutons à nouveau Las Cases :

> « Corvisart était très ennemi des remèdes, les employait fort peu. L'impératrice Marie-Louise souffrant beaucoup de sa grossesse, et le tourmentant pour être soulagée, il lui donnait malicieusement des pilules de mie de pain, qui ne laissaient pas de lui faire beaucoup de bien, assurait-elle. Comment Napoléon n'aurait-il pas acquiescé, lui qui ne connaissait d'utilité à la médecine que dans certains cas assez rares, dans les maladies connues, consacrées par le temps et l'expérience ; et il comparait alors l'art du médecin à celui de l'ingénieur dans les sièges réguliers, où les maximes de Vauban, les règles de l'expérience, ont soumis tous les hasards à des lois connues. »

Une autre mesure reflétant sa manière de penser est la création des officiers de santé. Nous les retrouverons plus loin, mais ils ont déjà leurs place ici dans la mesure où, à Sainte-Hélène, Napoléon revendiquera clairement leur création, expliquant, de façon assez originale d'ailleurs, pourquoi le corps médical devait comporter deux classes, une inférieure pour les petits maux, entre les mains de laquelle « les grands remèdes sont plus dangereux qu'utiles » et une supérieure, seule habilitée à les prescrire.

> « Souvent la médecine tue plus de monde qu'elle n'en guérit. Mon projet — auquel les médecins se sont opposés — était d'empêcher tous les médecins de campagne d'employer les remèdes héroïques tels que l'émétique. Partant de ce principe qu'on juge le médecin, non par son examen et l'instruction qu'il peut avoir acquise, mais par l'argent qu'il gagne, je mets en fait qu'un homme qui dans un village ne gagne que 25 louis par an est un ignorant dans la main de qui les grands remèdes sont plus dangereux qu'utiles. »

CHAPITRE III

TROIS COMTES, UNE DOUZAINE DE BARONS ET QUELQUES CHEVALIERS

L'élite de la médecine napoléonienne nous est généralement connue, d'autant que la brièveté de la période couverte par le « petit chapeau » fait que rares sont les praticiens qui n'appartiennent en propre qu'à celle-ci. Les derniers docteurs-régents reçus par la faculté de Paris en 1785, c'est-à-dire au moment de « l'affaire du Collier », image-phare du règne de Louis XVI, n'ont guère plus de cinquante ans à la chute de l'Empire, et, à moins de soixante-dix, un certain nombre d'entre eux seront encore en activité sous la monarchie de Juillet. Pour l'heure, ces médecins doivent, aux accents de la *Marche Consulaire*, effectuer un double ralliement, l'un dans dans leur vie courante au régime napoléonien, l'autre dans leur vie professionnelle à la clinique. Le passé est effacé. Peu importe qu'ils aient été des révolutionnaires enragés, partisans de la mort du roi, ou qu'ils aient à l'inverse vécu des années en Angleterre ou à l'armée de Condé. Peu importe, de la même façon, qu'ils aient été parmi les premiers à adopter la démarche clinique ou qu'ils aient, du temps de leurs perruques poudrées, trempé dans l'élaboration d'un de ces systèmes aujourd'hui obsolètes.

Cette double condition remplie, observons les membres de ce corps médical réorganisé, en fonction de la place que Napoléon leur accorda. S'agissant de lui, cette approche est, en effet, révélatrice. Il est sans doute intéressant de noter l'admiration de Napoléon III pour Pasteur, déjà en quête de crédits, ou l'estime de Louis XV pour

Bordeu[1], mais, sans cette bienveillance, leur place à tous deux dans l'histoire de la médecine n'aurait pas été fondamentalement différente. Avec Napoléon, c'est autre chose. L'empereur a lui-même dessiné et découpé chaque pièce du puzzle de sa nouvelle société. Aucune nomination ne lui échappe — fût-ce un placement à l'hospice de Sainte-Perrine —, ni aucune responsabilité conférée sans qu'il ne l'ait voulue ou admise. Pour exercer, enseigner et faire progresser la médecine sous l'Empire, il faut avoir fait allégeance. Il en est évidemment de même pour les honneurs. Titre de noblesse ou décoration, aucun élan de sympathie ou d'admiration n'en est dans la plupart des cas à l'origine. Ils confirment le niveau d'importance d'une fonction, d'un emploi ou d'une charge. Une exception, sans doute de taille, est cependant l'action d'éclat sur un champ de bataille qui prime alors sur toute autre considération. Le régime impérial se trouve ainsi avant tout une « fonctionnocratie[2] », mais comme Napoléon considère qu'il a mis à chaque poste celui qui lui a paru le plus à même de le tenir, il peut sans ridicule penser que son régime est tout autant une « méritocratie ».

Fonctionnocratie ou méritocratie, quelle place dans le puzzle pour l'élite médicale. Glissons-nous dans le moule et dans une démarche toute napoléonienne et faisons la défiler, notant au passage qui, durant le règne, a reçu tel titre ou tel grade dans la légion d'honneur. Une parade finalement assez colorée, si l'on prend soin de les mettre en grand costume, tenues brodées d'or des médecins de la Cour, uniformes également brodés d'or — mais sans épaulettes, tout est là — des inspecteurs généraux du Service de santé, broderies vertes des membres de l'Institut, robes écarlates ou cramoisies des professeurs de facultés, et pour les rares exceptions qui ne relèvent d'aucune de ces catégories, jolie soutanelle noire. C'est une des caractéristiques de l'Empire de mettre tout son monde en uniforme, à quelques individus

1. Théophile de Bordeu (1722-1776), médecin parisien de grande réputation au milieu du XVIIIe siècle. Lorsqu'il mourut, on dit de lui « La mort le craignait si fort qu'elle le prit durant son sommeil ».

2. « Fonctionnocratie » : terme souvent utilisé au XIXe siècle pour qualifier un régime dans lequel l'administration joue un rôle prédominant. Dans le milieu médical, l'expression revient souvent à la fin de la Monarchie de juillet, lorsqu'on prête au ministre Salvandy l'intention de fonctionnariser les professionnels de la santé.

près qui ne relèvent alors, le plus souvent, que d'un oubli. Lorsque Napoléon conseille à Murat, dans la réorganisation des hôpitaux du royaume de Naples, de s'inspirer des règlements de l'Assistance publique auxquels la dernière main vient d'être apportée à Paris et lui annonce qu'il les lui fait expédier, une demande de son beau-frère lui revient aussitôt : surtout ne pas omettre de joindre aux textes constitutifs un dessin des uniformes des administrateurs, en en précisant les couleurs, afin que les tailleurs napolitains puissent déjà étudier quelques variantes. Ce qui produit aux Tuileries un léger agacement. Napoléon avait approuvé le projet de Chaptal, y avait bien évidemment apporté des modifications, mais, les membres du conseil de l'Assistance publique étant tous déjà magistrats, académiciens ou maires, donc dotés d'un uniforme, il lui avait échappé qu'aucune tenue spécifique n'avait en l'occurrence été prévue.

Un outsider : Bichat

Un seul, dans cette petite foule, pose un problème : Xavier Bichat, disparaissant à 31 ans en juillet 1802, ne peut évidemment pas être placé face aux honneurs, — pris ici comme unités de mesure — qui ne seront créés qu'après sa mort. Mais on ne voit pas comment le chercheur, dont l'allemand Shopenhauer dira « sur cinquante millions de bipèdes, on aurait peine à rencontrer une tête pensante telle que Bichat » pourrait ne pas être présent, alors que c'est à partir de lui, à défaut de pouvoir le faire autour de lui, que vont être conduits les travaux anatomiques, puis anatomopathologiques, qui constituent les deux étapes installant la médecine moderne.

Paradoxalement, c'est sa mort même qui permet de le citer ici. Ne pouvant partager des honneurs de ses contemporains, il aura eu les siens propres que beaucoup, parvenus au terme d'une longue existence gavés de titres et de rubans, continueront à lui envier, car ils seront uniques : quelques jours après la disparition du jeune savant, Corvisart, informant le Premier consul, s'exprime en des termes qui valent bien des volumes :

> « Bichat vient de mourir à trente ans ; il est tombé sur un champ de bataille qui veut aussi du courage et qui compte bien des victimes. Il a agrandi la science médicale ; nul à son âge n'a fait autant

de choses et si bien[1] » Le même jour, le *Journal des Débats* annonce la nouvelle en une colonne de 50 lignes. « [Bichat] développait les vues les plus profondes sur le mal et le traitement des maladies, lorsque frappé lui-même d'une atteinte mortelle, arrêté au milieu de sa course, il a vu disparaître tout à coup ses plus belles espérances, après avoir acquis à 31 ans une gloire qui honorerait la vieillesse la plus avancée, » y lit-on.

Le 2 août, Bonaparte demande à Chaptal, ministre de l'intérieur dont dépendent les hôpitaux de faire placer à l'hôtel-Dieu une plaque de marbre[2] où seront mêlés les noms de Bichat et du chirurgien Desault qui l'a formé, afin qu'elle « atteste de la reconnaissance de leurs contemporains pour les services qu'ils ont rendus, l'un à la chirurgie française dont il est le restaurateur [Desault], l'autre à la médecine qu'il a enrichie de plusieurs ouvrages utiles ». Et Bonaparte de conclure : « Bichat eut agrandi le domaine de cette science si imposante et si chère à l'humanité, si l'impitoyable mort ne l'eut frappé à trente ans ». « Enrichie », le terme utilisé par le Premier consul est particulièrement bien choisi, car c'est en ayant en tête des travaux antérieurs de Pinel, comme de plusieurs auteurs anglo-saxons[3], que Bichat fit faire à la connaissance de l'anatomie pathologique le bond qui marqua à jamais sa place dans l'histoire.

Les roulements de tambours n'accompagnèrent pas seulement la pose de cette plaque. En 1830, lorsque David d'Angers sculptera un nouveau fronton pour l'église Sainte-Geneviève, redevenue le Panthéon et rendue au culte des grands hommes, il placera d'un côté de la Patrie distribuant des couronnes, quelques militaires et l'enfant qui battait la charge au pont d'Arcole ; de l'autre, plusieurs politiques et savants, dont Bichat glissant avant d'expirer ses écrits sur l'autel de la Science. Mais à ce moment là, quelque trente ans après son décès, la dimension de ses travaux est devenue familière à chacun et lorsque

1. Juillet 1802, lettre du médecin du gouvernement au Premier consul. La lettre entière ou, du moins, la dernière phrase accompagne dans l'ensemble de la presse nationale l'annonce de la mort de Bichat.

2. La plaque fut effectivement posée, puis déposée à l'occasion de travaux à l'Hôtel-Dieu en 1874. Elle disparut alors.

3. En particulier, à la fin du XVIIIe siècle, les britanniques J.C. Smith et J. Hunter (O. Keel, *l'avènement de la médecine clinique moderne en Europe*, Montréal 2001.

Claude Bernard saluera en lui « l'homme d'un génie étonnant qui créera l'anatomie générale et du même coup la physiologie », il ne fera que traduire un sentiment devenu unanime[1]. Alors qu'au moment même de sa mort, les propos de Corvisart, l'article des *Débats* et l'hommage de Bonaparte avaient une toute autre tonalité.

Trois comtes...

Mais, venons en à notre défilé. En tête, s'avancent les comtes Cabanis, Chaptal et Fourcroy, deux sénateurs et un conseiller d'État, le premier docteur en médecine de Reims, le deuxième de Montpellier et le troisième de Paris, mais sans régence après la pantalonnade dont on se souvient[2]. Cabanis et Fourcroy sont commandeurs de la légion d'honneur, Chaptal d'emblée grand-officier. Derrière eux marche le chirurgien lombard Pietro Moscati[3] acquis très tôt à la médecine clinique, mais c'est son rôle au sein de la République cisalpine qui lui aura valu son titre, sa plaque de grand-officier et ses fonctions auprès du Vice-Roi Eugène. Notons néanmoins sa présence pour mémoire. D'autres comtes de l'Empire ont été médecins à un moment de leur vie, tels Berthollet, Porcher de Richebourg ou Berenger et siègent également au Sénat, mais, bien plus que Moscati qui demeure le premier personnage médical du royaume d'Italie, ils se sont vraiment beaucoup éloignés de la profession. Pas vraiment de la médecine pour Berthollet dont l'œuvre de chimiste va occuper une place essentielle dans la compréhension de la physiologie, mais cela, l'on ne le mesurera que

1. David d'Angers fut fasciné par Bichat et ses travaux sur la vie et la mort. Il ne l'a pas seulement représenté en 1837, au fronton du Panthéon, mais aussi dans deux monuments, l'un à Bourg-en-Bresse en 1842, l'autre dans la cour d'honneur de la faculté de médecine de Paris en 1848. Dans les trois cas, l'artiste souhaitait traduire l'opposition entre la vie et la mort. Tous trois sont aujourd'hui encore visibles, à la différence de la plaque de marbre effectivement posée à l'Hôtel-Dieu, mais qui disparut en 1874, au décours de travaux de réaménagement de l'hôpital.

2. Ch. I, p. 37.

3. Pietro Moscati (1755-1824), sénateur du royaume d'Italie. Ces sénateurs ne furent pas comtes du royaume d'Italie, mais directement comtes de l'Empire. Ses armoiries auraient dû comprendre le serpent entourant le miroir, symbole des sénateurs, et le serpent entourant une massue, symbole des médecins. Deux serpents faisant beaucoup, la massue est entourée d'un rameau de laurier. Pour leur part, ni Porcher de Richebourg (1752-1824), ni Berenger (1767-1250) ne conservent de symbole médical dans leurs armoiries.

dans plusieurs décennies. Dans l'instant, les médecins peuvent à bon droit le considérer comme un transfuge. De même, Porcher de Richebourg, quoique nommé en 1798 au conseil d'administration de l'Assistance publique. Quant à Berenger, devenu directeur général des contributions indirectes de l'Empire[1], son lien n'est plus que celui du souvenir. Mais rien de semblable avec Cabanis, Chaptal ou Fourcroy.

Cabanis

Pierre Georges Cabanis aura passé sa thèse à Reims en 1784. Des Essartz, l'ancien doyen de la faculté de Paris, l'a en estime au point d'appeler sur lui l'indulgence de ses collègues rémois. Cabanis est, en effet, « très instruit en médecine », mais « peu au fait du genre d'escrime nécessaire [pour la thèse] et d'ailleurs timide »[2]. leur écrit-il. Une timidité à éclipses à dire vrai, car le jeune docteur, monté en chaire, ne se bornera pas, comme tous ses condisciples, à ânonner en latin l'*oratio gratulatoria* en usage à cette Faculté, mais innovera en déclamant son remerciement, rédigé à la fois en vers et en français.

Par la suite, à Auteuil où, auprès de Mme Helvetius et de ses chats qu'avant d'entamer une controverse il faut commencer — en y mettant beaucoup d'égards — par déloger des sièges, il fréquente une brillante société intellectuelle, qui, en trois vagues successives[3], ne cesse de faire alterner ou se rencontrer tous ceux qui peuvent avoir quelque chose à dire sur la politique, la philosophie, les arts ou les sciences dont, évidemment, la médecine. Cette dernière sur tous les fronts, serait on tenté d'écrire, qu'il s'agisse de l'étude du siège de la douleur, de l'influence du moral sur le physique, de l'examen d'un malade, de la nécessité de s'assurer de la « probité reconnue » du médecin, du danger d'une médication irréfléchie, du rôle et de l'agencement des

1. D'autres médecins se retrouvèrent à la Cour des Comptes. Voir ch. IV, p. 166.
2. Picavet, *Les idéologues*, Paris 1891
3. Le salon de Mme Helvetius (1719-1800) à Auteuil verra effectivement se succéder trois vagues de penseurs, d'abord les « Lumières » (d'Alembert, Condillac, Malesherbes, les américains Franklin et Jefferson) puis les futurs Idéologues autour de Thuriot, Volney et Destutt de Tracy, enfin, dans les dernières années, Lucien Bonaparte (Napoléon y viendra plusieurs fois) Desgenettes, Dupuytren, Récamier ou Sieyes.

hôpitaux ou, cela va de soi, de l'organisation de l'enseignement « clinique ». De la bouche de Cabanis tombent alors des propositions qui, du temps même de l'Ancien Régime, repoussant les murs vermoulus de l'« Art de guérir », faisaient déjà de lui un visionnaire. Ne prône-t-il pas de petits établissements de soins aérés et ensoleillés, en lieu de place de ces grandes bâtisses dans lesquelles « les plaies les plus simples deviennent graves, les graves deviennent mortelles et les grandes opérations ne réussissent presque jamais ? » Ne préconise-t-il pas également l'hospitalisation à domicile ? Dans la fièvre jaune, ne met-il pas en avant une hypothèse bien proche des théories microbiennes de la fin du XIXe siècle : « cette maladie n'est elle pas causée par un miasme animal[1] ? » s'interroge-t-il en 1798. Cabanis est également un des tout premiers à mettre l'accent sur « cet instinct qui devine, dans un malade, la manière dont il est affecté ». Mais encore faut-il approcher celui-ci et, quand à l'hôpital des dizaines d'étudiants se bousculeront autour d'un lit, comment escompter que chacun d'eux puisse en tirer le moindre profit ? Médecin, ce sénateur le restera jusqu'à la fin de ses jours, laissant en mourant sur sa table un traité inachevé relatif aux affections catarrhales. L'opinion qu'il laisse derrière lui à ses contemporains es flatteuse.

> « À l'illustre Cabanis [...] qui signala les abus et indiqua les réformes qu'il fallait faire, on doit l'établissement des écoles cliniques dans la Capitale, dont les brillants résultats attestent l'utilité. C'est aussi à cette époque qu'il fit paraître son ouvrage sur le degré de certitude en médecine dans lequel il déploie les ressources d'une aide dialectique serrée et lumineuse. »

Ainsi le présente Maygrier, lui dédiant l'*Annuaire médical* de 1810.

Chaptal

Chateaubriand n'appelait Chaptal que « l'apothicaire ». Le mépris surprend, car, si celui-ci était docteur-régent de Montpellier depuis 1777, après une thèse consacrée aux caractères différenciant les sciences en général et la médecine, il n'en était pas moins un authentique aristocrate de l'Ancien Régime, fait par Louis XVI compte de

1. F.J. Picavet, « Cabanis et les idéologues », *Les Idéologues français, 1891.*

Chanteloup et chevalier de Saint-Michel. Très vite il avait d'ailleurs souhaité prendre quelques distances avec « l'Art de guérir ». Une image le hantait en effet : alors que sur une table d'autopsie, il éventrait un adolescent que l'on pensait mort depuis plusieurs heures, le « cadavre » avait tourné les yeux vers lui, le fixant d'un regard vitreux tout en portant la main à son cœur, puis s'était affaissé définitivement. Chaptal s'est alors trouvé pris dans un piège : il est de ceux pour qui l'autopsie est un temps fondamental de la connaissance de la pathologie, donc qui conditionne les progrès de la médecine, mais, outre le remords irraisonné qui le poursuit, il se sent incapable de revivre une semblable scène[1]. Prendre ses distances avec la pratique ne l'incite, pour autant, ni à renoncer à son souci d'améliorer la formation des médecins, ni à équilibrer dans la nouvelle définition des hôpitaux ce qui relève de leur rôle éducatif et ce qui appartient en propre à leur vocation humanitaire. Aussi, tout en développant des recherches dans une multitude d'autres domaines, comme celui d'une chimie déjà industrielle qui lui vaudra en 1787 son titre et son cordon va-t-il désormais concevoir la médecine en terme de santé publique. Dans la création de l'enseignement médical qui voit le jour, Chaptal n'est pas seulement le relais au gouvernement ou au Sénat des idées de Fourcroy. Non seulement il enrichit celles qui leur sont communes, mais il a les siennes propres, comme l'ouverture en 1802 d'une école pour sages-femmes recrutées aux quatre coins de France, qui, jusqu'à 1814, diplômera près de mille trois cents élèves.

La distribution des prix de cette École aura même fait passer à la postérité quelques vers de mirliton repris d'une seule voix par les lauréates et les accouchées sur fond de braillements de nouveaux nés :

> « *Fondateur de l'école, applaudis toi Chaptal!*
> *Que d'enfants à la Parque, à son ciseau fatal*
> *Soustraits avec leur mère et rendus à la vie*[2]... »

Bien d'autres lui devront également la vie, car, aussi convaincu que Napoléon du rôle bénéfique de la vaccination, c'est à lui, en tant que ministre de l'intérieur, que va revenir, non de l'imposer, mais d'en

1. J.A. Chaptal, *Souvenirs sur Napoléon*, 1893.
2. M. Genty, « Chaptal », *Biographies médicales*, t. VI, 1934.

populariser progressivement l'usage. Les instructions du Premier consul, puis de l'empereur, sont sur ce point formelles : faire progresser la santé publique, tout en sachant éviter les anathèmes en chaire ou les germes d'émeutes. Mais c'est vis-à-vis des hôpitaux que son action sera la plus constructive, y assurant le retour des religieuses chassées par la Révolution [1] et humanisant autant que l'époque le permettait les conditions de l'hospitalisation.

Les rapports entre Napoléon et Chaptal connaîtront des hauts et des bas, mais ne s'aigriront jamais au-delà de périodes de demi-bouderies. De même qu'au moment du blocus, il refusera à l'empereur de confirmer, comme celui-ci le lui demandait de façon pressante, que le sucre de betterave était bien supérieur au sucre de canne, de même ne cessera-t-il de faire observer que ce n'est pas pour en faire, à quatorze ans, de la chair à canon qu'il avait multiplié les hospices pour enfants abandonnés. Une initiative grâce à laquelle il à accroîtra jusqu'à le doubler les résultats de l'action menée par les sages-femmes, elles-mêmes désormais qualifiées. L'association de ces mesures, toutes deux nées de la plume de Chaptal, aura comme résultat tangible une chute vertigineuse de la morbidité infantile.

Fourcroy

Fourcroy, lui, est le fils d'un apothicaire aisé, mais alors qu'il termine ses études de médecine à la faculté de Paris, un revers professionnel ne permet plus à son père d'assumer le coût de ses études, donc la soutenance de sa thèse. Sa famille est liée avec Vicq d'Azyr, bête noire de la Faculté, car trop efficace animateur de la Société royale de médecine, sa rivale, et cela suffit pour exclure le jeune étudiant du bénéfice d'une bourse. Or Fourcroy souhaite enseigner et peu d'hommes sont aussi doués pour le faire. « La facilité, l'élégance de son langage, son abondance, sa chaleur, sa clarté, la beauté de sa voix, sa physionomie enchantaient » énumère Cuvier [2], brossant son

1. Dès son arrivée au ministère de l'Intérieur (1800-1804), le retour des religieuses dans les hôpitaux et la restitution des biens hospitaliers dont la Révolution n'avait pas disposés furent parmi le nombre d'autre réalisations, celles dont il se préoccupa proritairement parmi les premières initiatives de Chaptal.

2. Cuvier, *Éloge de Fourcroy*, Institut de France, 1820.

portrait. Mais la porte de la faculté close, il n'y a pas ailleurs de chaire de médecine vacante. En revanche, celle de chimie vient de se dégager au Jardin du roi. Buffon accepte volontiers d'y nommer Fourcroy, qui jusqu'à sa mort, soit durant près d'un quart de siècle, y enseignera, nous dit toujours Cuvier, « avec un talent inimitable et un concours d'auditeurs prodigieux ». Mais la médecine demeure toujours présente à son esprit, particulièrement lorsqu'il s'agit de travaux à cheval sur les deux sciences, comme l'attestent ceux qu'il consacrera à la nature des calculs de la vessie. Adepte de la Révolution, ses dons de parole ne tardent pas à l'imposer et ainsi se retrouve t'il, lors des élections à la Convention, non le suppléant de Marat dans un scrutin uninominal, comme cela se lit souvent, mais quatrième suppléant dans un scrutin de liste. À la mort de l'Ami du Peuple, il est, par le jeu des désistements, passé de la quatrième à la deuxième place, mais celui qui le précède, Pache, est lui-même devenu maire de Paris et, obligé par la loi des cumuls à ne garder qu'un mandat, choisit de conserver la mairie. Fourcroy, qui au lendemain des élections n'avait guère de chance de se retrouver à la Convention, y accède alors automatiquement et, très vite, mesure que dans cette assemblée l'on ne survit qu'au prix, sinon de lâchetés, du moins de finasseries. Un jour, il observe le regard glacial de Robespierre se poser longuement sur lui ; ses voisins de travées voient alors ce merveilleux orateur bondir à la tribune et se lancer dans une improvisation sur son « sans-culotte de père » ou ses « sans-culottes de sœurs », jurant au passage de « sans-culotter » la science ! Ainsi survivra-t-il, et ainsi la rénovation de la médecine verra-t-elle le jour.

Pour cette opération, sa stratégie est quasi machiavélique. Fourcroy va s'associer à la démolition « des gothiques[1] universités et des aristocratiques académies », et laisser sciemment l'anarchie s'installer partout. Thermidor bouclé moins d'un an plus tard, il n'a plus alors qu'à faire volte-face et, figurant l'affolement, qu'à dénoncer « l'empirisme meurtrier et l'ambitieuse ignorance » qui déferlent sur la France. Se

1. Sous la Révolution et l'Empire, le terme « gothique » est l'insulte suprême : « gothique dans son enseignement », dit déjà Guillotin à l'Assemblée nationale (juillet 1790) pour exprimer à quelle déchéance la médecine est parvenue. Cela ne dura qu'un temps. Pour souligner l'ancienneté de leur dynastie, les Bourbons vont faire de Saint Louis, plus encore que de Henri IV, l'image emblématique de la Restauration. Ils contribueront ainsi à remettre le Moyen Âge à la mode et à lancer le néogothique.

gardant bien de rebâtir l'édifice vermoulu des anciennes facultés si opportunément jetées à terre, il entreprend de rebâtir un enseignement médical à partir des projets de Vicq d'Azyr qu'il était le mieux placé pour connaître. Cette seconde phase tactique ne sera pas inférieure à la première; Fourcroy, qui ne donne pas à première vue l'image d'un penseur militaire, y démontrera pourtant le talent avec lequel il sait occuper le terrain et marcher au tambour. Prononçant des chiffres exagérément pessimistes[1] sur la façon dont les soldats de la République, attaqués de toutes parts, ne disposent d'aucun secours médical ou chirurgical, il propose le 27 novembre 1794 de créer à Paris, où les locaux de l'ancienne Académie de chirurgie sont adaptables dans l'instant, une École Centrale de Santé destinée uniquement à répondre à ce besoin militaire qu'il présente comme aussi impérieux qu'urgent. Le 2 décembre, — on n'a guère perdu de temps —, le projet est discuté devant la Convention. Fourcroy s'arrange alors pour que, dans la confusion du débat, lui soit proposé d'adjoindre à Paris d'autres villes où cet exemple serait suivi. Strasbourg et Montpellier sont fortement mises en avant, Nantes seulement évoquée, puis par le biais de la santé des paysans, futurs soldats par définition, quelques prolongements civils sont incidemment mêlées à l'impératif militaire. À la tribune, Fourcroy écoute, feint de réfléchir, de s'étonner, puis acquiesce. Le 4 décembre, la Convention vote l'ensemble du projet, sans Nantes toutefois, et ne réalise qu'après coup qu'elle vient de rétablir purement et simplement l'enseignement de la médecine. Le calme revenu, Fourcroy s'attelle à la création des trois écoles de médecine retenues que Chaptal et lui articulent d'emblée avec des hôpitaux. Avec l'empereur qui retient le moindre détail, les choses iront moins vite qu'à la Convention. Vingt-trois fois — on hésiterait à écrire ce chiffre s'il ne nous venait de Cuvier lui-même[2] — Napoléon, avant de lui donner son agrément, lui fera

1. Le nombre de 600 officiers de santé morts en opérations ou dans leurs suites en 18 mois, que Fourcroy met en avant (27 novembre 1794), n'est pas crédible. Les archives du Service historique de l'armée de terre ne fournissent aucun élément d'appréciation, mais le chiffre prononcé par Fourcroy est supérieur au nombre même des praticiens présents aux armées ou dans les hôpitaux militaires durant cette période. D'autre par, si cette hécatombe était survenue, on en retrouverait trace sous la plume de Coste, Desgenettes ou Percy. Il n'en est rien.

2. Éloge de Fourcroy, *op. cit.* Cuvier le cite déjà dans sa notice sur Fourcroy publiée dans la *Biographie Universelle* de Michaud, t. XV, 1816.

recommencer les textes qui vont donner naissance à l'Université impériale, et, plus particulièrement, à la nature hospitalo-universitaire de la formation médicale. Mission accomplie, Fourcroy pourra alors mourir d'épuisement, ou plutôt d'amertume quand, à la surprise générale, ce n'est pas vers lui, mais vers Fontanes, que l'empereur se tournera pour cueillir les fruits de cette tâche immense. Dès lors, les propos de Leroux des Tillets, doyen de la nouvelle Faculté de Paris, prononcés sur sa tombe, se comprennent à mi-mot :

> « Si l'on demande un jour par quelle main à une époque où la barbarie menaçait de couvrir la France de ses ténèbres fut conservé le dépôt des sciences ? Qui eut le plus de part à l'établissement des écoles spéciales, particulièrement des écoles de médecine ? De tous les points de l'Empire, des milliers et des milliers de voix répondront et nommeront Fourcroy. »

L'action de Cabanis, Chaptal et Fourcroy se sera exercée en moins de quinze ans. La calant dans l'histoire de la médecine, il est possible d'inclure ses auteurs dans l'éloge décerné par Corvisart à Bichat. « Peu auront fait autant de choses, aussi bien et en aussi peu de temps ». Tous trois présentent, en outre, une caractéristique rare. Souvent, dans l'édification de la médecine, les réalisateurs n'ont entrepris et abouti que grâce à la faveur du prince. Il en fut ainsi pour La Martinière créant, grâce à Louis XV, l'Académie de chirurgie ; pour Lassone et Vicq d'Azyr, grâce à Louis XVI, voire Marie-Antoinette, la Société royale de médecine ; pour Portal, grâce à Louis XVIII, l'Académie de médecine ; pour Pasteur, installant un laboratoire digne de ce nom, grâce à Napoléon III ; ou encore, plus près de nous, Robert Debré, grâce au général de Gaulle, instituant ce plein-temps hospitalier que les ministres de la Santé des gouvernements successifs de la IVème République s'étaient révélés incapables de mettre en place, faisant désormais marcher d'un même pas la clinique et la recherche. Dans le cas présent, Napoléon n'a d'atomes crochus avec aucun des trois fondateurs. Il se méfie de Cabanis, boude Chaptal, martyrise Fourcroy. Mais sans être à même d'en mesurer encore, ni le moment, ni l'importance des retombées, il a conscience de la révolution qu'ils accomplissent. Dès lors, tous trois sont comtes et ouvrent le défilé. Cabanis qui installe la médecine anatomo-clinique et trace un brouillon de l'organisation professionnelle, Chaptal qui conçoit et assure le passage de l'hospice à l'hôpital, Fourcroy qui invente l'enseignement hospitalo-universitaire.

... Une douzaine de barons...

CORVISART

En tête des barons, avec son air toujours un peu maussade, marche Corvisart, la canne de Voltaire — ou celle de Rousseau — sous le bras[1]. Parmi les « archiatres » du souverain qui jalonnent l'histoire de France, son cas est rare, sinon unique. Médecin apprécié de Napoléon depuis 1801, il gravit les échelons sur les talons de son client, tour à tour nommé médecin du gouvernement, puis, dans la foulée, du Premier consul, enfin de l'empereur. S'il détient en propre la charge d'organiser dans le moindre détail le service de santé de la Maison impériale, Napoléon lui donne également *urbi et orbi* un droit de regard sur tout ce qui touche en France à la médecine. Créé baron dès 1808, près de deux ans avant les autres médecins, cette antériorité le console mal de ne pas avoir reçu le titre de comte. À première vue, Corvisart peut paraître le modèle, voire la caricature, du courtisan omniprésent qui n'a pas son pareil pour se mettre en valeur, tout en sachant maintenir à distance ceux qui pourraient lui faire de l'ombre. À Dubois, qui déplore avoir été écarté du poste de Premier chirurgien, il répond cyniquement : « Que veux tu, tu m'aurais difficilement obéi et je veux rester le maître ». L'opinion en a tellement conscience qu'elle surnomme les médecins de la Maison de l'empereur : « le bas-relief du piédestal de Corvisart ». La distraction polie avec laquelle lui-même écoute l'autrichien Frank[2], de passage à Paris, lui parler des espérances thérapeutiques que suscite la digitale, alors qu'il revêt son uniforme de Premier médecin pour aller aux Tuileries faire sa cour

1. Corvisart avait payé cette canne à corbin d'or 1 650 F en vente publique (*Journal de Paris*, 21 novembre 1812). Napoléon, qui n'aimait pas Voltaire, le plaisantait ; votre « vilain bâton », lui disait-il. Elle fut estimée 150 F lors de sa succession (étude Poisson, 10 octobre 1821). Corvisart eut toute sa vie, sa bibliothèque en témoignait, une dilection pour le patriarche de Ferney. Mais il semble qu'il ait également acquis une canne de Jean-Jacques Rousseau (*Gazette de France*, 8 Thermidor an XIII [1805]).

2. Joseph Frank, *Voyage à Paris et à Londres en 1804*, s.d. partiellement traduit en français par Briele mais non publié (Archives de l'A.P. Paris).

devrait suffire pour parachever une image contrastée. Ajoutons-y son absence en Russie, à l'île d'Elbe ou à Sainte Hélène. C'est à Longwood[1] que Napoléon se remémore sa « charlatanerie » ou décoche cette phrase désabusée qui le vise au premier chef : « Aucun de mes médecins ne m'a suivi ici ».

Ce serait-ce pourtant une erreur de s'en tenir là. Loin d'être un plat courtisan, Corvisart dégage une personnalité forte dont divers aspects le placent au premier rang et nombre d'autres l'honorent. Sous l'Ancien Régime, jeune docteur-régent de la faculté de Paris, l'emploi qu'il postule à l'hôpital des Paroisses créé par Mme Necker lui est financièrement indispensable, mais il envoie tout promener lorsque la fondatrice y met comme condition qu'il porte perruque. Plus tard, rien ne lui serait plus facile que de s'approprier, après les avoir traduit, les travaux méconnus d'Auenbrügger qui, très âgé et oublié de tous, végète dans une Autriche vaincue[2]. Ainsi, aurait-il paru l'inventeur de la percussion à laquelle son intervention va donner une si grande importance clinique. Or, il souligne qu'il n'est que le traducteur du vieux maître viennois. Cet hommage une fois rendu, Corvisart écrit son propre traité des maladies du cœur où il utilise et développe les travaux essentiels de celui dont il n'entend être que le repreneur. Son honnêteté sera récompensée. Si ce sont Fourcroy, Chaptal et Cabanis qui ouvrent la voie à la révolution anatomo-clinique, c'est lui qui incarnera ce qu'en est exactement le volet clinique. C'est lui que la postérité créditera d'avoir, le premier en France, lancé le « coup d'œil médical[3] », élargi en fait à cette symbiose vue — toucher — audition — odorat — goût qui va ouvrir la voie à la médecine.

> « La théorie se tait ou s'évanouit presque toujours au lit du malade pour céder la place à l'observation et à l'expérience, expose-t-il. Sur quoi se fondent l'expérience et l'observation, si ce n'est sur

1. Las Cases, *Mémorial de Sainte-Hélène.*
2. Le traité d'Auenbrügger (en latin) est de 1761, la traduction de Corvisart de 1808. Le vieux maître meurt l'année suivante à quatre-vingt-sept ans.
3. La notion de coup d'œil médical se rencontre simultanément sous la plume de Cabanis (« cette sorte d'instinct »), de Leroux des Tillets (« le préjugement ») et de Corvisart. C'est ce dernier qui le définit le mieux, dans sa Préface à la traduction d'Auenbrügger, en 1808.

le rapport de nos sens ? Que seraient l'une et l'autre sans ces guides fidèles[1] ? »

Mais nul n'ira aussi loin que lui dans leur utilisation, nous décrira Cuvier quelques décennies plus tard, à un moment du XIXe siècle où tout praticien, lançant avec plus ou moins de succès son « coup d'œil médical », avait du mal à s'imaginer qu'il n'en avait pas toujours été ainsi :

> « En jetant les yeux sur un malade, en étudiant son attitude, en écoutant sa respiration et les seules inflexions de sa voix, il en recevait des impressions tout à la fois si nombreuses, si rapides et si sûres, qu'elles le faisaient arriver, d'un trait, à la connaissance, et comme au foyer du mal. Bien plus : au-delà d'une maladie apparente pour laquelle il était consulté, il lui est arrivé de démêler une autre maladie plus profonde, indépendante de la première, que le malade ignorait, et sur laquelle il ne songeait point à demander un avis[2]. »

Corvisart aura pesé lourd dans l'histoire de la médecine. Il serait dommage que son humeur parfois dépressive, son appétit de reconnaissance sociale et diverses facettes un peu futiles de sa personnalité masquent ou grignotent cet aspect de lui-même. D'autant qu'en l'évoquant, il est même possible — et presque raisonnable — de se laisser aller à rêver. Corvisart, installateur de la médecine clinique, à un moment où l'élite médicale des autres pays d'Europe ne voit que par Paris, imprime sa marque sur les premières décennies du XIXe siècle, nul ne le conteste, mais il s'en est fallu de peu que son ombre ne couvre tout le siècle, voire au delà. Imaginons-le, durant sa phase d'activité, passant de la percussion à l'auscultation et inventant le stéthoscope qu'il avait tellement plus de raisons et de moyens de concevoir, puis de généraliser, que Laennec. Certains vont plus loin encore, le voyant accompagner ou rejoindre Napoléon à Sainte-Hélène, ce que son ancien patient souhaitait sans l'exprimer vraiment et ce que les anglais n'auraient sans doute pas refusé. De quelle façon aurait-il tranché sur ce quarteron de médecins militaires britanniques tournant

1. Corvisart, *ibid.*
2. Cuvier, *Éloge de Corvisart*, Institut de France, 1820.

à distance autour du fauteuil ou du lit du prisonnier et, même si l'évolution des choses n'en eut pas fondamentalement été changée, quelle place pour lui dans la légende ! Mais, rêver ainsi fait perdre de vue un détail et non le moindre. En 1815, Corvisart voit son propre état de santé commencer à se dégrader et c'est en se traînant qu'il parcourt les quelques années le séparant de sa mort.

Desgenettes

Deuxième baron par ordre de création [1], Desgenettes ne discute pas son titre. Comte ou baron peu lui en chaud, car il se considère bien davantage. Même si ses parents ne sont que de petits hobereaux normands, il se sent, dans ce qui n'est pour lui qu'une cour de carton-pâte, voire de pacotille, un authentique aristocrate, et, tout au long des vicissitudes de sa vie, il se souciera que chacun, fût-ce l'empereur, ne perde pas de vue cet aspect des choses. Sa jeunesse en témoigne. Il quitte en 1785 Paris où il a fait toutes ses études pour aller soutenir sa thèse à Montpellier, historiquement mais aussi « socialement » la première faculté française, ce qui le situe lui-même. Mais il prendra son temps pour s'y rendre, n'y arrivant qu'en 1789 après un « grand tour » de près de quatre ans en Italie où les ruines de Pompéï et les galeries du Vatican auront autant fixé son attention qu'à Florence les cires anatomiques de Fontana. De retour à Paris, frayant avec l'élite du monde scientifique, côtoyant Vicq d'Azyr ou Condorcet, il observe les soubresauts de la Révolution, conclut comme beaucoup que l'état militaire est le refuge le plus sûr pour les jeunes gens bien nés et ainsi se retrouve-t-il affectée en 1793 à l'armée d'Italie. Rejoignant son unité, le hasard, à la table d'hôte d'une auberge de Fréjus, le place aux côtés de « deux chefs de bataillon des milices corses [2] », les frères Joseph et Napoléon Bonaparte. Tous deux tomberont durant le repas sous le charme de sa conversation.

C'est au plus jeune des deux qu'il doit, en 1798, sa nomination de médecin en chef de l'armée d'Angleterre, bientôt transformée en

1. Desgenettes fut le seul à être nommé chevalier de l'Empire, par lettres patentes du 29 Septembre 1809, puis baron par nouvelles lettres du 31 Janvier 1810.

2. Desgenettes, *Mémoires de R.D.G.*, 1836.

armée d'Égypte. Entre-temps, il a épousé la belle-sœur de Thouret, directeur de l'école centrale de médecine, et le voilà bientôt titulaire d'une chaire. Un nouveau professeur vraiment digne d'enseigner, très en avance sur son temps dans le domaine de l'hygiène et de la prophylaxie en particulier, prescrivant, durant les campagnes d'Égypte et de Syrie, de brûler tout linge ayant touché un pestiféré —y compris les uniformes neufs ! —, de passer à la chaux les intérieurs des maisons ou d'ensevelir tout cadavre, fût-ce du moindre rongeur. Ce qui lui vaudra l'admiration de la postérité, mais, dans le moment, des relations orageuses avec l'intendance ou l'administration de la guerre[1]. De même sera-t-il toute sa vie un ardent partisan de la vaccination antivariolique, donnant l'exemple et en 1802 vaccinant lui-même son propre fils quasiment sur le front des troupes[2]. C'est un peu auparavant (1798) que se situent les deux épisodes auxquels son nom demeure attaché. En Égypte, il s'inocule « la fièvre bubonneuse » qu'à la demande de Napoléon, pour ne pas démoraliser les soldats, il n'appelle pas la peste. Même si Larrey et Bourrienne affirment en ricanant le contraire ou si lui-même, faisant son propre éloge, a sans doute mis trop lourdement l'accent sur ce qu'il appelle « cette mémorable action », la séquence a bien eu lieu. Il ne prétendra d'ailleurs jamais avoir utilisé le pus provenant d'un malade en phase aiguë, mais seulement celui « d'un convalescent au premier degré ». Pour être moindre, le risque n'était cependant pas nul et un témoin impartial comme Berthier constatera sur son corps la présence d'une zone d'inflammation au niveau des deux traces d'inoculation. Quant aux pestiférés « endormis » au laudanum sur l'ordre de Napoléon afin qu'ils ne tombent pas vivants aux mains d'un ennemi capable de faire précéder leur mort des pires sévices, le refus de Desgenettes claque, hautain : « Mon devoir est de conserver ». C'est tout à fait dans son style. Curieusement, le même dialogue se reproduira plus ou moins à Moscou, en 1812, lorsque l'empereur voudra faire évacuer un asile

1. Desgenettes, *Histoire médicale de l'armée d'Orient*, 1802, et L. Gazel, *Le baron Des Genettes. Notes biographiques*, 1912.

2. L'expression est imagée, mais Napoléon était directement intervenu pour que Desgenettes donne un certain éclat à cette vaccination réalisée au Val-de-Grâce, qui fut rapportée par le *Moniteur* du 9 frimaire an XI (29 avril 1802).

d'enfants abandonnés pour y loger ses troupes. Même coup de tonnerre : « Votre Majesté envie Hérode, elle veut sans doute renouveler le massacre des innocents[1] ? »

Les rapports avec le général en chef, devenu consul, puis empereur, n'en demeurent pas moins bons. Initialement, Coste lui sera préféré à la tête du service de santé de la Grande Armée, lui-même étant chargé de réorganiser le Val-de-Grâce, puis de se rendre en Espagne y étudier une épidémie de fièvre jaune. Mais, en 1807, la place de Coste libérée, la responsabilité médicale de l'armada lui est alors confiée et jusqu'au bout sa gestion fera l'unanimité dans un contexte toujours ingrat. « Tout manquait dans un hôpital ; deux jours après son arrivée, tout y abondait », commente sobrement Poumiès de La Siboutie[2]. C'est lorsqu'il sera fait prisonnier par les cosaques durant la retraite de Russie, que Desgenettes ne sera jamais autant lui-même. Saisissant une plume, il demande directement au tsar sa libération en des termes qu'il juge personnellement « fort simples et fort nobles » :

> « Je suis tombé au pouvoir des troupes de Votre Majesté, lui écrit-il. Les soins que j'ai prodigués aux soldats que le sort des armées a faits prisonniers de la France me donne quelques droits à la bienveillance de toutes les nations ». Le coup porte, mais Alexandre, aussi, sait manier la plume : « Sachez que vous avez des droits, non seulement à la bienveillance, mais encore à la reconnaissance de toutes les nations ».

Une escorte d'honneur le reconduit alors — tout de même quatre mois après sa capture — aux avant-postes français. Napoléon qui n'a pourtant guère de penchant pour ceux qui tombent aux mains de l'ennemi, lui fait, dès son retour, porter une gratification de 12 000 francs. Geste également rare, son traitement de Premier médecin de la Grande Armée avait été durant son absence maintenu sans abattement à sa femme.

Desgenettes, Larrey, Yvan et Boyer sont créés barons ensemble en janvier 1810. Desgenettes a été cité en premier, non parce qu'il se

1. Desgenettes, *Mémoires de R.D.G.*, 1836.
2. Poumiès de La Siboutie, *Mémoires d'un médecin de Paris*, Paris, 1910.

croit le meilleur, mais parce qu'il est le seul a avoir momentanément été fait chevalier à l'automne 1809. Viennent ensuite, Larrey, compétent, fidèle, mais hâbleur, Yvan sarcastiquement surnommé « le Roustan de la chirurgie » et Boyer, sans couleur, mais non sans saveur.

Larrey

Son ambulance[1] dressée à proximité de tous les champs de bataille napoléoniens, confère à Larrey une image bien terrienne. C'est pourtant en mer d'Islande, à bord de la frégate la *Vigilante* où il embarque en 1787 comme chirurgien de la marine royale, que ce jeune gascon, formé à la médecine à Toulouse, puis à Paris, va commencer à jouer du bistouri et de la scie. C'est à la dure école des chirurgiens-naviguants qu'il prend conscience de l'urgence chirurgicale[2], apprenant qu'il vaut mieux désarticuler une épaule et garder en vie le mutilé plutôt que de se lancer dans une opération plus proportionnée, mais dont le malheureux ne verra pas la fin. Lorsqu'il débarque, la Révolution n'est plus bien loin et les périls se situent alors sur la frontière de l'Est. En 1792, l'y voilà comme chirurgien aide-major à l'armée du Rhin opérant devant Coste, Sabatier et Parmentier, les trois inspecteurs généraux du service de santé en mission. Et à quelle opération procède-t-il devant eux? Mais bien sûr, à une désarticulation de l'épaule ... C'est la première étape d'une carrière qui, de la Garde des consuls à celle de l'empereur, puis à la Grande Armée, le conduira en 1815 à Waterloo. Entre ces deux dates, Larrey aura opéré partout où l'on se bat, à Saint-Jean-d'Acre ou à Austerlitz, à l'île Lobau ou à Madrid, mais aussi à Wagram, à Valadolid, à la Bérézina, à Leipzig ou à Montereau. Souvent au cœur même de l'action, les troupes, dans

---

1. Dans un texte sur le guerre napoléoniennes, le terme prête souvent à confusion. Il définit normalement un point fixe, à proximité du champ de bataille où est dressée l'ambulance sous un tente ou à l'abri d'un mur. Les chirurgiens y accomplissent les gestes les plus urgents. Mais l'expression commence déjà à être employée dans le sens qu'elle a conservé depuis pour qualifier un véhicule d'évacuation. Elle s'accompagne alors d'un adjectif : « ambulance volante », « ambulance légère ».

2. Le chirurgien-naviguant est l'ancêtre du « médecin à mains nues ». Seul à décider, disposant d'un minimum d'espace et de moyens, et n'opérant « qu'à bon escient ».

leurs mouvements, tentant alors d'éviter ses installations de fortune qui se repéraient à des pyramides de membres sectionnés. « Plus de dix mille blessés sont passés dans nos ambulances, écrit-il à sa femme en 1809, j'ai mis cinq jours et cinq nuits à opérer et à faire les pansements d'urgence... » ou cette note, plus ponctuelle, dans une lettre expédiée à Witebsk, en 1812, et qui situe l'ambiance : « Quarante-cinq amputations de bras, d'avant-bras, de cuisses et de jambes furent pratiquées en ma présence par les chirurgiens-majors... »[1]. Prises au hasard de sa correspondance, l'on pourrait citer des centaines de passages de même tonalité. Ne manquant jamais de mettre en valeur ce qu'il fait, mais ... le faisant!

Mais il ne faudrait pas limiter Larrey au seul rôle d'opérateur, si omniprésent fût-il. Dès 1797, les ambulances volantes — dont, toute sa vie, il revendiquera la paternité[2] — sillonnent les champs de bataille, portant vers l'arrière les blessés, puis allant leur donner des soins sur place, lorsque l'empereur, en 1805, interdira toute évacuation avant la fin de l'action. Sur le plan technique, le chirurgien fait figure de chef d'école[3], seul, malgré les réserves persistantes de Percy, à prôner la désarticulation de l'épaule qui ne demande qu'une dizaine de secondes à une époque où l'anesthésie n'existe pas. Deux initiatives qui, même si d'autres partagèrent avec lui ce même sens de l'urgence chirurgicale, en font l'un des précurseurs les plus qualifiés de la traumatologie. À défaut d'être professeur à la Faculté de médecine de Paris, dont Desgenettes et Percy font ce qu'il faut pour le tenir à distance, Larrey tentera de créer un enseignement de chirurgie d'urgence là où la Garde lui laissait un peu de répit : à Varsovie d'abord, puis à Madrid; dans les deux cas, le projet tournera court. Enfin, il y a en 1813 la présidence — et l'orientation — du jury de la Douane qui le

1. Toute la philosophie opératoire de Larrey repose sur la rapidité de l'intervention. À une époque où l'anesthésie n'existait pas, plus le chirurgien allait vite, moins l'acte opératoire — et la douleur qu'il provoquait — durait de temps. Cette rapidité permettait en outre de « débiter » un nombre de blessés plus élevé, qui sinon seraient morts dans l'attente des soins. *A contrario*, des désarticulations de l'épaule ont été parfois réalisées pour des blessures peu graves que Larrey et son équipe n'avaient pas eu le temps d'apprécier comme telles.

2. Lettre de Coste à Larrey. BN Nouv. Acq. Fr fonds Larrey cote 5878.

3. Parmi ses élèves, le nom de Pierre-François Briot (1773-1826), qui après les campagnes napoléoniennes revint exercer à Besançon dont il était originaire, mérite d'être particulièrement retenu.

mobilisent nuit et jour durant près d'une semaine, mais assurent à jamais une gloire dont, mieux placé que quiconque pour apprécier ce qui venait de se passer, il eut le premier le sentiment.

Durant toute l'épopée, Larrey bénéficiera de l'amitié — le mot n'est pas trop fort — de Napoléon, qui le fera baron et commandeur de la Légion d'honneur. Mais il y eut plus encore : cette épée que l'empereur portait à Eylau, qu'il détache et lui offre, puis trois phrases qui valent tous les grands cordons de la terre. La première est celles par laquelle Napoléon clot leur conversation relative aux conclusions du jury de Bautzen[1] : « Adieu, M. Larrey, un souverain est bien heureux d'avoir à faire à un homme tel que vous. » La deuxième, le jugement qu'à Saint-Hélène le captif, peu avant sa mort, confie à son testament : « C'est l'homme le plus vertueux que j'aie rencontré. Il a laissé dans mon esprit l'idée du véritable homme de bien. » Ajoutons à cela une troisième petite phrase, celle-ci de Wellington, apercevant à Waterloo le chirurgien et murmurant, levant son bicorne : « Je salue l'honneur qui passe. » Nous tenons, avec ces trois propos, l'essentiel du dossier installant Larrey parmi les héros de la légende napoléonienne où il sera d'autant mieux accueilli que la Restauration et la Monarchie de Juillet, agacées de ses forfanteries, le tiendront en lisière.

En fait, nul ne fut meilleur que lui-même dans le façonnage et l'entretien de sa gloire. Une lettre et deux passages de ses *Mémoires* en donnent ici la mesure. En avril 1807, Larrey apprend que Vivant-Denon est sur le point de mettre au concours une vaste composition glorifiant la bataille d'Eylau sur laquelle Napoléon souhaite que le dévouement des chirurgiens soit mis en valeur. Parmi les artistes susceptibles de l'emporter, Girodet lui paraît le mieux placé. Aussi Larrey, qui le connaît bien, saute-t-il sur sa plume et lui demande-t-il s'il se trouve effectivement désigné, de lui donner la meilleure place sur le tableau[2], de lui donner la meilleure place sur le tableau, à lui et non à Percy comme le bruit en court.

> « [ma demande] est d'autant plus fondée que j'étais le seul chef ayant dirigé sans désemparer les pansements de tous les blessés.

1. Voir ch. VIII, p. 299.
2. Larrey, lettre à Girodet, BN correspondance Larrey, BN manuscrits, Nouv. acq. fr. cote 5875.

C'est moi qui ai fait toutes les grandes opérations (...) Mon collègue M. Percy n'a fait que paraître dans cette terrible journée et n'a point pratiqué une seule opération [...]. »

Pressentant que Girodet va être troublé, car, même si l'empereur, au lendemain de la bataille, lui a donné l'épée qu'il portait ce jour-là, dans la notice du concours comme dans les documents émanant du Grand Quartier général, le nom de Larrey n'apparaît nulle part, celui-ci ajoute avec la plus désarmante naïveté : « Si l'empereur n'a pas fait mention de ma conduite pendant et après la bataille de cette dernière campagne, c'est parce que personne ne l'a demandé [...] » Finalement Gros emportera la commande, réalisant ce tableau qu'Eugène Delacroix[1] considérait plus tard comme la plus belle image napoléonienne, et sur lequel, pourtant, Percy, quasiment tombé du ciel, masque presqu'entièrement Larrey. Quant aux passages des *Mémoires*, les voici. D'abord, toujours à Eylau, celui relatant l'envers du décor :

« Jamais je n'avais vu de résultats de bataille aussi sanglants. Les blessés qui se réunissaient en foule derrière le champ de bataille, les membres mutilés, criaient d'une commune voix :

— À moi, Larrey! Monsieur l'inspecteur!

C'est sur la neige et sous la neige que j'ai opéré et pansé toutes ces honorables victimes, et pendant les premières vingt-quatre heures j'ai oublié mes plus pressants besoins pour ne m'occuper que de leur salut. J'avais même oublié un instant les objets les plus chers à mon cœur pour ne m'occuper que de mes blessés, menacés de l'approche soudaine de l'ennemi; (...). Je reste seul, immobile, au milieu de mes blessés, à qui je déclare vouloir mourir avec eux si je ne pouvais défendre leur vie qui m'avait déjà coûté si cher. Mais la majorité de mes élèves s'écrient :

— Non, monsieur Larrey, nous ne vous abandonnerons pas et nous voulons rester avec vous. »

ou celui-là, brossant, huit ans plus tard, le passage de la Bérézina :

« Me présentais-je à leur bivouac, chacun me faisait place, et j'étais aussitôt enveloppé de paille ou de leurs vêtements. Combien

1. E. Delacroix *Écrits sur l'art*, réédités par Elie Faure, Crés 1923.

de généraux et d'officiers supérieurs étaient repoussés et renvoyés sans pitié par leurs propres soldats! Mais, au nom de Larrey prononcé devant eux, tous se levaient et l'acclamaient avec une respectueuse amitié. Tout autre que moi aurait péri sur le pont de la Bérésina, que je passais pour la troisième fois, au moment le plus périlleux. Mais à peine eussé-je été reconnu que je fus saisi par des mains vigoureuses et envoyé de l'un à l'autre, comme un paquet de linge, jusqu'à l'extrémité du pont, tandis que des généraux marchant derrière moi étaient, quoiqu'ils déclarassent m'accompagner, repoussés[1]. »

Le ton est le même. Aussi n'est-on pas surpris si, dès la mort du chirurgien, de grandes orgues — aussi bien huilées — se déchaînent. « Est-il une de nos gloires que Larrey n'ait partagée? Une fatigue qu'il n'ait supportée? Un sacrifice qu'il n'ait fait? Un péril qu'il n'ait bravé? » s'interroge dans son panégyrique Pariset et, secrétaire perpétuel de l'Académie de médecine, qui appelle à la barre de l'Histoire « des armées tout entières, et vous entendrez une grande voix qui s'élèvera pour rendre hommage au caractère, aux talents, aux vertus de Larrey ». Depuis 1895, le décor est planté : une vaste fresque murale illustre « la médecine à travers les âges » dans le grand amphithéâtre de la Faculté de médecine de Paris. Parmi les 56 personnages minutieusement choisis pour en incarner les étapes, Larrey fut le seul chirurgien militaire retenu, et ils ne sont que deux, Corvisart et lui, pour représenter la geste napoléonienne dans son ensemble. Laennec et Broussais sont également présents, mais « la petite trouvaille » du premier (le stéthoscope) se place sous la Restauration (1816-1819) et la consécration du second sous la monarchie de Juillet. Ainsi, la postérité n'a-t-elle pas seulement fait de Larrey l'incarnation de la chirurgie militaire sous l'Empire. Allant beaucoup plus loin, elle a purement et simplement fait de lui le symbole de la chirurgie de guerre. Pour cette double consécration, la « grande voix » des témoins laisse néanmoins entendre quelques fausses notes. Laissons Napoléon ou Wellington et jugeons-en par les portraits que brossent de lui deux jeunes hommes sans malice, un pharmacien aide-major de la Grande

1. D.J. Larrey, *Mémoires de chirurgie militaire et campagnes*, Paris 1812-1817.

Armée, Pierre-Irénée Jacob (1782-1855)[1], et un étudiant en médecine d'origine genevoise, André Gosse (1791-1873)[2] :

> « Aussi hâbleur à lui seul que trois Gascons ensemble, il parlait haut et avec une singulière assurance des choses qu'il ignorait entièrement », le dépeint Jacob qui poursuit : « Son audace à cet égard dépassait tout ce qu'on pourrait dire. À l'armée cette assurance effrontée passa pour du mérite, les gens en état d'en juger ne disant mot. De là la disproportion immense que nous avons vue entre l'homme et sa réputation. »

À Paris, loin du fracas des combats, Gosse n'est guère plus tendre :

> « Il est d'une figure assez commune, a beaucoup de prétention et il suffit de l'observer, de suivre ses yeux pendant qu'il parle, pour s'en apercevoir. Sa vanité lui fait souvent dire des choses qui n'existent pas [...], c'est un bon enfant, sans être un adroit opérateur. »

Jacob et Gosse n'ont pas écrit pour la postérité, ni confié leurs notes à quelque teinturier. Ils ont en commun de tenir leur journal au jour le jour, sans afféterie ni parti pris. Aucun des deux n'a eu maille à partir avec Larrey et les notes qu'ils confient à leurs carnets sont, sur les autres personnages qu'ils ont croisés ou les faits dont ils ont été témoins, toujours dépourvues d'aigreur. Les lignes consacrées au chirurgien n'en prennent que plus de relief.

Ajoutons à ces réserves la manière dont, loin des champs de bataille, ses pairs se comportèrent à son égard en deux circonstances révélatrices, car bien à l'abri de votes à bulletins secrets : ses candidatures à une chaire de la faculté de médecine de Paris ou celles qu'il posa à l'Académie des sciences. Larrey, cinq fois candidat à des chaires diverses, sera systématiquement repoussé par un conseil pourtant attentif aux suggestions des Tuileries et où siègent Percy et Desgenettes. À l'Institut, il finira certes par se glisser, mais à force d'obstination, sous Charles X, plus de vingt-cinq ans après sa première candidature. Quant à la paternité des ambulances volantes, les témoins masquent à peine leurs réserves, à l'instar de l'inspecteur général Jean-François Coste, dont une lettre est éloquente[3]. Décidément, ses

---

1. P.I. Jacob (1782-1855) *Journal et itinéraire de dix années de campagne* (1800-1814) Rev. Hist. Pharm. 1966.
2. André Gosse, *Correspondance durant son séjour à Paris* (1811-1816), manuscrit, Bibliothèque universitaire de Genève.
3. Voir chap. VII, p. 255.

contemporains auront été sévères vis-à-vis de « l'homme le plus vertueux » qu'ait connu Napoléon, à moins qu'il n'ait vraiment existé une « disproportion immense entre [cet] homme et sa réputation ». Immense, sans doute pas, mais certaine, et il est possible aujourd'hui, les replaçant dans leur contexte, de relativiser les hommages rendus à Sainte-Hélène ou à Waterloo et qui colorèrent si fortement son image d'Épinal. Claquemuré à Longwood, le prisonnier consacre le plus clair de son temps à passer en revue les séquences de l'épopée. Or, dans chacune d'elles, il revoit, perpétuellement présent et la plupart du temps penché sur un blessé, un membre de ce service de santé dont il commence à réaliser qu'il n'a pas su tirer parti, et c'est toujours Larrey. À celui-ci, il doit également d'aborder la postérité sans avoir, à Bautzen, fait fusiller ses propres soldats, des enfants qui plus est. Ce chirurgien peut avoir été lassant par ses gasconnades, « incapable d'administrer sa partie », comme l'empereur le lui reprochera à Moscou, s'être laissé en 1813 emporter par sa vanité au point d'oublier l'existence du Conseil de santé, mais aux yeux du souvenir et aux portes de l'Histoire son rôle n'en aura pas moins été bien précieux. Quant à Wellington, son salut s'adresse, à travers l'homme, davantage encore à un « style » propre aux chirurgiens français. Dans l'ordre de ses interventions, Larrey, à l'école de Percy, s'est toujours efforcé de ne pas tenir compte ni du drapeau, ni du grade des blessés sur lesquels il se penchait. Seule primait l'urgence de l'opération. Cela, les Anglais, les Prussiens, les Russes, les Autrichiens le savaient, et sans doute auraient-ils aimé qu'il en fût ainsi dans leur propre camp.

Yvan

Son ascension fut fulgurante. Né à Toulon, il est formé à l'hôpital militaire de cette ville et s'y trouve encore en 1792. Chirurgien aide-major de 1re classe, il passe à l'armée d'Italie et assiste à Castiglione, Rivoli et Arcole. Chirurgien en chef adjoint des Invalides en 1798, c'est sur l'intervention de Berthier qu'il acquiert la survivance de Sabatier en 1800 et, la même année, est affecté au Quartier général de l'armée de réserve pour être détaché auprès de Bonaparte lui-même. Promotions qui ne sont pas sans provoquer de remous. Ainsi, le 20 nivôse an VIII (1800), Percy, tout inspecteur général du service de santé qu'il soit, ne dissimule pas son irritation justement à Berthier :

> « Le plus beau poste de la chirurgie militaire est assuré à un jeune homme [...] qui se trouvait dans la foule des élèves lorsque j'occupais déjà, non sans quelque distinction, la première place aux armées [...]. Je sais garder le silence devant une telle injustice. »

Mais qu'importe, jusqu'en avril 1814, Yvan ne va plus quitter d'une semelle de botte Napoléon. « On le voyait toujours à cheval derrière l'empereur, il semblait attaché à son ombre », commente Fain[1]. « Le Roustan de la chirurgie » n'est pas un mauvais surnom, Napoléon l'a effectivement toujours sous la main. En 1804, lors de la constitution de la Maison impériale, Yvan en organise l'ambulance qu'animent, sous son autorité, Ribes, Varéliaud et Jouan. Quand il sera fait officier de la Légion d'honneur en 1807, nouveau grincement — celui-là léger! — de Percy : « MM. Ribes et Yvan, chirurgiens à la suite de la Maison de sa Majesté, mais supposés avec nous, ont aussi été décorés ... » Lorsqu'en 1809, l'empereur, à Ratisbonne, reçoit une balle morte au talon, c'est Yvan qui, sous l'œil d'Heurteloup, humecte l'éraflure d'eau de Cologne et fait le pansement. Lui même ne sera jamais blessé mais, en 1813 à Bautzen, fortement contusionné par « le vent d'un boulet » passé sous le poitrail de son cheval, alors que l'empereur est à proximité. Chirurgien en chef des Invalides en 1811 à la mort de Sabatier, baron en 1812, Napoléon le nomme inspecteur général du service de santé en 1814, au mépris d'un règlement imposant un *numerus clausus* et qu'il avait pourtant lui-même édicté. Mais qui a fait peut défaire. C'est à Fontainebleau que tout va basculer pour lui dans la nuit du 12 au 13 avril 1814, lorsque l'empereur tentera de se suicider. Le produit (un mélange d'opium et de noix vomique mis au point sous la Terreur par Cabanis et qu'aurait utilisé Condorcet) qu'à sa demande Yvan lui avait fourni au début de la campagne de Russie, ne faisant pas d'effet, Napoléon lui demande de lui donner quelque chose de plus efficace. Yvan refuse, mais s'affole. Méneval le dépeint en véritable crise de nerfs et Belliart écrit : « Lorsque l'empereur fut hors de danger, Yvan sortit de chez lui, pâle comme la mort, et partit de Fontainebleau pour ne plus y revenir. » Caulaincourt est plus nuancé et met en valeur sa résistance : « L'empereur réitéra ses instances auprès de M. Yvan. Celui-ci déclara qu'il le

1. A. Fain, *Mémoires*, Paris 1908.

quitterait plutôt à l'instant que de s'exposer à de semblables propositions. Il sortit et ne reparut plus. »

Le chirurgien observa par la suite le silence sur cet épisode. Sans doute s'en remettait-il à ses *Mémoires*, mais celles-ci, quoiqu'écrites et dont ne subsistent aujourd'hui — accidentellement, sans doute — que deux pages isolées, ont disparu[1]. En maigre compensation, son fils, Napoléon-Alexandre Yvan fit paraître en 1846 un texte inégalement crédible destiné à « rétablir la vérité des faits ». Tout en admettant que la fuite de son père avait correspondu à « un moment de faiblesse », il affirme que celui-ci, lors de la campagne de Russie, avait remis à Napoléon, non le poison de Cabanis, mais un mélange tout à fait inoffensif de belladone et d'ellebore blanc. Le voyant à Fontainebleau malgré tout assez mal en point, il avait pensé que l'empereur venait d'utiliser une autre mixture que la sienne, mais que l'Histoire lui en attribuerait néanmoins les suites; d'où son affolement. Quoiqu'il en soit, Napoléon ne lui pardonna pas. Il ne prononça plus jamais son nom, ni durant les Cent-Jours, ni à Sainte-Hélène.

Boyer

Des hauteurs hugoliennes où Yvan, éperdu, galope dans la nuit, le « bonhomme » Boyer, dignitaire de la même promotion, nous ramène à la blanchisserie de sa belle-mère. À 17 ans, en 1773, c'est en poussant devant lui un troupeau de bœufs destiné aux abattoirs qu'il « monte » à Paris[2]. Pour le petit clerc du notaire d'Uzerches, désireux bien sûr de voir du pays et la Capitale en particulier, cette proposition avait été une aubaine. Plus tard, une fois venu le temps des honneurs, il évoquait volontiers devant ses élèves cette arrivée modeste, donnant à son propos un tour de gouaille un peu rugueuse. Devenu à Paris garçon barbier, il ne rêve en fait que de médecine ou de chirurgie. De la faculté bien sûr, il ne peut être question, mais une petite porte du

1. Les pages 15 et 16 de ce texte ont été miraculeusement conservées. Des Cilleuls, *À propos des mémoires d'Yvan.* Société de médecine militaire française, n° 10, Déc. 1957.

2. La légende en a fait un bouvier. En fait, sa famille était paysanne, mais il ne fut bouvier que de circonstance.

Collège de chirurgie s'entrouvre. Le voici « préparateur des préparations » de Dubois, qui rapidement l'autorise à jouer les étudiants. Travaillant d'arrache-pied dans son lit — pour ne pas faire de feu —, il tombe alors malade et la pauvreté fait place à la misère, lorsqu'une blanchisseuse au grand cœur le prend chez elle et place sa fille, un bol de bouillon à la main, à la tête du lit. Par ricochet, le succès est complet : le malade guérit et épouse la fille. Dans les souvenirs qu'égrène volontiers « le père » Boyer, Premier chirurgien de l'empereur, à l'hôpital devant ses élèves ou aux Tuileries devant les courtisans, — il sourit quand on l'appelle baron — la blanchisserie talonne le troupeau de bœufs dans une évocation de sa jeunesse qui se termine toujours de la même façon : un soupir de reconnaissance pour sa femme et cette phrase superbe qu'il est désolant que Balzac ait ignorée. « Elle m'a fait chirurgien, je l'ai fait baronne ».

Pour Boyer, quand gronde la Terreur, il n'est pas besoin de séjour salutaire à l'armée, et, très vite, il partage sa journée entre l'Hôtel Dieu et la Charité. Le plis pris, il y demeure durant l'Empire, mais preuve que tout n'est pas encore en place dans l'édifice napoléonien, dans le premier hôpital, son cours est gratuit pour les étudiants, alors que ceux-ci doivent payer — et de façon non négligeable — leur maître dans le second. Autre signe de désordre : Fourcroy réalise, un matin, que ce professeur de clinique chirurgicale n'est ni docteur d'une ancienne faculté, ni de Paris, ni même une borgne, pas davantage maître du Collège de chirurgie. Il suggère alors à l'intéressé de régulariser et ainsi, le 3 septembre 1803, voit-on un professeur, et non le moindre, se dépouiller de la robe écarlate[1] qu'il avait endossé la veille comme membre d'un jury de thèse, puis changeant de place dans la salle, aller durant quelques minutes occuper celle du candidat. Un simulacre plus qu'autre chose, mais les formes étaient désormais sauvés[2]. Dans la vie professionnelle, son coup d'œil est excellent, sa main opératoire sans génie mais sûre, ses commentaires précis et dénués d'afféteries. Enfin, Boyer est beaucoup trop finaud pour dis-

1. Écarlate, mais « cramoisie » est fréquemment utilisé tant dans les textes officiels que dans les relations du temps. La nuance est subtile. Le dictionnaire Robert (tome II, 1969), renvoie d'écarlate à cramoisie.

2. Son cas est unique. Tous les autres professeurs des trois Écoles de médecins détenaient un parchemin plus ou moins rapidement acquis. Larrey procédera de même, mais avec cette nuance : s'il était une personnalité en vue de l'armée, il n'était pas professeur à la Faculté.

cuter la suprématie de Corvisart au sein de la Maison impériale. L'y voilà donc nommé Premier chirurgien et créé baron. Napoléon apprécie « le bonhomme Boyer », a confiance dans sa force tranquille, l'envoie même en Espagne opérer le maréchal Suchet d'une fistule anale, lui faisant remettre des honoraires et frais de déplacement qui peuvent paraître énormes (80 000 F), mais ne sont qu'à la mesure de la terreur du chirurgien tremblant à chaque tournant de tomber sur un groupe de « *guérilleros* ».

Percy

La raison pour laquelle Percy ne reçoit son titre qu'en Avril, soit un trimestre après Desgenettes, Boyer et Yvan, mais surtout Larrey, n'apparaît nulle part. Un agacement de Napoléon est peu vraisemblable et il s'agit sans doute d'un retard des bureaux. Quoiqu'il en soit, certainement une cause d'amertume pour lui, mais il en a vu et en verra d'autres.

En 1793, c'est une dizaine de canons qui inondent de boulets le pont de Mannheim que Pierre-François Percy, chirurgien en chef de l'armée de la Moselle, traverse lentement, évacuant sur son dos un officier blessé[1]. Quelques années plus tôt, c'est le même praticien qui écrivait, manchettes de dentelle aux poignets, un étincelant mémoire sur les bistouris et un autre sur la ligature des vaisseaux qui lui valent les félicitations de l'Académie royale de chirurgie ou celles de la Société royale de médecine pour un autre encore, plus inattendu celui-là, sur l'allaitement artificiel du nouveau né[2]. Mais les roulements du canon comme les salves d'applaudissements le laissent de marbre. C'est encore lui qui, en 1800, tentait de faire admettre le principe de la neutralité des hôpitaux et des personnels de santé. Ne l'ayant obtenu, il hausse les épaules, mais il n'est de champ de bataille où il ne va payer lui-même de sa personne. Plus tard, éloigné du service actif par une ophtalmie rebelle, il retourne à son fauteuil du Conseil de santé où ses éclats de voix s'entendent de loin.

1. Une vaste peinture rendant ce moment de bravoure occupe tout un pan de mur d'une des salles du Val-de-Grâce.
2. Couronné par la Société royale de médecine (septembre 1789).

Au premier aspect, la personnalité de cet athlétique Franc-comtois, né à Montagney-lès-Pesmes en 1754, paraît donc multiforme. À y regarder de plus près, un seul but l'anime : l'amélioration du sort des blessés, que cela vise les connaissances du chirurgien, sa technique d'intervention, sa rapidité d'apparition, la formation de ses infirmiers ou le matériel dont il dispose. Avec, en propre, plusieurs traits de caractère : son courage, tant physique que moral, son esprit d'indépendance, et une conscience de sa propre valeur qui, sans qu'elle l'entraîne dans des délires à la Larrey, ne le pousse guère dans les affrontements à transiger.

Élève de Louis, Percy entre dès 1776 dans le service de santé alors en création. Quinze ans plus tard, le voici chargé des responsabilités — sur le papier du moins — de celui des armées de la République, qu'il conservera sous l'Empire. Le plus souvent, là où elles se battent et des généraux, tels Jourdan, Lecourbe ou Moreau, sous son charme, le laissent adapter à sa guise les véhicules qu'il trouve dans les parcs d'artillerie. Ainsi naît le « Wurst » (saucisse en allemand), long caisson transportant huit chirurgiens à califourchon. L'engin sera finalement écarté, mais il reflète bien l'obsession de Percy : porter au plus vite, voire quand les boulets sifflent encore, des secours appropriés aux victimes des combats sur les lieux mêmes où elles gisent. Dans la même démarche, il pousse Moreau en 1800 à négocier avec le général autrichien Kray[1] le statut de l'inviolabilité des ambulances. Non seulement les troupes — amies ou ennemies — ne devaient pas s'en approcher, mais encore fallait-il qu'à proximité « elles observent le silence et fassent cesser le bruit des tambours et instruments ». Kray refuse finalement cette Croix Rouge avant la lettre. L'idée, qui avait déjà été esquissée une première fois lors de la guerre de Sept Ans, est de nouveau balayée. Il faudra désormais attendre Solférino. Mais, sautant à bas du Wurtz, il faut des chirurgiens compétents et sûrs d'eux. D'où ce projet[2], directement inspiré de la Prusse, sur lequel Percy réfléchira durant des années : placer à la tête du service de santé, un

1. Baron Paul Kray de Krajowa (1735-1804). Général autrichien, reprend en 1800 la citadelle de Mantoue. Sa cote devient alors importante et il succède à l'archiduc Charles au commandement de l'armée autrichienne d'Allemagne, mais s'y montrera médiocre stratège.

2. P.F. Percy, *Journal des campagnes du baron Percy*, Paris, 1904.

chirurgien-major général des armées, flanqué de trois chirurgiens-majors inspecteurs généraux, au sommet d'une pyramide de chirurgiens-majors supérieurs, chirurgiens-majors, aides-majors, sous-aides et aspirants. Au total, près de deux mille techniciens qualifiés. Quelle place pour les médecins dans cette réorganisation ? On n'a que faire d'eux aux armées, pense Percy, qu'ils regagnent les hôpitaux de l'arrière, voire la vie civile ! En 1807, dans les lendemains d'Eylau, Napoléon, au moment où il congédie brutalement Coste, paraît bien proche d'entériner le schéma du chirurgien. Mais ce n'est qu'un mirage, médecins et chirurgiens resteront où ils sont, c'est-à-dire au mieux dans le flou et, plus souvent encore, nulle part. Percy n'aura guère plus de succès avec ses propositions relatives aux infirmiers et brancardiers empruntées non plus à l'armée prussienne, mais aux légions romaines.

En 1809, souffrant d'une ophtalmie chronique, il quitte la Grande Armée et revient à son enseignement à la faculté de Paris ainsi qu'aux séances du Conseil de santé ou de l'Académie des sciences[1] où Napoléon trouve tout à fait normal qu'il y ait battu Corvisart. Les étudiants se souviendront d'un maître savant et bienveillant autant que peu ponctuel. En 1811, le doyen Leroux lui inflige une amende de 20 francs pour retard constant aux examens. Au Conseil de santé, l'image qu'il offre est plus abrupte. Bien que les autres inspecteurs généraux ne s'opposent guère à ses vues, il gonfle sa voix dès qu'il sent venir une réticence et, dès lors, ne tarde pas à recueillir l'adhésion générale. Il lui arrive aussi parfois — mais cela s'est vu de tout temps en médecine — de s'emparer de projets ou de suggestions arrivées par le courrier, puis, quelques temps plus tard, de les présenter, brutes de forme ou remaniés, à ses collègues comme venant de lui même.

Lors des Cent-Jours, Percy, en meilleure santé, a la malencontreuse idée, non seulement de reprendre du service aux armées, mais également de se faire élire député, ce qui fait beaucoup. Au second retour des Bourbons, ce sera la mise à la retraite sans manières.

1. Il y est élu le 4 Mai 1807. Au premier tour : Percy 14 voix, Corvisart 13, divers 26 ; deuxième tour : Percy 21, Corvisart 17, divers 17 ; troisième tour : Percy 34, Corvisart 19.

Heurteloup

C'est toujours en 1810, mais plus tard, en décembre, que Napoléon fait d'Heurteloup un baron. Il est, à vrai dire, beaucoup moins coloré que les autres inspecteurs généraux du service de santé. Ses collègues ont le verbe haut et l'irritation rapide, qu'il s'agisse de Desgenettes, Percy, Larrey ou Coste, le non-baron ; le « tout bon » Parmentier est plus modeste, mais ses travaux passés lui confèrent néanmoins une place de premier plan. En marge, Heurteloup fait discrètement carrière, accédant sans fracas au sommet de la hiérarchie, se comportant comme si son souverain ne s'appelait pas Napoléon.

Né à Tours en 1750, fils d'un humble cardeur de matelas surchargé de famille, le jeune Nicolas a la chance d'être très tôt pris en main par la religieuse qui dirige la pharmacie de l'hôpital voisin et qui le pousse vers la chirurgie. Puis vers le service de santé militaire, qui commence alors à prendre forme. En 1768, du grade de chirurgien sous-aide à l'armée de Louis XV en Corse jusqu'en 1808 où il est nommé chirurgien en chef de la Grande Armée, il gravit tous les échelons[1] sans éclat, ni état d'âme. Entre ces deux dates, en février 1793, quelques semaines après l'exécution de Louis XVI, soit donc au début de la Terreur, il est un des médecins militaires que le Comité de Salut Public nomme au Conseil de santé afin de « sans-culotter » cette instance. Il s'y comporte avec doigté et, en 1796, appelé à l'armée d'Italie, se retrouve bientôt inspecteur général. En 1808, une ophtalmie chronique éloignant Percy de la Grande Armée, Heurteloup lui succède au moment où s'ouvre la deuxième campagne d'Autriche. C'est son sens de l'organisation plus encore que son talent opératoire qui permettra au fils du cardeur, fait baron et officier de la Légion d'honneur, de passer à la postérité. En 1809, le bulletin de la Grande Armée publié après Wagram souligne la satisfaction de l'empereur sur « la manière dont la chirurgie a servi et particulièrement les services du chirurgien-en-chef Heurteloup ». Mais, après Percy et Larrey, Napoléon trouve qu'une troisième Légion d'honneur en cravate ferait beau-

1. Heurteloup sera tour à tour chirurgien-major de l'hôpital de Bastia (1782), de Toulon (1790), chirurgien-major à l'armée du Midi (1792), des Alpes (1793), d'Italie (1795). Il est déjà inspecteur général du service de santé quand il succède à Percy à la tête de la Grande Armée.

coup. L'armée lui offrira donc un grand banquet, ainsi qu'une médaille commémorative où se trouve gravé l'éloge impérial. Comme inspecteur général, il aura tenté, à l'instar de ses collègues mais de façon plus feutrée, de s'opposer au pouvoir de l'intendance, se battant, également en vain, pour donner aux médecins militaires une véritable assimilation aux grades correspondant à leurs responsabilités. Sur le plan technique, les résultats de ses interventions ne laissent pas à ses contemporains de souvenirs précis, à la différence de la finesse de ses mains.

Heurteloup meurt en 1812, au moment où la Grande Armée, dont il venait d'être nommé à la tête du service de santé, s'ébranle pour la Russie.

Dubois

Après les six barons de 1810, accompagnés de quelques chevaliers, la grande vague de promotion médicale se tasse. La création du titre d'Antoine Dubois est plus circonstancielle, liée au carnet rose du Régime. Inscrit en 1779 à la faculté de Paris, Dubois en suit les cours durant quatre ans, mais sa famille peu argentée ne peut réunir les fonds qui lui auraient permis en 1782 de passer sa thèse. Il ne fait pas sur le champ le crochet par Reims, nourrissant sans doute un projet plus vaste car, depuis l'année précédente, il est inscrit au Collège de chirurgie de Paris où il étudie deux ans, puis ouvre son propre cours privé d'anatomie qui connaît un franc succès. Devenu un peu plus fortuné, il soutient en 1787 sa thèse de maître en chirurgie, puis prend enfin la route de Reims, où, en trois mois, il sera reçu docteur en médecine.

Docteur et maître, il est en 1790 professeur adjoint au Collège de chirurgie et obtient début août 1792, la chaire d'anatomie. Sa nomination est sans doute l'une des dernières signées par Louis XVI, car avant qu'il ait même brossé en son fors intérieur les grandes lignes de son cours, le décret du 18 août supprime collèges et facultés. À l'approche de la Terreur, il va passer quelques mois à l'armée des Pyrénées, puis, dès 1797, obtient la chaire de clinique chirurgicale à l'École centrale de Santé qu'à peine nommé, il quitte pour l'Égypte au sein de la Commission des Sciences et des Arts que Napoléon emmène avec lui. En octobre 1798, souffrant (plus ou moins) de calculs de la vessie, il demande à rentrer en France. Mais le général en chef, dans une lettre très flatteuse, lui suggère plutôt de venir auprès de lui au Caire. « Vous serez content de voir cette grande capitale; vous trouverez à l'Institut un logement passable et une société d'amis, *parmi lesquels je vous prie de me compter* » lui écrit-il. Dubois persiste néanmoins dans son désir de rapatriement et, peu après son retour, débute son cours par une introduction sur l'anatomie qu'il aura eu huit ans pour préparer. Plus tard, sous la Monarchie de Juillet, lorsqu'il deviendra brièvement doyen de la Faculté, il pourra se flatter de ne rien ignorer des méandres que les études entraînent parfois, que l'on soit étudiant ou enseignant.

Chirurgien consultant de l'empereur, il est après la mort de Baudeloque nommé Premier accoucheur de l'Impératrice et c'est dans la nuit du 20 Mars 1811, qu'il va devoir justifier ce choix de Napoléon. L'accouchement s'avère compliqué, l'enfant se présente par la hanche et la poche des eaux se rompt prématurément. L'empereur, qui en attendant la délivrance avait été dans son bain, voit Dubois percer le rideau de vapeur qui l'entoure. Visiblement, il a perdu la tête. « Conduisez vous comme si vous attendiez le fils d'un savetier » lui dit alors Napoléon. L'accoucheur donne l'impression de continuer à ne savoir trop que faire, s'inquiétant brusquement de l'absence de Corvisart. « Que vous faut-il?, interroge l'empereur le visage sévère. Si c'est un témoin ou une justification, me voilà, moi[1]. »

Dubois retrouve alors ses esprits, s'arme de son forceps et extrait l'enfant, qui ne pousse un cri qu'au bout de sept interminables minutes. Marie-Louise est également sauve. Une explosion de joie éclate de tous côtés et, alors que tonnent les premiers des 101 coups de canon, l'empereur porte le nouveau-né jusqu'au salon voisin où attendent les principaux dignitaires du régime. « Messieurs, annonce-t-il, c'est le roi de Rome », puis le remettant à l'accoucheur et insistant sur les deux premières syllabes : « *Baron* Dubois, voilà votre enfant ». Le titre sera confirmé peu après.

Visiblement, Napoléon l'aime bien. Pour avoir refusé de le

1. « L'empereur, se rhabillant à la hâte, le rassurait en lui disant qu'un homme qui savait son métier serait impardonnable de perdre la tête ». (Las Cases, *Mémorial de Sainte-Hélène*, 30 Mars 1816.)

rejoindre en Italie, il boudera Bourdois de la Mothe plus de dix ans; or, malgré la lettre de Bonaparte lui demandant de le rejoindre au Caire, Dubois quitte l'Égypte sans susciter le moindre ressentiment à son endroit. L'indulgence de l'empereur se manifestera de façon encore plus surprenante lors de l'accouchement de Marie-Louise. Tant la mère que l'enfant ont frôlé la catastrophe et si cela s'était produit, Dubois y aurait été pour beaucoup. Napoléon ne l'ignore pas, qui, par la suite, ne reviendra pas sur la séquence même, sauf à Sainte-Hélène où il relatera l'affolement du médecin, mais ne lui en voulant toujours pas[1].

Girardot l'inconnu

Frédéric Masson, commentant la parcimonie avec laquelle l'empereur ouvrit les rangs de sa noblesse aux médecins, souligne que le service de santé militaire ne fournit que six barons d'Empire sur les quelque 1 090 créés de 1808 à 1814. (Boyer, Desgenettes, Heurteloup, Larrey, Percy, Yvan). Mais sa courte liste comporte une erreur et une lacune : l'erreur porte sur Boyer qui, toute sa vie, ne cacha pas son peu de goût pour le milieu militaire et la lacune concerne le chirurgien-major Girardot, fait baron par Napoléon en 1814, sur le champ de bataille même de Craonne, dans les tout derniers jours de l'Empire, il est vrai.

Restituer son titre à ce chirurgien ne procède pas seulement d'un réflexe d'exactitude. Sa personnalité comme les cahots qui ponctuèrent sa vie sont autant de précieux repères sur l'épopée. François Girardot naît en 1773 à Semur-en-Auxois. En 1791, à dix-huit ans, il est médecin de troisième classe à l'hôpital militaire de Dijon (ce titre de médecin ou chirurgien de troisième classe se situant avant même les études), lorsque, sans qu'on en connaisse les raisons, il émigre et se retrouve à l'armée de Condé, volontaire à cheval à la légion Mirabeau. Plus de médecine ni de chirurgie. En 1975, il passe, comme maréchal des logis, aux hussards de Baschi, puis gagne, deux ans plus tard, l'épaulette de sous-lieutenant des chasseurs nobles. Girardot demeure jusqu'à sa dissolution en 1802 à l'armée des Princes qu'il quittera,

1. Las Cases, *id.*

ayant perdu quelques illusions et gagné plusieurs blessures sans gravité — à ce détail près qu'il les doit à d'autres français. Il voit alors du pays, s'attachant à l'une des premières familles de Pologne, celle des comtes Krasinski, aussi francophones que francophiles, et troquant sans doute là son sabre contre de nouveau le scalpel. Simultanément, le goût de la chirurgie s'ancre en lui alors que la terre natale commence à lui manquer. En août 1803, voilà l'ancien émigré élève en médecine à l'Hôtel-Dieu de Paris puis, le 9 mai 1804, deuxième de promotion de l'internat des hôpitaux de Paris, la troisième depuis la création de celui-ci (1802). En 1806, Girardot passe sa thèse de doctorat, dédiée au comte Vincent Krasinski [1] et à la comtesse, née Radziwill. Nul n'est dès lors surpris de lire, en mars 1808, sa nomination comme officier de santé de première classe au premier régiment des chevau-légers polonais de la Garde, dont, depuis sa création en 1807, le colonel n'est autre que Krasinski. Girardot demeurera jusqu'en 1814 le chirurgien-major de cette prestigieuse unité, refusant toute autre affectation, comme tout avancement. Le régiment sera engagé en Espagne où ses hommes — *los infernos picadores* — laisseront d'ailleurs un vif souvenir, puis, en 1809 en Autriche, en 1812 en Russie, en Allemagne en 1813 où il va se couvrir de gloire à Dresde ; et c'est toujours avec lui que le chirurgien débouche l'année suivante sur la campagne de France. À Montereau, le 18 février, blessé pour la première fois sous le drapeau tricolore, Girardot est promu officier de la Légion d'honneur. Mais le grand moment pour lui se situe le 7 mars à Craonne. Au cœur du déluge de feu que fut cette bataille, descendu de cheval, il est penché sur un blessé, quand un boulet le frappe de plein fouet. Alors qu'on l'emporte, encore conscient, il avise plusieurs cavaliers qui, à proximité, n'ont rien perdu de la scène. Au milieu d'eux, Napoléon. Alors, couvert de sang et de terre, une jambe ne tenant au corps que par quelques lambeaux sanglants, il se redresse et, rassemblant ses forces, lance un vibrant : « Vive l'empereur ! ». Quelques mots de celui-ci à un aide de camp et, sur le champ de bataille même, le chirurgien est fait baron de l'Empire dans le même temps qu'on l'ampute.

En moins de trois semaines, entre le 18 Février et le 7 Mars 1814,

---

1. Dans sa correspondance, Napoléon parle de Krasinski, colonel des chevau-Légers de la Garde, avec considération.

François Girardot, chirurgien-major parmi beaucoup d'autres, sera devenu officier de la Légion d'honneur, puis baron[1]. Dans les deux cas, dans l'exercice de ses fonctions et le tumulte même du combat. Seuls les barons Percy et Larrey, l'un et l'autre commandeurs, ont davantage, mais ils sont à la tête même du service de santé. Desgenettes, médecin en chef de la Grande Armée, n'a pas plus, ni Yvan, toujours dans l'ombre de Napoléon, ni Heurteloup lorsqu'il meurt en 1812. De même, à la Cour, Corvisart, le propre Premier médecin de Leurs Majestés. Mais il est de fait qu'à la différence des autres, Girardot est le seul à payer cela d'une jambe. Le 5 avril, les lettres de créance sont enregistrées, lui conférant des armes vraiment très parlantes : deux lances croisées de chevau-légers polonais et au-dessous, botté et éperonnée, une jambe coupée. Pour être baron de l'Empire, il était temps : dans moins d'une semaine, le comte d'Artois, entouré des maréchaux de Napoléon, fera, sous les ovations de la foule, son entrée dans Paris. Mais, nous le verrons plus loin, le retour des Bourbons n'est pas un problème pour Girardot. N'a-t-il pas servi à l'armée de Condé qu'il n'a quittée qu'à sa dissolution ?

Trois civils suivent le glorieux amputé, empanachés, décorés, discourant entre eux plus que discutant; ce sont, les deux premiers entourant le troisième, leur aîné de plus de vingt ans, les docteurs *Durande*, *Marchant* et *Lallemand*, respectivement maires de Dijon, Metz et Nancy. Rien ne les étonne moins que d'être là; sans doute leur titre de baron n'est-il lié qu'à leur bel hôtel-de-ville auquel ils n'ont pas été élus, mais nommés par l'empereur. Mais si celui-ci les a choisis, c'est bien en raison de l'audience locale que leur a value, associées à une fortune correctement assise, des années d'exercice de la médecine. Chacun des trois entend d'ailleurs qu'on ne l'oublie pas et a installé le serpent d'Epidaure bien en vue dans ses armoiries. Traité différemment, il est vrai. Vert pour Durande, argent pour Lallemand, argent également mais curieusement en dents de scie pour Marchant. Barons-maires ils le sont, c'est évident, mais se sentent tout autant

1. Dans *Les Misérables*, Victor Hugo met en scène Napoléon accordant, sur le champ de bataille même, le titre de baron et la rosette de la Légion d'honneur au père de Marius.

barons-médecins, même si, serpent ou pas, ils ne peuvent prétendre l'être que par ricochet.

Tels sont les barons-médecins de l'Empire, ne relevant que de trois seules origines : d'abord, les titulaires des principaux postes du service de santé de la Maison de l'empereur et, seulement après la naissance du Roi de Rome, l'accoucheur de l'impératrice; Les principaux postes uniquement, ni les seconds rôles, ni le Premier pharmacien, ne sont concernés. Puis les inspecteurs généraux du service de Santé des armées. Et, de ce côté là, deux surprises : la présence de Girardot, mais pour lui la poudre a parlé, et l'absence de Coste, inspecteur général, à la fois médecin en chef de la Grande Armée et des Invalides, mais plus encore l'incarnation même de la médecine militaire sans discontinuer depuis le corps expéditionnaire de Rochambeau en Amérique. Il est courant de lire qu'épris d'égalitarisme à la Franklin, il refusa cet honneur, s'agitant même pour qu'on ne lui décerne pas. Or, c'est faux. Nous le découvrirons plus loin à la lumière d'une pathétique lettre de sa femme à Daru. Pas plus que sous l'Ancien Régime il ne put intégrer les Cincinnati, pas plus aujourd'hui ne reçoit-il ce titre qu'il convoitait pourtant. Et, dans ce second cas, si Coste n'est pas baron, c'est uniquement parce que Napoléon ne le voulut pas. Dernière origine enfin, ces anciens médecins, pour l'heure maires de grandes villes de l'Est de la France. Certes, c'est à cette seule fonction qu'ils doivent leur titre, mais c'est bien la médecine qui la leur valut.

Observons enfin dans ce groupe l'absence de tout représentant du monde hospitalo-universitaire en tant que tel. Pour eux, c'est encore trop tôt; à plus forte raison pour les « talents », autrement dit les grands consultants en ville. Les barons donnent presque exclusivement leurs soins à l'Empereur et à l'Armée. Ils ne font que peu de clientèle privée qu'à l'occasion [1] et Napoléon ne cesse de les plaisanter sur leurs honoraires.

1. À l'exception de Corvisart et Boyer. Les barons militaires, trop souvent absents, n'étaient jamais sûrs de pouvoir surveiller les traitements qu'ils prescrivaient. Leur pratique civile était plus ponctuelle, sans pour autant être nulle. Larrey en fournit plusieurs exemples.

... Et quelques chevaliers...

La revue se poursuit par une dizaine de chevaliers.

Antoine Portal marche en tête, de l'allure gourmée dont il aura traversé l'Histoire de France de Louis XV à Louis-Philippe. Présent à l'Académie des sciences le jour où Voltaire s'y rend, le philosophe l'interpelle gaiement : « c'est donc là ce médecin qui sait si bien découvrir les secrets de la vie en fouillant le sein de la mort. » Portal peut-il rêver une meilleure présentation de ses travaux personnels qui le rangent avant la lettre dans le camp des anatomopathologistes ? Médecin de Monsieur, frère du roi (le futur Louis XVIII), du cardinal de Rohan durant le séjour du prélat à la Bastille. Paris chantonne alors à son sujet :

> *« L'intrigant docteur Portal*
> *nous a rendu le cardinal.*
> *Il l'a bourré de quinquina*
> *Alléluia! »*

Médecin de Couthon sous la Terreur, de Barras après celle-ci, il a toutes les raisons de penser qu'il se retrouvera celui du Premier consul, puis de l'empereur. Corvisart fait alors tout pour l'écarter[1], aidé de Berthollet et de Monge avec qui il s'était chamaillé du temps de l'ancienne Académie des sciences et qu'aujourd'hui, à l'Institut, ses propos sentencieux continuent d'agacer. La coalition réussit. Portal ne sera pas Premier médecin, ni baron, ni professeur à la Faculté. Il sera, en dehors de Napoléon, médecin de tout ce qui compte à Paris, créé chevalier et nommé professeur au Collège de France; en somme, une situation, un titre et une fonction qu'il détenait déjà sous l'Ancien Régime. « C'est le docteur le plus en réputation à l'étranger, les Montholon pensent comme moi » observe Gourgaud à Sainte-Hélène. L'empereur n'en disconvient pas. Le plus étonnant est qu'en effet, sous sa perruque poudrée et derrière ses manières qui faisaient si bon effet à Versailles, son regard clinique est le même que celui de Corvisart. Il appuie toutes les initiatives novatrices, la vaccination en particulier, sans pour autant rompre avec la lecture des anciens auteurs.

1. L'information vient de Napoléon, à Sainte-Hélène, devant qui Gourgaud s'étonnait que Portal ait été tenu à distance sous l'Empire.

« C'est aussi utile qu'agréable. L'on y découvre plusieurs objets qui passent pour nouveaux » commente-t-il malicieusement. Recevant en 1803 Joseph Frank qui le compare déjà « à un spectre ambulant » Portal lui fait le procès des systèmes,

> « chacun d'eux étant beau sur le papier, mais ne vaut rien en pratique. Croyez-moi, conclut-il sans élever la voix, cette médecine là ne guérit pas ; non, elle ne guérit pas. Et pourtant tel doit être le but principal de notre art[1] ».

Sue[2], par ordre chronologique le deuxième chevalier, aurait tellement aimé ne pas l'être, ou, plus précisément, être davantage. S'il fut enchanté d'être anobli, il se désola de n'avoir, malgré l'appui de Joséphine, pu obtenir le titre de baron. Et pourtant le chevalier Sue — ainsi signa-t-il jusqu'à sa mort — est proche de la famille impériale. En 1804, son fils Eugène (le futur romancier) a pour marraine « Marie-Josèphe Tascher de La Pagerie, épouse du citoyen Napoléon Bonaparte, Premier consul de la République française », et pour parrain « Eugène Beauharnais, colonel commandant des chasseurs à cheval de la Garde des consuls ». Ce qui, l'on en conviendra, était de nature à donner quelque consistance à ses prétentions.

Sue appartenait à une famille où alternaient médecins et chirurgiens. En 1781, lorsque lui-même est reçu maître en chirurgie, son père est depuis plus de vingt ans chirurgien en chef de l'hôpital de la Charité. Mais Jean Joseph n'en obtiendra pas la succession escomptée et sans doute est-ce là la raison qui l'oriente vers la médecine. En revanche, la chaire d'anatomie à l'École des beaux-arts, que son père détenait également, lui revint sans coup férir. Il la conservera jusqu'à sa mort, partageant le reste de son temps entre un autre cours d'anatomie à l'Athénée[3], sa nombreuse clientèle et la vie parisienne. L'armée

---

1. Franck (J.) *Reise nach Paris, London (...) op. cit.*

2. Jean Joseph II Sue (1760-1830) venait d'une vieille famille de médecins également ouverts à l'art et au rôle de la peinture dans l'enseignement de la médecine. Son père Jean Joseph Ier (1710-1792) détint à l'École royale de peinture et de sculpture la chaire d'anatomie, que lui-même conserva une fois cette école devenur l'École des beaux-arts.

3. Il y soutenait des hypothèses médicales parfois hardies, ainsi qu'un individu coupé en morceaux souffrait dans chacun d'entre eux.

aussi, car, sur le papier du moins, comme sur quelques toiles où il pose avantageusement en uniforme chamarré, Sue est depuis 1800 médecin en chef de l'hôpital de la Garde. Durant plus de dix ans, il saura n'en pas bouger, se tenant à distance de la boue des camps, à plus forte raison du fracas des batailles. Mais, début 1812, l'état-major l'invite à boucler sa cantine : « L'empereur, lui écrit-on sans ambages, veut pour sa Garde un médecin chef qui la suive à l'armée. » Il part, mais, dès le mois de juin, bien avant l'hécatombe, le voilà de retour à Paris. Le médecin-chef est tombé malade. Son dossier militaire nous révèle en outre un détail pour le moins insolite : « N'étant jamais monté à cheval [1] », le chevalier Sue arguait de la difficulté de suivre les troupes en berline. On imagine ici le sourire de Napoléon. Un médecin en tenue d'opérette, incapable de tenir sur un cheval et qui veut être baron !

Hallé est sans conteste le meilleur praticien de l'époque napoléonienne, mais les choix de l'Histoire sont souvent déroutants et son nom demeure bien peu connu. Petit-fils et fils de deux peintres de belle notoriété, le jeune Jean-Noël découvre la médecine par le biais de l'anatomie que son père enseignait à l'École des beaux-arts. Nous l'avons vu en conflit avec la Faculté, mais, l'avenir ne tardera pas à effacer cette péripétie. Etroitement lié avec Corvisart, s'il lui succède au Collège de France, il le précède à l'Académie des sciences où il est élu dès la création même de l'Institut. Professeur à la Faculté de médecine de Paris, il est également médecin consultant de Napoléon, ce qui n'excite pas plus son avidité que cela n'entrave son esprit d'indépendance. Chevalier de l'empire, il ne profitera jamais de ses rencontres fréquentes avec l'empereur pour tenter d'obtenir davantage. Au contraire, le jour où celui-ci, en matière de plaisanterie, lui passe son rasoir sous le menton, Hallé se retire choqué et prend ses distances avec les Tuileries [2]. Mais, l'empereur, qui n'apprécie pas ce réflexe d'indépendance, lui en voudra : à Sainte-Hélène, il l'évoquera avec quelques paroles aigres.

---

1. Service historique de l'armée de terre (SHAT, Vincennes), dossier Sue.

2. Pour André Gosse, qui consigne ce qu'il entend dans Paris, c'est sous le nez que Napoléon aurait passé son rasoir; pour d'autres, il lui aurait pincé un oreille. Mais la localisation de la familiarité de l'empereur importe, à dire vrai, assez peu. *Correspondance durant son séjour à Paris* (1811-1816), *op. cit.*

Durant tout le règne, Hallé n'en demeure pas moins très recherché pour son sens aigu de l'examen clinique et ses initiatives thérapeutiques que double, pour ceux qui laissent tranquilles son menton, son nez ou ses oreilles, l'urbanité la plus souriante. À Elisa, sœur de Napoléon, qui s'attache avec opiniâtreté à une erreur, il dit seulement : « Vous avez trois fois le droit de soutenir votre point de vue : vous êtes jeune, vous êtes belle, vous êtes princesse. » À la Faculté, son enseignement est très couru. L'étudiant genevois Gosse le décrit ainsi :

> « M. Hallé est petit et gros, sa figure est riante, large, ses yeux petits et animés. C'est celui de tous les professeurs le plus affable, le plus modeste et le plus savant, qui, dans ses leçons, met un zèle particulier à se faire comprendre[1]. »

Ses jugements sur ses pairs valent ses diagnostics. Désignant un jour Laennec à peine arrivé de sa Bretagne, Hallé déclare que cet étudiant, « s'il continue à travailler comme il travaille, deviendra le premier médecin de l'Europe ». Quinze ans avant la découverte du stéthoscope, ce n'est pas mal vu! Pour le reste, ses propos objectivent la révolution médicale qu'il est l'un des premiers à promouvoir : « La médecine du symptôme, disait-il dès 1805, doit toujours être subordonnée à la médecine de la maladie. »

Les chevaliers suivants oscillent entre trois pôles : deux que nous connaissons, le service de santé militaire et la maison de l'Empereur, mais voilà que surviennent quelques « talents ».

D'abord un militaire, *Paullet*[2], chirurgien en chef en second de la Garde, chirurgien en second de l'hôpital militaire du Gros-Caillou et en toutes circonstances le second de Larrey, mais, un second indispen-

1. A. Gosse, *ibid.*

2. Dominique Paullet (1764-1840), pour ses armoiries de Chevalier, avait choisi non le classique serpent d'Esculape enlaçant la massue, mais « les trois vases d'Hippocrate ». Après Waterloo, il se retira à Nancy. Antoine Varéliaud (1776-1840) possédait un certain talent de plume. Aussi Boyer lui donna-t-il comme sujet de thèse « De l'art d'écrire en médecine », dont ne ressort aucune idée originale.

Jean-Baptiste Lanefranque (1770-1812) fut chevalier de l'Empire sans avoir la Légion d'honneur. Napoléon l'appréciait, Corvisart moins, qui le trouvait « hâbleur et poltron » et lui reprocha de s'être affolé en l'appelant d'urgence auprès de l'Empereur en 1809 à Vienne.

sable. Sur le terrain, tous deux se sont, en effet, partagé la tâche : pendant que Larrey opère, Paullet recherche les lieux où, préjugeant de l'issue de la bataille et compte tenu de son bilan, œuvreront les hôpitaux d'évacuation. Au mieux ou au moins mal. Napoléon le fait chevalier de l'Empire en 1809. C'est le seul moment où il prend un léger avantage sur Larrey, qui ne sera lui-même anobli qu'en 1810. Mais sa situation en retrait est vite rétablie. Larrey est baron et lui chevalier. Deux autres membres de la maison impériale suivent : *Varéliaud* en premier, neveu et élève de Boyer, qui profitera très tôt de la protection de son oncle. Chirurgien par quartier de la maison de l'empereur, il fait partie en 1810, de l'escorte d'honneur chargée d'aller au-devant de Marie-Louise. Son allure et sa figure plaisent à celle-ci et voilà le chirurgien muté à la Maison de l'impératrice. La même année, il est fait chevalier de l'empire. Mais si Varéliaud a été accueillir Marie-Louise, il ne la raccompagnera pas. En 1814, il est à Fontainebleau au moment de l'abdication et aurait proposé à Napoléon de le suivre à l'île d'Elbe, ce qui reste incertain.

Lanefranque vient ensuite. Médecin en chef de l'hospice de Bicêtre, il est de longue date un proche de Corvisart qui, dès sa constitution, l'attache à la Maison de l'empereur. Dès lors, il sera plus souvent en campagne qu'à son hôpital et c'est ainsi qu'au matin d'Essling, il recueillera les sombres pressentiments de Lannes. Napoléon l'estime et ne lui en veut pas d'avoir, en 1809, appelé Corvisart à Vienne pour bien peu de chose. En 1810, il est le seul des quatre médecins par quartier à être fait chevalier de l'empire. Cas rare, mais prévu par l'héraldique impériale (ses armes comportaient un annelet d'argent signe des « chevaliers non légionnaires »), il sera anobli sans être décoré de la Légion d'honneur. À sa mort, à la fin de l'été 1812, il n'avait toujours pas reçu la croix.

Paraît ensuite un autre membre de la Maison impériale, celui-là chirurgien. Il s'agit de *Pelletan*[1] dont, à première vue, les faits saillants de sa vie se situent avant et après la période napoléonienne. Avant, lorsque ce membre de l'ancienne Académie royale de chirurgie où il tenait une place de premier plan est chargé en 1795, après lui

1. Philippe Jean Pelletan (1747-1829), malgré son beau buste, laissera une image contrasté. À en croire J. Frank, qui le note lors de sa visite à Paris (voir p. 231) il lui arrivait de s'oublier jusqu'à gifler des malades en public.

avoir donné les derniers soins, de l'autopsie de « l'enfant du Temple », le présumé Louis XVII, durant laquelle il en dérobe le cœur. Après, quand en 1814, Dupuytren, son adjoint à l'Hôtel-Dieu parviendra au milieu de bruyantes péripéties, à se substituer à lui. En fait, sous l'Empire, il n'en est pas moins chirurgien en chef de l'Hôtel-Dieu (déjà en lutte sourde avec son adjoint), l'hôpital en vedette de la capitale, professeur de clinique chirurgicale à la faculté, membre de l'Académie des sciences, chirurgien-consultant de Napoléon. Nommé en 1810 chevalier de l'empire, Pelletan incarne le notable du régime, comme on peut en juger par son buste en robe professorale du au ciseau de Chinard et exposé au Salon de 1810.

Défile maintenant un groupe de militaires, dont émerge un marin. Après avoir commencé en 1795 des études de chirurgie à l'Hôtel-Dieu, *Taillefer*[1] quitte la capitale et s'embarque sur la frégate *L'Immortalité.* Prisonnier des Anglais, il s'échappe, réapparaît à l'Hôtel-Dieu et réembarque, pour trois ans, sur la corvette *Le Géographe.* Le monde entier parcouru, il est en 1804 chirurgien de 2e classe au régiment des marins de la Garde, dont il devient chirurgien en chef en 1809. Entretemps, la flotte française s'est engloutie à Trafalgar et c'est désormais à pied qu'il va sillonner l'Europe de l'Espagne à la Pologne, se dévouant sans compter tant auprès de ses marins que des autres corps de troupes. Ce qui lui vaut en 1810 les lettres patentes de chevalier de l'Empire faisant de lui, de tout le règne, le seul médecin de la marine à être anobli, une caractéristique qu'il conservera même après la nomination en 1813 de Keraudren comme inspecteur général. Mais ce ne sera pas tout. En 1814, à Montmirail, alors qu'il opère sous la mitraille, Napoléon lui fait porter la croix d'officier de la Légion d'honneur.

Les médecins ou chirurgiens de l'armée de terre qui l'entourent n'ont pas laissé de grands souvenirs, les médecins principaux *Chifoliau* et *Dudanjon*[2], les chirurgiens principaux ou majors *Bousquet, Dame-*

---

1. Hubert Jules Taillefer (1779-1869) quitta sous la Restauration le service avec le grade de Premier chirurgien en second de la Marine. Par le jeu des bonifications, à 40 ans, il avait 40 années de service. Il vint s'installer à Paris où il mena durant encore un demi-siècle l'existence laborieuse d'un médecin de quartier.

2. Didier Auguste Chifoliau (1757-1812), chevalier de l'Empire en décembre 1809 et Cyr Dudanjon (1769-1813), chevalier de l'Empire en mai 1808, tous deux médecins principaux, disparurent, le premier durant, le second aussitôt après la retraite de Russie.

licourt, Gorse, Poussiergue, Renoult[1]. En leur sein, François *Houin*[2] laisse perplexe. Ce chirurgien-aide major des grenadiers de la Garde est, en effet, créé chevalier de l'Empire à vingt-six ans, sans que ne l'expliquent ni son dossier militaire, ni la place de sa famille dans la société de Dijon dont il est originaire.

Bourdois de la Mothe[3], qui a autant que Sue horreur de la boue des camps, nous ramène à la ville et à la cour, auprès du Roi de Rome : fils d'un médecin bourguignon, Bourdois vint tôt étudier à Paris, se liant alors avec son condisciple Corvisart. Docteur-régent de la faculté, il a déjà une clientèle brillante quand éclate la Révolution qu'il traverse avec une sage prudence. Lui aussi va se déguiser en militaire et noue ainsi par hasard une amitié assez chaleureuse avec le chef de bataillon Napoléon Bonaparte. Quelques années plus tard, à peine nommé à la tête de l'armée d'Italie, celui-ci n'aura de cesse de joindre Bourdois pour lui proposer d'en diriger le service de santé, mais le médecin, qui était en train de retrouver sa notoriété parisienne, n'a, cette fois, cure de retourner jouer au soldat. Sans doute l'exprime-t-il maladroitement, car Napoléon, à la différence de son attitude vis-à-vis de Dubois ou de Lanefranque par exemple, lui battra froid durant quinze ans. Et, pendant que son ami rancunier ceint la couronne, lui-même devient, à l'égal de Corvisart ou de Portal, l'un des praticiens les plus en vue de Paris. « C'est la personne dans laquelle j'ai le plus de confiance », dit Talleyrand. Bourdois n'est pourtant pas spécialiste des pieds-bots, mais est recherché de toutes parts pour ses soins aux

1. Aucun fait saillant, à la lecture de leurs dossiers au Service historique de l'armée de terre (SHAT, Vincennes), ne marque leur carrière ultérieure, sauf cette appréciation sur Alexandre Poussièrgue (1766-1830) : « diplomate et antiquaire ». Tous ont contracté des unions les mettant à l'abri du besoin, et à peu près tous appartiennent, non à la Grande Armée, mais à la vieille Garde. Aisés, ce qui est loin d'être le cas de tous les médecins militaires, ils correspondent parfaitement au souci de Napoléon, — dont, appartenant à la Garde, ils sont connus — de ne jamais voir sa noblesse ou ses décorés galvaudant qui son titre, qui sa croix.

2. François Houin (1786- ?) dossier égaré au SHAT ; non légionnaire, mais chevalier de l'ordre de la Réunion. Semble correspondre au désir de l'Empereur — qui le connaît, mais on en sait pas plus — de rajeunir les promotions après la naissance du roi de Rome.

3. Edme Joachim Bourdois de la Mothe — ou de la Motte — (1754-1837). « En très bonne odeur auprès des ministres et totalement inconnu du monde des savants », ainsi le définissait-on volontiers dans Paris. Sa collection de tabatières et de boites précieuses offertes par ses opulents clients demeura longtemps célèbre.

enfants à une époque où la pédiatrie est encore loin d'exister. Aussi, en 1811, Corvisart agissant sans doute en coulisse, Napoléon décide-t-il de lui pardonner et lui confie la santé du roi de Rome. Aussitôt les honneurs affluent : le voilà chevalier de l'empire — la Chancellerie constitue même un dossier de baron — et décoré de la Légion d'honneur. Une croix qui l'enchante visiblement, car il n'hésite pas à demander à Isabey de la placer sur son portrait, exécuté l'année précédente. Une gravure avait été déjà réalisé : qu'à cela ne tienne, une autre la remplace derechef. Ainsi peut-on voir, à la Bibliothèque Nationale, les deux tirages du portrait absolument identique du médecin. À un détail près : il est décoré sur l'un et pas sur l'autre. Mais Bourdois ne se présente pas seul. À ses côtés marche *Jean Abraham Auvity*[1], comme lui docteur-régent de l'ancienne Faculté de Paris et comme lui pédiatre avant la lettre, qu'il a fait nommer chirurgien des Enfants de France. Avec eux deux, la Maison du Roi de Rome donne l'impression de se constituer en pointillé. Observons une nuance : Bourdois et Auvity sont chevaliers alors que leurs équivalents auprès de ses parents sont barons.

Arrive enfin, *Jean Louis Victor Broussonnet*[2] en janvier 1812, quasiment en fin de liste, mais unique en son genre car il s'agit d'un médecin de province. Certes, de Montpellier, et non le moindre, puisqu'il est — et pour de longues années — doyen de la Faculté, mais c'est là une coïncidence, puisque cette éminente fonction ne jouera à Paris, ni pour Thouret, ni pour Leroux des Tillets, ni bien sûr pour leurs homologues strasbourgeois. Professeur de clinique médicale et médecin en chef de l'hôpital Saint-Eloi, Broussonnet est à la fois rétrograde et infatué de lui-même. « J'ignore la manière dont on parvient aux distinctions, je ne connais que celle de les mériter » écrit-il en 1810 au grand chancelier de la Légion d'honneur pour demander une croix que l'on tarde à lui accorder. Il fera de même ensuite pour son titre. Ni militaire, ni membre de la Maison de l'empereur, ni parisien proche du pouvoir, il représente donc l'exception qui confirme la règle. Ceci étant, son choix était loin de s'imposer. En 1846, l'année

1. Jean Abraham Auvity (1753-1821), quoique de formation chirurgicale, s'intéressa très tôt aux maladies du premier âge. Après lui, ses trois fils exercèrent la même spécialité.

2. Jean Louis Victor Broussonnet (1771-1846) fils, frère et père de médecins en vue à Montpellier; fait chevalier de l'Empire du 19 janvier 1812.

de sa mort, Broussonnet continuait à dénuer toute valeur à l'auscultation. La découverte de Laennec remonte alors à trente ans.

Par delà les nouveaux départements, les pays associés s'ouvre-t-ils sur le Grand Empire ? Sur la Grande Armée plutôt, car les trois chevaliers suivants sont polonais et servent dans les 1er et 2e régiments de la Vistule sur le point, en mai 1812, de s'engager sur la route de Moscou. Qu'ils se nomment *Gulitz, Kitz* ou *Rutscky,* l'on ne sait rien d'eux, sinon qu'ils sont jeunes (tous trois sont chirurgiens sous-aide) et suffisamment fortunés pour que la dotation accompagnant le titre ne soit pour chacun que de cinq cents francs.

Le défilé s'achève sur une silhouette claudicante. Comme pour les barons, le dernier des chevaliers est un chirurgien militaire amputé d'une jambe, mais combien plus sédentaire et moins sympathique que Girardot. L'existence feutrée, alors que les autres sont au combat, creuse-t-elle l'avidité ? La vie de *Marie François Vergez*[1] incite à poser la question. À sa mort en 1831, il sera le plus décoré du Service de santé, sans avoir pour autant paru sur un champ de bataille depuis 1792. Docteur de la faculté de Montpellier en 1791 et affecté à l'armée du Centre, il participe au siège de Namur lorsqu'il est frappé de plein fouet par un boulet qui lui emporte la cuisse droite. Dans les jours qui suivent, la Convention décrète que « le chirurgien aide-major Vergez a bien mérité de la Patrie ». Réformé, le hasard le fait alors béquiller, le 9 thermidor an II, du côté de l'Hôtel de Ville, et c'est lui qui donne les premiers soins à Robespierre, gravement blessé à la mâchoire. Toute sa vie, le chirurgien racontera la manière dont, durant cette séquence, « le monstre » — l'expression figure dans son rapport — ne cesse de le fixer du regard. Réintégré à un poste sédentaire, Vergez est nommé en 1795 secrétaire du Conseil de santé, adjoint aux inspecteurs généraux, et le demeurera jusqu'à sa retraite en 1825. Mais, durant tout ce temps — et même après —, confortablement assis derrière son bureau alors que les ambulances sillonnent l'Europe, quelle impressionnante série de sollicitations ! En 1804, à peine est-il nommé chevalier de la Légion d'honneur qu'il réclame la croix d'officier, arguant du fait que Percy, Larrey et Desgenettes

1. Marie François Vergez (1769-1832). Sous la Restauration, il lance simultanément un dossier pour obtenir le titre de baron et un autre pour la cravate de la Légion d'honneur. C'est le second qui aboutira.

viennent de la recevoir. Or, n'est il pas le seul (il souligne) médecin militaire à avoir par décret « bien mérité de la Patrie » ? On la lui fera attendre jusqu'en 1814, mais, l'année précédente, il aura reçu les lettres patentes de chevalier de l'Empire.

Un unique pharmacien appartiendra à la noblesse impériale. Pas même le Premier pharmacien de la Maison de l'empereur, Deyeux, comme ses fonctions le donneraient à penser, mais son adjoint, *Charles-Louis Cadet de Gassicourt*[1], « pharmacien ordinaire ». Pas vraiment ordinaire, il faut bien le dire, dans la mesure où — ce que tout Paris clabaude — il est un fils adultérin de Louis XV, mais un fils doué et doté — son ascendance joue-t-elle ? — d'une indéniable autorité naturelle. À peine âgé de 15 ans, il adresse à Buffon son point de vue sur l'histoire naturelle ; en 1787 à 18 ans, il se fait recevoir avocat ; et fait jouer des pièces au Vaudeville, dont *Le Souper de Molière* qui connaîtra de nombreuses représentations et un réel succès ; il sera également à l'origine d'un bon nombre des mesures de salubrité publique prises en matière de voirie par la préfecture de Police durant l'Empire, qu'il s'agisse de l'éclairage des rues, des mesures prophylactiques relatives aux prostituées ou de la chasse aux charlatans. Mais ces diverses activités lui laissaient du temps pour la pharmacie, tant son officine même qui devient l'une des deux ou trois plus florissantes de Paris que la rédaction d'ouvrages spécialisés, à l'usage du public, dont « les personnes qui habitent la campagne », mais aussi à celui des médecins ou de ses confrères. À l'intention de ces derniers, il lance en 1809 le *Bulletin*, bientôt *Journal de pharmacie*, dont jusqu'à sa mort il contrôlera étroitement la publication. Deyeux ne voulant pas quitter Paris, c'est Cadet de Gassicourt qui assure la pharmacie de la Maison de l'empereur lorsque celui-ci est en campagne. Une raison suffisante pour lui valoir, de préférence au Premier pharmacien, le titre de chevalier, sans la Légion d'honneur toutefois. Seule ombre dans ce brillant tableau, les souvenirs militaires qu'il laissera, particulièrement sa relation des derniers moments de Lannes, sont peu crédibles.

Tels sont, au rang de comte, de baron et de chevalier, les professionnels de la santé figurant au sein de la noblesse impériale. L'image

1. Avec Louis de Narbonne, aide de camp de Napoléon, la maison de l'Empereur comptait deux fils adultérins de Louis XV.

déjà esquissée demeure quantitativement : les médecins anoblis sont en majorité des civils, plus ou moins intégrés à la maison de l'empereur, les chirurgiens en majorité des militaires. La présence dans cet ensemble d'un comte piémontais, d'un médecin de Montpellier, de trois chevaliers polonais et d'un tout jeune chirurgien d'à peine plus de vingt-cinq ans, donne à penser que, si l'Empire avait duré, ces données de base auraient évolué. Il était important d'observer Napoléon attribuant dans la société qu'il façonnait avec tant d'attention, aux praticiens de son choix, les places qui revenaient aux fonctions auxquels il les nommait au sein de sa nouvelle société.

À cette liste le nom du docteur-baron *Lefèbvre de Saint-Ildepont* mérite d'être associé. À priori, il n'y a pas sa place, car son titre est prussien, mais on peut penser qu'il l'a néanmoins, dans la mesure où il est français et que c'est en parfait connaissance du péril qu'il trouve la mort en ouvrant son hôpital aux blessés de la Grande Armée décimée par le typhus. D'une famille de Normandie à la fois noble et riche, Lefebvre de Saint-Ildephont se retrouve, en 1769, tout naturellement à la tête d'une compagnie de chevau-légers, mais il préfère approfondir les sciences et manier la plume. Il parcourt alors l'Europe, étudie la médecine en Hollande où il est reçu docteur, tout en produisant des comédies en Suède et en Suisse. La diversité des genres ne l'effraie pas : après un *État de la médecine, de la chirurgie et de la pharmacie en Europe* (1777), un *Eloge de Pierre le Grand* (1780), un *Traité sur les maladies vénériennes* (1781), il écrit une tragédie en cinq actes, *Macbeth* (1783) qui ne semble pas avoir beaucoup frappé ses contemporains. En 1785, il reparaît à Versailles où il est nommé médecin du comte de Provence, mais l'agitation prérévolutionnaire l'ennuie et le voilà de nouveau parti, cette fois vers l'Italie et la Prusse où il est fait baron. En 1795, Lefebvre de Saint-Ildephont donne à Utrecht une comédie, *L'Ecole des voyageurs* dans laquelle il dut mettre beaucoup de lui-même et, en 1798, un volume sur la guérison des hernies. La tourmente passée, en 1801, bref séjour en France, le temps de publier une étude sur la *paralysie du nerf optique.* Mais l'âge vient et le médecin-écrivain itinérant donne des signes de lassitude. Après avoir encore séjourné à Francfort où il poursuit ses travaux sur l'œil, puis à Munich, il se fixe finalement à Augsbourg autour de 1805. Le roi de Bavière le nomme alors médecin en chef des hôpitaux de la ville. Au printemps de 1809, les convois de blessés de la Grande Armée, venant de Ratisbonne et d'Essling, font halte à Augsbourg. Mais le typhus les accompagne et l'épidémie sera sévère. Dès ses prémisses Lefébure de Saint-Ildephont se dépense sans compter au chevet des malades, militaires français et civils allemands, qui ne tarderont pas engorger ses salles. Sachant parfaitement à quoi s'en tenir, il meurt à son poste en juillet.

Les non-anoblis

Un certain nombre de médecins, chirurgiens ou pharmaciens, n'auront pas appartenu à la noblesse impériale, sans être pour autant des sans grades, ou des exclus. Mais les titres n'ont été conférés que durant six ans et, pour beaucoup, seul le temps aura manqué. Alibert ou Dupuytren auraient été barons de l'Empire, comme ils le seront de la Restauration. Le cas de premier des non-nobles, Coste, de 1783 à 1819 tour à tour et imperturbablement Premier médecin des camps et armées du roi, de la République, de l'empereur, puis du roi, est différent. Il n'est pas anobli, uniquement parce qu'il agace Napoléon, mais sa personnalité méconnue mérite que l'on s'arrête assez longuement sur lui.

Coste le méconnu

Jean-François Coste fait ses études de médecine à Paris. Il côtoie alors Jean-Jacques Rousseau auprès de qui il se rend à Montmorency, accompagnant en consultation son maître Antoine Petit. Docteur de Valence pour des raisons financières, il commence à exercer à Gex, non loin de Ferney. Décidément voué aux philosophes, c'est maintenant Voltaire qui l'associe à sa tentative qu'encourage Choiseul[1] de créer sur le lac Léman un port français qui rivaliserait avec Genève. Mais la disgrâce inopinée du ministre fait capoter le projet, Voltaire pense aussitôt à autre chose et n'a plus que faire de Coste, devenu pour la circontance médecin militaire, se trouve nommé à. l'hôpital de

1. Coste avait même été à Versailles porter à Choiseul le projet de Voltaire. Pour emporter son adhésion, le port devait s'appeler Choiseulville. Coste revint à Ferney avec effectivement la bénédiction du ministre. (J.-F. Lemaire, *Jean-François Coste, Premier médecin des armées de Napoléon*, Paris, 1997.)

Nancy ou une mauvaise surprise l'attend : mal nourrie par des intendants cupides, la troupe commence à être frappée par le scorbut. Coste tempête, le ton monte, et après une audience du ministre de la Guerre en personne[1], le médecin irascible qui ne veut pas laisser les intendants voler en paix, se retrouve muté — avec avancement ! — à Calais où il a la sagesse de peaufiner sa connaissance de l'anglais. Cinq ans plus tard, le voilà premier médecin du corps expéditionnaire de Rochambeau formé au printemps 1780. Son séjour dans les États-Unis en gestation sera alors d'un peu plus de deux ans, durant lesquels lui-même s'impose autant comme médecin que comme hygiéniste ou épidémiologiste. Qu'il s'occupe de la dysenterie, qui accompagne les troupes, ou de la variole, que celles-ci trouvent sur place, les avis du Premier médecin témoignent de sa clairvoyance et de sa compétence. Un petit volume en latin, rédigé en mer et publié dès le débarquement à Newport résume, à l'usage des hôpitaux militaires ou des infirmeries ambulantes, ses prescriptions adaptées aux éventualités les plus diverses. En épigraphe, une phrase éloquente tant sur lui que sur la médecine du temps : « Quoi que vous ordonniez, soyez bref. »

C'est à son retour en France, à Versailles, que Coste, désormais l'un des médecins militaires les plus en vue, va tenter d'imposer la création d'hôpitaux militaires, là où, au contraire, pour des raisons avant tout économiques, l'administration ne souhaite que les légères structures d'infirmeries régimentaires. La polémique n'aura pas baissé de ton quand débute la Révolution qui fait de lui, en 1790, le premier maire élu de Versailles. Discourant beaucoup — avec un indéniable plaisir —, il va mettre, durant deux ans, un réel doigté dans ses fonctions municipales, frôlant et évitant chaque fois le pire. À ses côtés, un jeune officier connu en Amérique, Alexandre Berthier, pour l'heure commandant de la Garde nationale versaillaise, agit dans le même sens. Tous deux, tant bien que mal, maintiendront dans la ville un calme relatif. Une chose est sûre : avec d'autres, la situation eût explosé[2].

---

1. Le maréchal du Muy, déjà très malade, ne pouvait que donner raison à Coste, mais n'avait aucun désir de se heurter aux intendants.

2. Autre exploit réussi par tous les deux, le départ sous les horions et les cailloux, mais sans qu'aucun coup de feu ne soit tiré, du régiment des Flandres, dont la venue à Versailles, puis le banquet offert par les Gardes du corps à ses officiers, avaient été à l'origine des journées des 5 et 6 octobre 1789.

De nouveau aux armées, l'ancien maire de Versailles parvient à traverser la Terreur sans trop de difficultés. L'orage passé, Coste, occupera sans discontinuer la place du médecin au sein du nouveau Conseil de santé (ou du principal des médecin dans les périodes ou ceux-ci seront trois). D'où l'importance que va revêtir, durant quelques années du moins, l'amitié le liant à Berthier grâce à qui il se retrouvera, en 1803, Premier médecin du camp de Boulogne, puis de la Grande Armée. Dans une atmosphère de guerre plus favorable aux chirurgiens qu'aux médecins, Coste entame avec prudence la variolisation des armées françaises, multipliant en même temps des directives d'hygiène que les brassages humains et les épidémies rendent bien dérisoires. Obstiné, le Premier médecin n'en multiplie pas moins rageusement notes et rapports, tout en suivant les troupes quand d'aventure il ne les précède pas. En 1805, alors qu'il se rend à Munich où le Quartier Général de l'empereur doit s'installer, sa berline s'égare et il a la surprise de se retrouver à Passau au milieu d'unités autrichiennes. Gardant son calme, Coste affirme qu'une division marche sur ses talons, ce qui incite les autrichiens à décamper. Entrant quelques jours plus tard dans la ville, la division du général Dupont est toute surprise de trouver l'ennemi délogé par le Premier médecin de la Grande Armée. Curieusement, l'épisode fera sourire, puis franchement rire lorsque Dupaty et le compositeur Nicolo, l'utiliseront comme trame d'un opéra-comique (*La Prise de Passau*, 1806) dont Coste, hors de lui, n'aura de cesse d'obtenir le retrait de l'affiche...[1].

Mais des contrariétés d'une autre dimension l'attendent. Quand, à la fin de l'année 1806, souffrant d'une ophtalmie, morose et accablé de ses soixante-six ans, il arrive à Varsovie, c'est pour trouver Napoléon écumant, que Percy et quelques autres chirurgiens excitent en coulisse. Nous verrons plus loin l'épisode. Renvoyé aux Invalides, c'est dans le désenchantement que Coste va vivre jusqu'à la fin de l'Empire. Pas de titre de baron, bien sûr, quoiqu'il l'ait sollicité et espéré. Sa femme ne va-t-elle pas jusqu'à écrire à Daru, à peine celui-ci est-il nommé ministre-secrétaire d'État en 1811.

« Les bontés dont votre excellence a constamment honoré

1. Le médecin en chef Brassier, prononçant l'éloge funèbre de Coste à Strasbourg, cite l'anecdote dont il avait été l'un des acteurs (*Journal de Médecine militaire*, 1820).

M. Coste et sa famille m'enhardissent à vous exposer la peine que j'éprouve tous les jours de le voir intérieurement affecté de la plus sensible des mortifications. Il a le chagrin d'être privé seul entre ses collègues du titre de baron et de la dotation qui sont les plus récents témoignages des bontés de Sa Majesté. Cette inégalité rend plus amère la privation d'un honneur dont M. Coste ne croirait indigne, s'il le sollicitait autrement que par ses services. Il y a quelques mois, j'écrivais pour le même objet à Mgr le prince de Neuchâtel (Berthier) qui termina la réponse la plus obligeante en me disant qu'il envoyait la demande au duc de Bassano (Maret, prédécesseur de Daru). Aujourd'hui, j'ai tant de raison de me féliciter de voir cette demande entre vos mains [...][1]. »

Pas plus que celle de Berthier, l'intervention de Daru n'aboutira. Napoléon mettre même à son refus une sorte de cruauté. Le 6 mars 1813, il se rend aux Invalides, visite les locaux, goûte la soupe et, en présence du personnel de l'hôtel — dont Coste au premier rang, les yeux humides — et des estropiés rangés en bataille dans la cour crée baron Cazaux un des colonels, adjoints du gouverneur. Des larmes d'humiliation, mais aussi de belles colères, lorsque l'administration de la guerre lui demande, par exemple, s'il est vraiment indispensable de jeter après usage la charpie utilisé pour panser une plaie purulente. À l'inspection générale du Service de santé où, de plus en plus, le Service de santé glisse sous l'autorité de l'état-major qui a de moins en moins de moyens à lui accorder, le climat n'est pas plus revigorant.

... ET LES AUTRES...

Non loin de Coste, *Ribes*[2], en 1805, nommé chirurgien par quartier de la Maison de l'Empereur. Affecté à l'escadron de service, son rôle en campagne est de précéder l'Empereur à l'endroit où celui-ci va

1. Archives nationales, fonds Daru; avec l'aimable autorisation du baron Henri Daru.

2. François Ribes (1774-1847) figurera parmi les chirurgiens qui procéderont à l'autopsie de Louis XVIII, sur qui il donne d'intéressants détails (*Mémoires d'anatomie et de physiologie*, t. III). Souhaitant terminer sa carrière à la tête des Invalides, il y sera nommé en 1837, compte tenu de son âge, non pas chirurgien en chef, mais médecin en chef.

se placer durant la bataille, d'y aménager autant que possible les lieux, puis de suivre ses moindres mouvements durant l'action elle-même. Il sera ainsi à Austerlitz, à Iéna, durant les campagnes d'Espagne ou de Saxe, au travers de « 20 grandes batailles, 17 combats et 3 sièges », le plus proche collaborateur d'Yvan. Mais, malchance, il est en route, venant d'Espagne, lorsque l'empereur reçoit à Ratisbonne la seule blessure qu'il aura eue jamais sur un champ de bataille. En 1814, le chirurgien figure dans l'escorte raccompagnant Pie VII dans ses États et évite ainsi les soubresauts de la fin. De ses mémoires, il faut extraire une précieuse présentation de l'ambulance de la Maison de l'empereur de 1805 à 1813.

Coste, absent de la noblesse impériale, surprend. Mais pas Pinel, Chaussier, Guillotin ou Récamier, ni les doyens Thouret ou Leroux. Quelque soit leur importance au sein de la profession à l'époque napoléonienne ou la trace qu'ils laisseront plus tard dans l'histoire de la médecine, ils n'appartiennent pas, de près ou de loin, à la Maison de l'empereur. Il n'y a pas à chercher plus loin.

Né à Saintes, fils d'un avocat aux revenus modestes, *Guillotin* vient étudier la médecine à Paris, puis en 1768, va soutenir sa thèse à Reims. Travailleur acharné, il n'a alors de cesse, l'aisance commençant à poindre, d'obtenir le titre de docteur-régent de la faculté de Paris au sein de laquelle, il ne tarde pas à occuper une place flatteuse. En 1784, elle le désigne pour siéger, aux côtés de Franklin et de Bailly, dans la commission chargée d'apprécier scientifiquement le mesmérisme. Membre de cette loge des Neuf-Sœurs qui avait été celle de Voltaire à la fin de sa vie et où se rencontrait l'élite intellectuelle du règne de Louis XVI, Guillotin était tout pétri d'humanité. C'est ainsi qu'aux premiers jours de la Révolution, élu du tiers état à l'Assemblée nationale, il se lance dans une campagne visant à substituer à la décapitation à la hache une bien plus confortable « mécanique à couper les têtes »[1]. En fait, la part d'Antoine Louis (1723-1792), secrétaire perpétuel de l'Académie de chirurgie, était supérieure à la sienne. Mais Louis vint à mourir, alors que la vogue de Guillotin ne cessait de

1. Au moins trois médecins non catalogués comme savants, Cabanis, Sue et Guillotin se seront d'une manière ou d'une autre intéressés aux « conséquences » de la décapitation. Au début du XIXe siècle, le clivage entre médecins de clientèle et chercheur n'existe pas encore. Chaque praticien se livre chez lui à des expérimentations.

croître. Rapidement, sans que personne n'y puisse rien, la « louison » ou « louisette » se transforma en « guillotine ». Peu après l'utilisation de celle-ci devenait quotidienne et son nom passait alors dans le langage courant. Inventeur de l'engin ou pas, Guillotin, incarcéré sous la Terreur, ne dut qu'à Thermidor de ne pas l'expérimenter lui-même.

Apologiste inconditionnel de la vaccination, il entre alors dans la dernière phase de sa vie, à la fois notable parisien et médecin en vue. C'est dans ce contexte qu'il va, durant quasiment la durée de l'Empire, se heurter à Antoine Portal, chacun des deux cherchant à s'annexer l'une des principales sociétés savantes de Paris, qu'ils avaient baptisée « Académie de médecine ».

Derrière Guillotin, connu de tous mais à ses dépens, marchent, perruque poudrée sur la tête, jabot au cou, en culotte et chaussures à boucle, émaillant leur conversation de citations latines, trois autres docteurs-régents : Leroux des Tillets, Lepreux et Leroy, « débris » de l'ancienne faculté, comme on dirait à l'époque pour qualifier tel ou tel personnage d'Ancien Régime, sans que le terme ait alors la connotation péjorative qui est depuis devenue la sienne.

Jean-Jacques Leroux des Tillets[1] proche de Corvisart, se rallie très tôt à la médecine clinique que deux phrases, tombées de sa plume, résument parfaitement :

> « Il n'y a qu'une médecine, la médecine d'observation. On ne devient médecin qu'en voyant beaucoup de malades, qu'en observant, qu'en observant bien » ou encore « Dans nombre de cas, il est possible de porter à première vue ce que j'appelle le préjugement de la maladie, fruit d'une longue expérience. Il est véritablement ce qu'on peut appeler le coup d'œil du praticien ».

Observation, expérience, intuition, tout y est. C'est lui qui donnera symboliquement au nouvel enseignement ses lettres de noblesse. En juillet 1806, il prononce avec solennité l'éloge de la clinique, dans le grand amphithéâtre de la Faculté, devant les professeurs en robe, et

---

1. Jean Jacques Leroux des Tillets (1749-1832), quoique doyen de la Faculté de 1810 à 1822 et très ouvert à la clinique et à la médecine préventive, est méconnu. Il avait été conseiller municipal de Paris en 1789 et était présent à l'Hôtel de ville, le 17 juillet, lors de la venue de Louis XVI. Révoqué comme libéral en 1822, il est réintégré en 1830 et, à quatre-vingts ans la réactualisation de son cours. En 1832 il sera une des victimes du choléra à Paris.

Fourcroy, qui pour la circonstance a revêtu son uniforme de conseiller d'État. Passant de l'individu à la collectivité, Leroux, devenu doyen de la faculté en 1810, sera à la pointe des opérations de prévention contre le typhus, lorsqu'en 1814, les troupes reflueront vers Paris. 60 000 morts sur ce seul poste en Alsace, 200 Paris, nul ne peut contester l'efficacité de ses mesures. L'homme est par ailleurs disert et lettré. En août 1792, l'Opéra de Paris était sur le point de présenter *La journée de Salamine*, tragédie lyrique en 4 actes dont il était l'auteur du livret, lorsque la prise des Tuileries, puis les événements qui suivront provoquèrent la fermeture dans le désordre des salles de spectacle.

Lepreux, pour sa part, sera médecin en chef de l'Hôtel-Dieu jusqu'à sa mort en 1816 et c'est à lui que revient, en 1802, de présider le jury du premier concours de l'Internat des hôpitaux de Paris, puis, de 1807 à 1811, de diriger les travaux de la commission chargée, à la demande de Napoléon lui-même, de juger des dizaines de mémoires relatifs au Croup. Sans doute est-ce à Corvisart qu'il doit ses responsabilités, comme il lui doit aussi d'être nommé médecin consultant de Napoléon. D'un aspect plus « Ancien Régime »[1] que quiconque, il est tout en rondeur et, bien sûr lettré. En 1804, la venue du pape à Paris lui inspire un long poème en latin. Il récidivera, en 1810, lors du mariage de l'Empereur avec Marie-Louise.

Leroy fut professeur d'accouchement à la faculté de médecine de Paris dès la phase de l'Ecole centrale. D'esprit inventif, il multiplie les recherches, dont une qui tournera court sur le quinquina, une autre aussi sur la façon dont la contagion progresse chez les bovins. Ses livres d'obstétrique, intelligents et bien conçus, son talent de polémiste qui alimente une interminable querelle avec Baudeloque, avec qui il cohabite dans la chaire, sa promptitude à s'attribuer les méthodes d'autrui — la symphyséotomie de Sigault, par exemple — occupent largement sa vie, dont le fleuron est néanmoins d'avoir eu, en 1783, l'heureuse idée de confier ses traits à David. Le portrait où Leroy en négligé, coiffé d'un madras, écrit à sa table, est l'une des

1. Paul Gabriel Lepreux (1739-1816) aurait pu solliciter un titre de chevalier de l'Empire, ce que l'amitié de Corvisart et son appartenance à la maison de l'Empereur rendaient aisé. Il ne le fit pas. Lepreux est, comme Portal, caricaturalement à cheval sur deux siècles : du XVIIIe dans son aspect extérieur, du XIXe par son « coup d'œil » clinique.

œuvres les plus connues du peintre et l'une des plus représentatives de l'époque[1]. Ses contemporains ont sur ses écrits des opinions contrastées. Pour Maygrier, leur lecture « confirme chaque fois la haute opinion que l'on a des talents de ce célèbre praticien ». En revanche, son étude sur la contagion des bovins rend hystérique le genevois Gosse[2] qui écrit :

> « Lecture d'un ouvrage de M. Alphonse Leroy, professeur à l'école de médecine, qui fait honte à la personne qui le publie, par suite à la Faculté dont il fait nombre et au gouvernement qui le porte. Cet ouvrage est un mélange informe, inexact, de remarques, de répétitions de pensées indigestes, fausses et bizarres sur toutes sortes d'objets étrangers au sujet, lui-même tout à fait négligé. Pas de style, pas même d'orthographe. Un simple palfrenier écrirait mieux que cela. En vérité, cela fait honte à l'école. Un professeur écrire de cette manière n'est pas pardonnable. On me dira que cette homme est fou. Je n'en disconviens pas mais pourquoi ne pas le mettre à l'instant à la porte. »

Un autre détail mérite de retenir l'attention, car il montre combien, sous l'Empire, « l'Art de guérir » est encore indifférencié. Lors de la maladie qui, en 1808, va emporter à 99 ans le cardinal de Belloy, archevêque de Paris, Alphonse Leroy est l'un des trois médecins en vue de la Capitale qui, aux côtés de Corvisart, signent les bulletins de santé publiés par la presse. Nous sommes ici bien loin d'un accouchement.

Après ces anciens docteurs-régents parisiens, viennent plusieurs médecins qui exercèrent sous l'empire à Paris, tout en ayant été formés en province avant la Révolution, Pinel à Toulouse, Thouret à Caen et Chaussier à Besançon.

Philippe Pinel étudie la médecine durant sept ans à Toulouse où il soutient sa thèse avant d'aller à Montpellier où il passe plusieurs années et où, louant sa plume, il écrit celles des autres. Arrivé à Paris

1. Alphonse Leroy (1742-1816) est l'inverse des deux précédents. Par la diversité — et le désordre — d'études menées cependant avec intelligence, il demeure sous l'Empire un médecin du XVIIIe siècle.

2. La faculté de Paris fut jusque vers la fin du XIXe siècle le lieu d'études des Suisses francophones, les Genevois en particulier. Il se partagèrent ensuite, sur le plan universitaire, entre la France et l'Allemagne. André Gosse étudia à Paris de 1811 à 1816. (voir p. 114)

en 1778, il adhère aux idées nouvelles et c'est ainsi que le 21 janvier 1793, sa section étant de celles qui encadrent l'échafaud, c'est au premier rang qu'il assiste à l'exécution de Louis XVI, « a (son) grand regret » se croira-t-il obligé de commenter plus tard. Au tournant du siècle, Pinel[1] va étrangement publier deux ouvrages à l'opposé l'un de l'autre. Le premier, passéiste, *La Nosographie philosophique* expose pour la dernière fois une classification livresque des maladies, même si la base n'en est plus le symptôme, mais la lésion organique ; le second, *Traité médico philosophique sur l'aliénation mentale* est l'œuvre d'un visionnaire auquel l'avenir emboîta le pas. De même, l'avenir soulignera que son influence sur les travaux de Bichat aura été plus importante que l'intéressé — sans la nier — ne l'a exprimé. Pinel, décoré de la Légion d'honneur dès la première promotion et médecin-consultant de Napoléon, avait tout pour être créé chevalier de l'Empire. À la différence de Coste, s'il ne fut pas anobli, c'est qu'il n'y tenait pas vraiment.

Michel Augustin Thouret[2] jouera, sur le plan médical, un rôle essentiel dès les premiers moments de la Révolution. Frère du futur Conventionnel, il est surtout le gendre de Colombier (1736-1789), chargé par Louis XVI d'une vaste réflexion tant sur l'hospitalisation que sur — domaine alors très voisin ! — l'incarcération en France. Les notes prises lors de longs échanges avec son frère et son beau-père, l'amitié confiante de Fourcroy et de Cabanis font de Thouret l'acteur-clé de la construction de l'enseignement hospitalo-universitaire. Dès 1795, il est nommé directeur de l'Ecole centrale de santé de Paris, qui redevient en 1808, la Faculté. Il reprend alors, dans un certain apparat

1. On pourra s'étonner de la place modeste occupée par Philippe Pinel (1745-1826) dans ce défilé. Il ne faut pas perdre de vue que le critère de sélection a été la place accordée par Napoléon aux médecins dans sa noblesse. Or, Pinel, qui réunissait tous les titres et sans pour autant être un esprit d'opposition, n'a rien fait pour y appartenir. L'exacte similitude entre les titres du Dr Minoret « médecin consultant de l'Empereur, médecin en chef d'un hôpital, membre de l'Institut, chevalier de la Légion d'honneur, puis de Saint-Michel », mis en scène par Balzac dans *Ursule Mirouët* (1841), et ceux de Pinel, a pu faire donner à penser que celui-ci avait servi de modèle au romancier. Il n'en est absolument rien.

2. Michel Augustin Thouret (1748-1810), directeur de l'école puis doyen de la faculté de Paris, était lui-même un excellent médecin qui sacrifia toute carrière personnelle à la renaissance de l'enseignement médical. Docteur-régent, il avait été, lors de la polémique avec Mesmer, l'un des adversaires les plus talentueux du magnétiseur.

voulu par l'Empereur, le titre de doyen, mais pour peu de temps. Thouret mourra en 1810, peu après ses amis et partenaires Cabanis et Fourcroy.

Dernière personnalité parisienne de premier plan à défiler devant nous, *François Chaussier*[1] qui, d'après certains, aurait pu être la première. Enseignant l'anatomie à Dijon, alors que Napoléon était en garnison à Auxonne, celui-ci serait alors venu à plusieurs reprises suivre un cours, voire assister à des dissections. L'Empereur, quand il parle d'anatomie, fait parfois référence à l'intérêt — distant — qu'il a toujours porté à cette science. Peut-être, à ce moment-là ou ses loisirs étaient grands, a-t-il suivi de l'œil une dissection ou une autopsie, mais des contacts plus directs avec Chaussier sont peu vraisemblables. Il y aurait eu par la suite entre Napoléon et l'anatomiste, celui-ci en charge de responsabilités importants dans la construction du nouveau système universitaire, un ou plusieurs rappels de ce temps, ce qui ne sera jamais le cas. Dès les premières nominations dans la Légion d'honneur, Napoléon y inclut Bienvelot. Rien de semblable pour Chaussier. Il est certain que celui-ci, d'un caractère ombrageux, ne formulera jamais la moindre requête. Mais, d'autre part, l'Empereur n'a généralement pas besoin qu'on lui demande pour donner. Chaussier n'en est pas moins un des bâtisseurs de la médecine napoléonienne. Fourcroy, Cabanis, Chaptal au premier plan. Corvisart un pas en arrière, Thouret et Chaussier légèrement en retrait tels sont, au sein du monde médical parisien, les artisans de la médecine moderne.

Charlatans ou génies ?

Mais on ne peut abandonner le gratin de la profession sans donner un regard aux cabrioles de trois médecins allemands, plus ou moins sur les traces de Mesmer, charlatans éhontés? Génies méconnus? L'opinion, comme souvent dans la capitale, se partage. Les milieux

1. La réflexion faite pour Pinel vaut également pour François Chaussier (1746-1828), l'un des esprits les plus originaux, mais aussi les plus taciturnes de l'époque. Son rôle, tant auprès de Fourcroy dans la renaissance de l'enseignement que par lui-même dans la création de la médecine légale, aura été de tout premier plan. Très médiocre orateur, il préférait mener ses travaux seul, ce qui correspondait également bien à son humeur peu communicative.

scientifiques, à l'instar de Cuvier ou de Laennec, désapprouvent leurs théories après une sage réflexion, Napoléon les condamne plus franchement, la société parisienne s'en entiche, mais les pouvoirs publics — la préfecture par exemple — les traitent avec prudence, voire considération, tout particulièrement Gall.

Issu d'une famille modeste de Tiefenbrunn, dans le grand-duché de Bade, *François Joseph Gall*[1] débute ses études de médecine à Strasbourg, les poursuit à Vienne, puis, en 1806, se persuade que Paris sera pour lui, la meilleure des tribunes pour ses conceptions révolutionnaires sur la structure et les fonctions du cerveau. Il y arrive, l'année suivante, et commence à l'Athénée un cours public consacré aux « facultés morales et intellectuelles » de l'homme. Ainsi naît la « phrénologie » (selon laquelle les protubérances et les dépressions du crâne reflètent le psychisme de l'individu) fondée sur la « cranioscopie » (palpation du crâne à la recherche de ces proéminences). En quelques mois, tout Paris, partagé équitablement en partisans ou en adversaires, va s'écraser à l'Athénée, alors que la presse s'en donne à cœur joie. « On assure que Gall, passant sur le Pont-Neuf et apercevant un homme ivre mort se débattant sans pouvoir se relever, s'est approché de lui, lui a palpé le crâne et a découvert qu'il avait la bosse de l'ivrognerie », ironise la *Gazette de France.* Si des médecins comme Corvisart ou Laennec s'interrogent objectivement, penchant vers le scepticisme, Napoléon se place d'emblée à la tête de ses adversaires les plus violents. À Sainte-Hélène, devant Las Cases, il continuait à comparer Gall à Cagliostro, se flattant d'avoir, « beaucoup contribué à le perdre » dans l'esprit du public et cela malgré Corvisart, ajoutant :

> « Voyez son imbécillité : il attribue à certaines bosses des penchants et des crimes qui ne sont pas dans la nature, qui ne viennent que de la société ; que devient la bosse du vol s'il n'y avait point de propriétés ? celle de l'ivrognerie sans liqueur fermentée ? »

Les médecins parisiens furent, dans leur ensemble, assez hostiles à la phrénologie, d'autant que le courant rencontré par celle-ci drainait nombre de consultants vers le cabinet de leur confrère badois. Mais,

1. La désignation de Fanz Josef Gall (1758-1828) comme expert fit sourire. Ce ne furent en effet que des corps carbonisés qui furent soumis à l'interprétation du spécialiste des proéminences crâniennes. Son rapport n'est pas connu.

médecins ou savants, ils se montraient plus mesurés que l'Empereur. L'engouement retombé, Gall saura conserver une place de choix au sein de la société de l'Empire, puis de la Restauration. En 1810, après l'incendie qui ravage l'ambassade d'Autriche, c'est Gall que le préfet de Police désigne pour procéder à l'expertise médico-légale de la dizaine des personnes « grillées en l'hôtel Schwarzenberg ». Élève privilégié de Gall, Spurzheim[1] se fixe avec lui à Paris. L'ouvrage *Anatomie et physiologie du système nerveux en général, et du cerveau en particulier*, qui, en 1808, lance la phrénologie, est signé par tous deux. De nos jours, tout le monde a oublié Spurzheim, sur la suggestion involontaire de Laennec qui, analysant en 1809 le nouveau livre, écrivait avec un peu de désinvolture :

> « M. Spurzheim n'ayant fait que seconder M. Gall dans ses travaux, et ne se regardant lui-même que comme le premier de ses disciples, ne trouvera pas mauvais que nous ne le citions pas dans le cours de nos extraits. »

Comment ne pas leur adjoindre Koreff « sorte de sapajou subtil et insinuant[2] », qui arrive à Paris en 1804, qui lui ne s'embarrasse pas de théories scientifiques, nous affiche un savoir faire — plutôt un faire savoir — dont sa laideur paraît multiplier le pouvoir de conviction. Le général Lamarque résume en quelques mots la manière dont, *David Ferdinand Koreff* va s'imposer à tous : « C'est l'homme le plus spirituel et le plus instruit que j'aie rencontré. Jamis sa conversation ne tarit : il captive les femmes, amuse les enfants, attache les hommes instruits. » Durant huit ans, on le verra partout. Bon praticien ? Les avis sont partagés. Les médecins sont généralement très réservés, mais en dehors de la profession, nombreux sont ses amis et admirateurs qui font l'éloge de ses « ressources hippocratiques », auxquelles se mêle un relent de magnétisme mesmérien. Sur son exemplaire de « La chartreuse de Parme » Stendhal inscrit : « Hommage au médecin qui guérit »[3]. Quelques autres renâclent : « La médecine n'arrive qu'en désespoir de

1. Gaspart Spurzheim (1776-1832) partit pour les États-Unis, où il ne cessa d'exploiter les théories de Gall tout en agonisant celui-ci d'injures dans ses écrits.

2. Cette expression définissant David Ferdinand Koreff (1783-1851) est de Feuillet de Conches. Pour la Comtesse Dash « il y avait du polichinelle dans ses traits ».

3. *La Chartreuse de Parme*, 1839, dans une reliure signée Hervé (bibliothèque Pierre Brisson, vente Drouot, 13 février 1978).

cause, déplore la duchesse de Dino, et quand il consent à être médecin, il parle de lui-même comme d'une divinité. » Ce qui n'empêche qu'on se presse dans sa salle d'attente. Après la consultation, Koreff est traité en ami en confident par tout ce qui compte, dans la société napoléonienne comme dans la vieille aristocratie. En 1811, en compagnie de la comtesse de Custine, il s'éclipse vers l'Italie, puis retourne vivre une dizaine d'années à Berlin.

Une bonne image de la place de l'élite du corps médical parisien dans la société napoléonienne nous est donné par un médecin autrichien que nous avons déjà vu apparaître çà et là, Joseph Frank[1], alors professeur à la faculté de Vienne, mais avant tout le fils du célèbre Jean-Pierre Frank, conseiller aulique de l'Empereur François d'Autriche, sans doute alors le médecin le plus honoré dans toute l'Europe, et qui séjourne à Paris en 1804 avant de se rendre également à Londres. Devant son nom, toutes les portes s'ouvrent à 2 battants à l'exemple du Premier consul, celles en particulier de ceux qui, après la création de la noblesse en 1808, deviendront les comtes Chaptal, Fourcroy et Berthollet, les barons Corvisart, Desgenettes, Larrey, Percy et Yvan, les chevaliers Hallé et Portal, mais qui déjà alors tenaient à Paris le haut du pavé. Ce que nous y apercevons, grâce à lui, donne de précieux repères sur la manière dont démarrent socialement, au tout début du XIXe siècle, ceux qu'on nommera « les grands patrons » vers le milieu du même siècle et « les mandarins » vers la fin[2]. Pour ce qui est de l'Empire même, les lettres adressées à sa famille, à partir de 1811, par ce jeune étudiant genevois, André Gosse, dont les lettres à ses parents recoupent les informations données par Frank. Le père de Gosse, florissant pharmacien de Genève, correspondant de l'Institut, est d'une moindre pointure que le conseiller aulique de l'Empereur d'Autriche, mais ses recommandations s'adressent aux mêmes personnalités et c'est, pour nous, ce qui compte. Mais s'il rencontre, assez souvent même l'élite parisien de la profession, c'est généralement dans leurs services hospitaliers, dans une société savante ou à la Faculté. Il se rend peu chez eux. Si ses commentaires souvent grin-

1. Voir également p. 103 et 130.

2. Le terme, qualifiant un médecin arrivé, pas forcément professeur de faculté, mais au moins chef d'un service hospitalier, se trouve entre autres sous la plume de Léon Daudet en 1894.

çants dépassent le seul talent éducatif de ses interlocuteurs, il ne les place pas dans leurs hôtels et ne nous donne que peu d'informations sur leur manière de vivre. Aussi est principalement le « coup d'œil » — social, celui-là — de Franz qui nous intéresse.

Ministre de l'intérieur, Chaptal reçoit Frank « dans un magnifique salon et avec toute l'étiquette imaginable », mais son statut de membre du gouvernement fausse un peu l'appréciation. Le cadre est cependant à peu près le même chez Berthollet où l'on accède « par un superbe escalier, traversant une antichambre pleine de domestiques en livrée », chez Portal où les invités sont « pour la plupart des étrangers, surtout du corps diplomatique » ou chez Alibert « dans sa maison meublée avec luxe ». Chez ceux dont l'habitation impressionne moins, puisque Frank n'en parle pas, la table n'en est pas moins très soignée. Celle de Corvisart, qui pourtant est déjà installé dans son bel hôtel de la rue Saint-Dominique, principalement. Si le médecin du Premier consul n'écoute que distraitement son visiteur lui parler de la digitale, c'est d'un œil impérieux qu'il modique à son majordome de faire avancer les plats où se côtoient des « pâtés froids de Strasbourg, ceux de canards d'Amiens, des truffes et des huîtres ». Même souci de l'accueil chez Percy, « chirurgien en chef de l'armée de la République en Allemagne », qui offre à son hôte « un dîner somptueux avec du vin vieux du Rhin, provenant d'une abbaye de la Souabe ». Mais la qualité même de ce vin, venu sans doute du pillage de l'abbaye, risque de faire tourner la soirée au drame. Verre en main, Frank prononce à son sujet quelques propos très élogieux, pas forcément innocents. Percy rétorque alors maladroitement que les soldats français n'en avaient pas fait si grand cas, car ils l'utilisaient essentiellement pour se laver les pieds. La réponse de l'autrichien claque. « On m'avait raconté ce fait en Allemagne, mais la bonne opinion que j'avais de vos soldats m'empêchait d'y ajouter foi. Maintenant que je l'entends de votre bouche, je suis forcé d'y croire ». Le dîner se poursuit dans un certain malaise.

CHAPITRE IV

LES TROUPES D'HIPPOCRATE

CHIRURGIENS ET MÉDECINS

Quittons la Maison de l'empereur et l'aristocratie de la profession pour marcher à la rencontre de ce corps médical, complexe et intriqué, que Napoléon, en accédant au pouvoir, trouve rangé sous la bannière d'Hippocrate. D'une école de médecine à l'autre, d'une société savante à l'autre, parmi les sceaux, les en-têtes, les discours, c'est le profil du médecin grec qui sert de référence à l'ensemble des professions de santé. À vrai dire, Esculape est également sollicité, mais nettement moins souvent et c'est pourtant lui qui aurait du prévaloir. Il est dieu à part entière, ce qui aurait du plaire à Napoléon, de plus Hippocrate s'est fourvoyé dans un certain nombre d'erreurs (la bile et l'atrabile) que la médecine napoléonienne s'emploie justement à gommer. Mais c'est ainsi : Cabanis consacre de longs moments de sa vie à donner une nouvelle traduction de ses écrits, Chaptal va en grand apparat installer un de ses bustes à la faculté de Montpellier, Fourcroy décide que le sceau de celle de Paris comportera son profil et Laennec, qui va incarner pour la postérité la rupture entre la médecine livresque et la médecine clinique, lui consacrera sa thèse[1]

Qu'en est-il de ses troupes ? Avant tout la fusion joue. Bon gré, mal gré, les médecins et les chirurgiens ne font plus qu'un, flanqués par les officiers de santé qui ne font que la moitié d'un et, un peu à distance,

1. R.T.H. Laennec *Propositions sur la doctrine d'Hippocrate*, Thèse de Paris, n° 241, an XII (1804).

l'apothicaire en passe de devenir pharmacien. Mais les chirurgiens, avec les dentistes et les bandagistes, avaient déjà leurs propres officiers de santé comme les sages-femmes avec les matrones de village ou les pharmaciens avec les herboristes. Aussi, s'il est aisé d'observer le désordre bigarré dans lequel se meuvent les troupes d'Hippocrate, accentué encore par leurs criailleries, il l'est beaucoup moins de calculer leurs effectifs. Deux raisons à cela : destinées à contrôler l'exercice de la profession, les listes établies en l'an XI (1803), à la demande réitérée de Fourcroy, ne lui donnent que très médiocrement satisfaction au point qu'au printemps 1805, il demande de tout recommencer. Le résultat n'est pas meilleur et les réponses qui reviennent ne concernent que de la moitié des départements. Le seul chiffre dont nous soyons à peu près sûr est celui des docteurs et licenciés en médecine diplômés par les universités d'Ancien Régime et exerçant en 1805 dans les départements de « l'ancienne France ». À partir de listes qui paraissent assez complètes, 2 530 praticiens répondent à ce qualificatif, dont 1 101 diplômés à Montpellier, 156 à Reims (les parisiens impécunieux!) et 72 anciens docteurs-régents de Paris[1]. La composition du corps médical de la Capitale est un peu mieux connu, grâce aux deux annuaires de Maygrier publiés en 1809 et 1810. Pour cette dernière année, un nombre de 543 médecins (incluant les chirurgiens) y figure, soit pour une population sensiblement similaire (600 000 habitants), un chiffre supérieur d'un bon quart à ce qu'il était en 1789[2].

Marchant de pair avec la révolution hospitalo-universitaire, cette

1. M.E. Antoine et J. Waquet, « la Médecine civile en France à l'époque napoléonienne et le legs du XVIIIe siècle », *Revue de l'Institut Napoléon*, 1977, n° 132.

2. Maygrier, *Annuaire médical*, 1809. La multitude des origines de ces 543 praticiens donne un aperçu des sourdes dissensions qui peuvent exister entre eux : anciens docteurs-régents, 66; diplômés des Facultés de France, autres que celle de Paris, 97; docteurs en Médecine reçus dans les nouvelles Écoles, 114; médecins ayant exercé par charges, 6; chirurgiens diplômés par le collège de chirurgie de Paris, 77; anciens chirurgiens reçus par d'autres collèges que celui de Paris, 8; anciens chirurgiens reçus par les communautés, 2; anciens chirurgiens ayant exercé par charges, 14; anciens chirurgiens reçus par le lieutenant du premier chirurgien du roi, 90; anciens chirurgiens exerçant par baux de privilèges, 16; anciens chirurgiens herniaires, 7; anciens chirurgiens dentistes, 11; docteurs en chirurgie (école de médecine), 24; officiers de santé reçus suivant les nouvelles formes, 11. Pour les pharmaciens diplômés : ancien collège de pharmacie, 134; veuves en exercice, 3; reçus suivant les nouvelles formes, dans l'École Spéciale de Pharmacie, 37.

fusion entre les médecins et les chirurgiens est sur le plan de l'organisation médicale l'un des temps forts du règne. Révolution et fusion ont une même caractéristique, soit la place croissante que prend l'anatomopathologie. À un moment où les examens de laboratoire n'existent pas encore, le médecin, tout comme le chirurgien, va désormais acquérir, entretenir et affiner son savoir à « corps ouvert ». Dès lors, les deux « branches » de feu l'Art de guérir se situent sur un rigoureux plan d'égalité et il devrait aller de soi de fondre en un seul diplôme les deux doctorats jusque là conférés par des autorités différentes. En 1795, installant l'École de santé dans les murs de l'ancienne Académie de chirurgie, Fourcroy s'était exprimé sans ambages.

> « La médecine et la chirurgie sont deux branches de la même science. Les étudier séparément, c'est abandonner le thème au délire de l'imagination et la pratique à la routine toujours aveugle. Les réunir et les confondre, c'est les éclairer mutuellement et favoriser leurs progrès[1]. »

Mais, l'opinion, qu'au siècle passé les empoignades entre médecins et chirurgiens agaçaient pourtant, n'est pas encore vraiment mûre. D'autre part, l'état de guerre incessant va très vite privilégier le chirurgien par rapport au médecin, ne serait-ce que numériquement[2], prolongeant entre les deux activités une atmosphère parfois conflictuelle, toujours compétitive, qu'un simple décret, même napoléonien, n'était pas encore à même de modifier. L'empereur épouse ce point de vue, mais, comme pour la vaccination[3], il ne va rien brusquer, cherchant à atteindre en douceur le but qu'il s'est fixé. La distinction entre les deux diplômes est donc en un premier temps maintenue, mais le pas est franchi, car ils ne seront plus désormais délivrés que par l'une ou l'autre des trois (puis des six) écoles de médecine où tout est fait pour que chacune des « deux branches » soient bien conscientes que son développement ne se conçoit qu'en fonction de celui de l'autre[4]. « Le

1. Discours d'ouverture de l'École centrale de Santé de Paris (20 janvier 1795).

2. Voir la différence numérique entre médecins et chirurgiens aux armées ch. VII, p. 248, n. 1.

3. Contrairement à une idée ancrée, Napoléon, qui y était tout à fait acquis, ne rendit pas obligatoire la vaccination antivariolique, mais la fit progressivement entrer dans les habitudes (voir p. 64).

4. Percy insiste sur ce point lors de la rentrée de 1811. (Astruc, « Discours de

perfectionnement de la chirurgie marchera de front dans cette société avec celui de la médecine » déclare Chaptal, soulignant que la création de la société de l'École de médecine rend inutile la renaissance de l'académie de chirurgie[1].

Toutes occasions de le préciser sont désormais bonnes, dont certaines inattendues. Ainsi cette note du même adressée en 1803 aux directeurs des trois écoles de médecine, qui nous rappelle par la même occasion le goût du moment pour l'uniforme. Elle précise que les docteurs en médecine ou en chirurgie peuvent revêtir deux tenues : un petit costume, constitué d'une soutanelle noire en étoffe de soie, sans ceinture, avec « des manches longues et amples de manière à pouvoir être déjetées et retroussées ; » Un grand costume avec « des manches de forme dite habillée descendant jusqu'au poignet, mais plus amples que celles des robes des anciens conseillers d'État. » Si la note ajoute gravement qu'aucune décision n'a été encore prise pour la toque, elle précise :

> « Le gouvernement n'ayant voulu aucune prééminence entre les deux professions dont se compose l'Art de guérir, les lois, les règlements, prérogatives ou immunités relatives aux docteurs en médecine sont communes aux docteurs en chirurgie sans aucune distinction et réciproquement. »

Les manches amples « de manière à pouvoir être déjetées et retroussées » laissent un peu perplexe. Le législateur pense-t-il que la soutenance de la thèse, dans le souvenir de ce qu'étaient « les disputes » au XVIIe siècle, va désormais requérir des effets de manche empruntés au barreau ? On ne sait, mais il semble bien qu'à la différence des professeurs de la faculté, eux-mêmes fréquemment drapés dans leur toge écarlate, bien peu de médecins ne se soient dotés de la soutanelle noire. Tout au plus en aperçoit-t-on à l'occasion quelques unes, en province, lors de leur participation aux jurys médicaux jaugeant le savoir des officiers de santé. Mais si l'Université place à égalité les deux disciplines, leur confrontation quotidienne demeure assez

---

rentrée de l'École ou de la Faculté de Paris, de l'an VII à 1822 », *Progrès Médical* 1937).

1. Echange de lettres Larrey-Bonaparte-Chaptal (Correspondance Larrey, BN manuscrits, Nouvelles acquisitions françaises, cotes 5873 à 5892).

souvent houleuse. Dans les hôpitaux en particulier. Ainsi, le 18 mai 1808, le conseil de la faculté de Paris est saisi d'un appel des administrateurs de l'hospice civil de Pamiers[1], lui demandant d'intervenir « dans les débats journaliers qui s'élevaient entre médecins et chirurgiens de cet hospice. » Chaussier et Sabatier sont désignés pour établir un rapport dont on n'a pas malheureusement conservé trace. Pamiers est à près de 800 kilomètres de Paris. Les rapporteurs ramenèrent-ils le calme en se déplaçant, jugèrent-ils sur pièces, firent-ils venir les antagonistes ? Si le registre de la faculté a consigné l'appel et la mesure prise, il demeure muet sur ce qu'en fut le résultat.

En fait, le clivage se situe ailleurs et de façon plus brutale. On peut schématiser ainsi : la médecine évoque la paix ; la chirurgie, la guerre. Lorsqu'à Sainte-Hélène, Napoléon souligne les progrès de la chirurgie qui « éprouva la plus heureuse des révolutions », c'est à la pratique de guerre qu'il songe. Même tonalité dans le court éloge qu'il décerne aux chirurgiens. Il ne salue pas leur dextérité ou leur ingéniosité, ne discute les avantages ou inconvénients de la désarticulation par rapport à l'amputation, il se borne à observer — mais avec quelle intonation dans la voix — : « ils partagent les périls des soldats ». Dans la vie civile, avec un arrière-goût du siècle passé, le médecin conserve en revanche le pas sur le chirurgien. À la cour, le traitement du Premier médecin est de 30 000 F, celui du Premier chirurgien de 15 000 F. Le médecin ordinaire de la Maison de l'empereur reçoit 15 000 F et, au même rang, le chirurgien 12 000 F. Même différence dans les appointements des médecins et chirurgiens par quartier. Au Grand Quartier Général de la Grande Armée, c'est l'inverse. Les soldes sont les mêmes, ce qui est déjà une victoire pour les chirurgiens, mais les choses vont en fait plus loin. En 1809, Corvisart, venu à Vienne, est prié par Napoléon de visiter les hôpitaux de l'Armée. Bien évidemment, seule la médecine le concerne. S'entendant sur le jour et l'heure avec Desgenettes, il fait aussitôt demander à Larrey s'il se joindra à cette visite et si le moment envisagé lui convient[2]. Nous sommes au Grand Quartier Général. Un médecin, fut-il Corvisart, n'ose pas se risquer à converser avec d'autres médecins, sans avoir pris les convenances du chirurgien en chef. Retrouvons les mêmes à Paris. Le ton

1. Archives nationales, AJ 16.6228, Faculté de Paris (1807 et 1808).

2. D.J Larrey, Correspondance, BN, fonds Larrey, Nouvelles acquisitions françaises, cote 5876 *sqq.*

est bien différent et les archives de Larrey détiennent plusieurs billets dans lesquels Corvisart regrette du bout des lèvres de ne pas avoir été chez lui lors d'une visite de courtoisie du chirurgien et le dispense de revenir. Ces échanges entre les deux hommes, qui n'ont l'un pour l'autre ni sympathie, ni antipathie particulière, sont symboliques. Suivant le moment et le lieu, le « nouvel » Art de guérir prend sous l'Empire les traits de Corvisart, le médecin de paix, ou ceux de Larrey, le chirurgien de guerre. Tous deux nous sont familiers. L'aspect militaire dominant dans l'image du régime qu'en a gravé la postérité, Larrey l'est un peu plus que Corvisart, mais a qui viendra aussi spontanément à l'esprit que Coste était le médecin de guerre et Boyer le chirurgien de paix ? La médecine de guerre et la chirurgie de paix en prennent d'ailleurs assez mal leur parti.

En août 1804, l'empereur procède au camp de Boulogne aux premières nominations de membres du service de santé dans la légion d'honneur. Sur trente cinq décorés, il y a vingt-sept chirurgiens, cinq médecins, un officier de santé et cinq pharmaciens. Le 12 avril 1806, nouvelle nomination de vingt-trois chirurgiens, et cette fois, aucun médecin. Aussi, le jour même, du Grand Quartier Général d'Ulm, Coste adresse-t-il au Grand chancelier de légion d'honneur, en sa qualité de Premier médecin des armées, une lettre de protestation émue, se faisant l'interprète

> « d'une classe d'hommes qui vient de donner des preuves de dévouement par des services bien importants, services qui ont essentiellement compromis la santé et la fortune de presque tous ceux qui composent la médecine de la Grande Armée ». « Les médecins ne comprendraient pas, ajoute-t-il, qu'on ait laissé ignorer au gouvernement que la médecine militaire a fait dans tous les temps et surtout dans la dernière campagne assez d'efforts et de sacrifices pour avoir mérité de n'être pas excepté de l'attention qu'on a donnée aux services de la chirurgie[1] ? »

---

1. Dans cette première promotion ne figurent que des médecins ou chirurgiens militaires. Officiers : Desgenettes, Percy, Larrey ; parmi les chevaliers : Coste, Heurteloup, Parmentier, Vergez. Également Yvan, non comme chirurgien de Napoléon mais comme chirurgien des Invalides. C'est celle où se trouve également Bienvelot. En fait, la remise des décorations s'est faite en deux temps, les inspecteurs généraux ayant reçu leur croix le mois précédent aux Invalides, parmi les dignitaires et haut fonctionnaires du régime.

Cette démarche officielle trouve largement son écho dans les correspondances privées, à en juger, parmi tant d'autres témoignages, par cette lettre écrite de Berlin, en Septembre 1808, par le Dr Jean-Charles Gasc :

« [...] peu s'en est fallu que Percy n'ait obtenu de l'empereur de faire passer sur la tête des chirurgiens le service des médecins, vous avouerez que nous touchons à la décadence de notre art, surtout si l'on parvient à faire circuler ces opinions dans la pratique civile. Quelle arrogance de la part de beaucoup de chirurgiens, parce qu'ils sont décorés de la croix que leurs régiments leur ont distribué, quelquefois, faute de savoir à qui la donner »[1].

Et c'est bientôt un livre aux accents de pamphlet qui prend le relai. Écrit par le médecin principal Gilbert, pour qui en Autriche ou en Prusse, mais aussi en France, c'est au détriment des soldats que les chirurgiens militaires dominent les médecins :

« Les actes de la chirurgie tombent tous sous les sens. Ils font sur les esprits bornés une toute autre impression que l'opération latente des médicaments. La brute sauvage supposera beaucoup plus de talent et d'utilité dans un homme qui la saignera et la bandera avec dextérité que dans celui qui saurait prévenir la nécessité de la saignée. Ainsi le soldat, dans les camps, aura plus d'affection pour le chirurgien qui le panse et partage ses habitudes, ses souffrances et son genre de vie que pour un médecin qu'il ne voit que dans ces odieux hôpitaux, qui ne lui donne que des choses dégoûtantes, qui ne lui impose que privation[2]. »

De leur côté les chirurgiens, groupés derrière Percy et leur décoration bien en vue, faisaient tout pour consolider leur avantage. Gasc a raison. En 1807, le vent du boulet avait effleuré les médecins et le chirurgien en chef de la Grande Armée avait bien cru un instant les

---

1. Jean Charles Gasc, lettre au Dr Breslau (copie ancienne, Archives du Val-de-Grâce.)

2. N.P. Gilbert, *Tableau historique des maladies internes qui ont affligé la grande armée durant la campagne de Prusse et de Pologne.* Berlin, 1808. En 1811, le *Journal de Médecine, chirurgie, pharmacie* (de Corvisart) met à nouveau l'accent sur les arguments développés dans ce volume contre les chirurgiens.

voir passer sous son contrôle. Tout avait débuté par une colère napoléonienne, le 22 décembre 1806, alors que le Grand quartier général s'installait à Varsovie. L'inspection inopinée d'un hôpital avait mis l'empereur de mauvaise humeur. Mais Coste, requis sur le champ, bloqué sur la route par quelque fondrière gelée — au même titre que Talleyrand par exemple — n'était pas encore arrivé. Napoléon éclate de fureur, se lançant en invectives contre « ce septuagénaire qui craint de mourir en Pologne ». Percy, présent, écoute suavement. La conclusion du monologue le porte aux nues : « ce ne sont pas là les hommes qu'il me faut, hurle l'empereur, je les veux jeunes, actifs, un peu grivois et ayant des couilles »[1]. Faut-il y voir le portrait d'un chirurgien ? Sans doute, car dans l'élan, Napoléon dicte une note limitant aux seuls hôpitaux la présence des médecins. « Un médecin en chef dans un corps d'armée est un être absurde et inutile » ajoute-t-il, pour finalement conclure comme vingt ans plus tôt Sabatier : « Le chirurgien major doit aussi faire à l'armée le service du médecin. » Dès lors, nul n'est surpris d'apprendre que, dès son arrivée, avant même d'avoir eu le temps d'ouvrir la bouche, Coste soit « autorisé » à repartir, « en considération, lui signifie Berthier, de votre âge avancé et de vos infirmités. » Il lui est seulement demandé d'attendre l'arrivée de Desgenettes nommé à sa place. Compte tenu de la stature de ce dernier et de ses liens anciens avec l'empereur, cette nomination ne fait pas l'affaire de Percy qui retourne voir Napoléon, bien décidé à lui rappeler ses propos autour d'une réorganisation du service de santé qu'il se voyait déjà confiée. Son interlocuteur n'est pas, ce jour-là, enclin au dialogue. Va-t-on nommer un remplaçant à Coste ? « Bien sûr, répond-il, feignant de trouver la question surprenante, c'est l'usage d'avoir un médecin en chef dans une armée. » Une véritable journée des dupes ! Percy s'en consolera en recevant avec éclat à son cantonnement le Dr Garcke, premier chirurgien général de l'armée prussienne. Quelqu'un de tout à fait bien à lire le portrait qu'il nous en fait :

> « On peut dire qu'il est le réformateur et le patron par excellence de la chirurgie des armées prussiennes, qui, avant lui, étaient dans l'abjection. Autrefois, elle obéissait aux médecins ; un certain doc-

1. *Journal des campagnes du Baron Percy, chirurgien en chef de la Grande Armée.* Introduction de E. Longin, Paris 1904.

teur Lothenius l'a longtemps dirigée en chef, superbe et dédaigneux. Il [Garcke] a su l'arracher au joug avilissant dont la médecine l'accablait. Il en a fait une profession honorable dans laquelle l'élite des fils de bons bourgeois entrent avec empressement[1]. »

La querelle entre les deux disciplines, avec ses outrances de langage, dépassera largement la chute de l'Empire et peut-être dans le contexte ne pouvait-il en être autrement. Mais il est faux d'affirmer, comme l'écrit Gilbert tout vibrant de passion, que la troupe en pâtit. Les diverses archives ne détiennent aucun exemple d'un préjudice subi par un malade ou un blessé à l'occasion de ces mouvements d'humeur. Les mémoires de l'époque, pourtant attentifs, voire imaginatifs, pas davantage. Et puis, tout en gardant un œil sombre fixé sur l'autre, le docteur en médecine et le docteur en chirurgie, en soutanelle ou en uniforme, ont au moins en commun une préoccupation et un souffre-douleur. La préoccupation, c'est tenir à distance le pharmacien. Le souffre-douleur, c'est l'officier de santé.

Les officiers de santé, sous-médecins diplômés

Si l'obtention d'un doctorat n'atteint plus les coûts de l'Ancien Régime, il demeure assez onéreux[2]. Aux 1 000 F auxquels reviennent les divers examens s'ajoutent les dépenses de quatre années d'études dans une ville de faculté, soit un minimum de 1 500 F par an. Souvent même bien davantage, et en 1811, le médecin nantais Cantin fixe aux environs de 18 000 F le coût global des études médicales, chiffre qui paraît celui auquel elles revenaient sous l'Ancien Régime[3]. L'inconvénient de cette situation est au moins double; elle souligne d'une part, et de manière criarde, une réalité tellement éloignée des déclarations officielles qui présentent aujourd'hui la profession médicale comme ouverte à tous. D'autre part, elle ne répond ni aux besoins militaires, ni à ceux du monde rural jeté depuis la Révolution en pâture aux malins et, à plus forte raison, aux coquins.

Dès 1794, Fourcroy n'avait cessé de multiplier les adjurations[4] :

---

1. *Ibid.*
2. Voir chap. I « Faux ordre et vrai désordre », p. 39.
3. Jacques Léonard, *Les médecins dans l'ouest de la France au* XIX*e siècle*, t. I.
4. « Vous ne voulez pas que l'empirisme meurtrier et l'audacieuse ignorance

« La vie des citoyens est entre les mains d'hommes avides autant qu'ignorants » dénonce-t-il une fois de plus, le 7 Germinal an XI (1803) dans un rapport aux consuls. Cette fois-ci, c'est enfin la bonne et le 19 Ventôse de la même année, la loi qui rétablit les doctorats institue un sous-doctorat, l'officiat de santé, plus rapide et nettement moins coûteux, qui, moyennant 200 F, est délivré à des candidats formés en trois ans dans une des trois, puis six, facultés de médecine. Deux autres voies d'accès sont également ouvertes : avoir, durant six ans, trotter derrière un docteur en médecine ou en chirurgie dans le quotidien de sa vie professionnelle ; ou encore avoir été mêlé à la vie d'établissements hospitaliers, civils ou militaires. Mais, alors que les docteurs peuvent exercer sur tout le territoire couvert par l'aigle impériale, l'étouffant cloisonnement de l'Ancien Régime ayant une fois pour toutes éclaté, les officiers de santé, bien que disposant de la plus totale liberté de prescription, demeurent confinés dans le département où ils ont été reçus et, sur le plan chirurgical, leur champ d'action est théoriquement limité. Ainsi, et nous voyons déjà se profiler l'ombre de Charles Bovary, leur est-il interdit de pratiquer « les grandes interventions chirurgicales »[1], au risque pour eux d'encourir une sanction pénale en cas « d'accident grave ».

Dans les premiers temps, la création de ces officiers de santé put paraître une bonne idée, plus d'ailleurs qu'une idée neuve, dans la mesure où il se calquaient plus ou moins sur les chirurgiens « de léger savoir » de l'Ancien Régime. Le grand avantage est que bloqués aux limites du département, ils se trouvaient nécessairement être du cru, capables non seulement de comprendre, mais, suivant l'expression de Muneret[2], « de jargonner dans le dialecte du canton ». « L'interrogatoire », moment essentiel de la médecine clinique qui s'installe, en sera à l'évidence grandement facilité. De plus, alors qu'en ville les doc-

---

tendent de toutes parts des pièges à la douleur crédule » lançait-il déjà à la convention le 7 Frimaire an III (1795).

1. La loi de 1803 (19 ventôse au XI) porte création des officiers de santé. L'existence des « sous-docteurs » se maintiendra dans les textes jusqu'à la loi de novembre 1892 fixant l'organisation actuelle de la médecine. Durant ce siècle (1803-1892), la notion de « grande intervention » ne cessa de poser des problèmes. Jusqu'où pouvait aller un officier de Santé, à un moment où toute intervention bénigne pouvait mal tourner. Gustave Flaubert évoque dans *Madame Bovary* l'une de ces courantes péripéties.

2. J.J Muneret, *Essai sur les moyens de former de bons médecins*, Paris, 1791.

teurs essayaient de devenir des « messieurs », eux percevaient leurs honoraires en nature : une volaille, un ressemelage ou une bride pas forcément neuve, mais moins usagée, pour le cheval.

En revanche, leur création supposant deux niveaux de compétence et, par là même, deux modes d'exercice, remettait en cause les principes d'égalité qui demeuraient officiellement la base du régime, prêtant ainsi le flanc à des protestations. D'autant que plusieurs des réformateurs, et non des moindres, n'avaient pas dissimulé leur hostilité au projet. Tel, Cabanis qui, lors d'une séance au Conseil des Cinq-Cents, s'était montré très septique sur l'utilité de ces demi-médecins alors en gestation, s'écriant « m'objectera-t-on que les campagnes manqueront de secours, si l'on exige de trop fortes études de la part des officiers de santé. Je réponds qu'il vaut mieux que les campagnes manquent de médecins que d'en recevoir de funestes. » Pour sa part, le tout-Paris s'esclaffait : comment s'assurer que ces demi-médecins ne traiteront que des demi-malades auxquels ils ne donneront que des demi-remèdes ?

D'où la nécessité de préparer l'opinion et c'est à Thouret, gendre de Colombier et directeur de l'école de santé de Paris, que Fourcroy confia la tâche de présenter le projet au Tribunat, minimisant le rôle des officiers de santé et, par là même, les risques qu'ils pouvaient générer.

> « Les officiers de santé se borneront aux soins les plus ordinaires, aux procédés les plus simples de l'art, ils porteront les premiers secours aux malades, aux blessés, traiteront les affections les moins graves, s'occuperont des pansements communs et journaliers[1]. »

Au terme de cette définition qui est plutôt celle d'un infirmier, voir d'un garde-malade, que d'un sous-médecin, Thouret met en avant un argument dont, grâce à Gustave Flaubert aidant, le siècle réalisera bientôt la fragilité : « Leur science principale devra consister à reconnaître les cas où ils ne doivent pas agir. » Et l'orateur de conclure : « Ils formeront sans doute une classe moins relevée dans la hiérarchie médicale. Mais pour être moins distingués, ils n'en seront pas moins utiles »[2].

---

1. *Le Moniteur*, An XI, séance du 16 Ventôse.
2. Voir l'ensemble des interventions dans Lemaire (J.-F.) *La loi du 19 Ventôse an XII, texte fondateur et expédient provisoire*, Bull. Acad. Nat. Med. 2003, 187, n° 3.

Utiles certes, d'autant qu'on attend d'eux d'être en première ligne contre l'ennemi. Celui-ci étant, non pas la maladie, mais... le charlatan et l'empirique. C'est toute la contradiction de la loi de Ventôse de bloquer l'intervention de ces nouveaux praticiens aux « affections les moins graves et aux pansements communs et journaliers » tout en considérant qu'ils vont, par leur seul présence, faire fuir « la tourbe nombreuse et ignorante qui, dans ces dernières années, s'est répandue dans les départements (...) ces hordes d'empiriques (qui) assiègent les places dans les cités, se répandent dans les bourgs, dans les campagnes et portent partout la désolation et l'effroi ».

Pour se protéger de « cette calamité publique, et mettre un terme au brigandage qui règne », la parade n'était-elle pas un peu courte? Les tribuns crurent — ou affectèrent de croire — que non et à l'unanimité envoyèrent, le 19 Ventôse, le projet devant le Corps législatif. Aux côtés de Fourcroy présent à titre « d'orateur du gouvernement », deux tribuns issus du corps médical — Jars-Ponvilliers, médecin à Niort sous l'Ancien Régime, et Carret, à la même époque chirurgien à Lyon — avaient été désignés pour détailler la loi et éventuellement la défendre. Ils rempliront consciencieusement leur tâche, mais pour justifier l'abandon par les docteurs des régions défavorisées aux officiers de santé, tous deux vont employer une argumentation sonnante et trébuchante, qui, chuchotée, n'aurait pas vraiment étonné, mais qu'on est davantage surpris d'entendre proclamée à la tribune[1]. À lire leurs propos, ce n'est pas Napoléon, mais déjà Louis-Philippe, qui, lors de cette séance, perçait sous Bonaparte.

À Jars-Ponvilliers, revient donc de mettre en valeur

> « les larges travaux, les dépenses considérables, les sacrifices imposés aux familles, qui constituent le prix auquel la société peut obtenir des hommes instruits dans l'art de guérir. La réputation, la gloire, la fortune sont les récompenses auxquelles aspire celui qui s'est déterminé à ces sacrifices. Le fera-t-il pour exercer son art dans une commune peu populeuse au milieu d'un petit nombre de familles sans aisance? ».

Carret rejoint son prédécesseur pour stigmatiser l'injustice qu'il y

1. Le Tribunat dissous, on ne sera pas surpris de retrouver sous l'Empire ces deux médecins épris d'économie affectés à la Cour des Comptes où Jars-Ponvilliers deviendra même président de la chambre.

aurait à obliger « ceux qui ont acquis une connaissance profonde de la médecine (...) à enfouir leurs talents dans la campagne. » « D'autant, ajoute-t-il, que les habitants(de celles-ci) ayant des mœurs plus pures que celles des habitants des villes ont des maladies plus simples qui exigent par cette raison moins d'instruction et moins d'apprêts. » Un propos que la postérité ne manquera pas de faire figurer au bêtisier international et que nombre d'historiens attribuent à tord à Fourcroy. Pour être moins tentée de rousseauisme, l'argumentation reprise par « l'orateur du gouvernement » dans sa conclusion n'en est pas moins critiquable. De quoi a-t-on besoin dans les campagnes ? « d'officiers de santé plus exercés à la pratique que savants et profonds dans la théorie, destinés à traiter des maladies légères, à remédier aux accidents primitifs, aux légères indispositions. » Sans doute, mais comment Fourcroy peut-il dans l'instant oublier que, sans soins appropriés, le propre des « maladies légères, accidents primitifs ou légères indispositions » est bien souvent de s'aggraver ?

Comme les tribuns, les députés ne demandaient qu'à être convaincus, et, par 210 voix contre 6, adoptèrent le texte qui leur était proposé. Les officiers de santé, dénommés dans certains textes « médecins ou chirurgiens de deuxième niveau »[1], étaient crées. À eux désormais les campagnes où les attendaient de coriaces adversaires. À eux également, mais pas tout de suite[2], une place dans la littérature qu'ils ne prévoyaient pas.

La répartition des zones d'exercice ne s'est par ailleurs pas fait attendre. Les docteurs en médecine ou en chirurgie tenaient les villes, quitte à ce qu'un riche fermier fasse dans des cas exceptionnels venir à grand frais l'un d'eux jusqu'à lui.

> « J'avais toujours trouvé digne d'envie le sort des médecins que je voyais dans les campagnes, écrit Poumiès de la Siboutie[3] (...), on ne les appelait que dans les grandes occasions. On les recevait bien, on les payait de même. Ils avaient de beaux chevaux. On leur envoyait de tous côtés des présents, des primeurs, de beaux fruits,

1. L'expression « chirurgien de deuxième niveau » paraît sans doute à l'époque moins péjorative que celle de « chirurgien de léger exercice » utilisée à la fin de l'Ancien Régime.
2. C'est en 1856 que Gustave Flaubert publiera *Madame Bovary*.
3. Poumiès de La Siboutie, *Souvenirs d'un médecin de Paris*, 1910.

du gibier, du poisson; partout on leur témoignait la plus grande déférence. »

Aux officiers de santé, hors ces quelques paysans fortunés, les campagnes donc. C'est sur eux que va reposer pour près d'un siècle la responsabilité de donner au monde rural l'image ou l'apparence d'une présence médicale. Ce qui, malgré l'appui souvent distrait des pouvoirs publics, ne sera pas si simple. Jusque là, les paysans, avaient souvent été tenté de confier le rétablissement de leur santé à des pratiques marginales ou relevant plus franchement de la sorcellerie. Cela se perdait dans la nuit des temps. Voilà qu'en 1792, brutalement, les mixtures les plus sataniques peuvent, au grand dam des chouettes et des chauve-souris, être touillées au grand jour. On commence à peine à s'y habituer qu'il faut retourner au fond de la grange. Le 14 Messidor an XI (1801), alors que la création des officiers de santé devenait imminente, sont publiés les premiers arrêtés préfectoraux réagissant contre

> « les nombreux abus [qui] se sont introduits dans l'ordonnance des remèdes dont la société doit la découverte aux savants qui ont approfondi la nature et consacré leurs veilles au bonheur de leurs semblables ». À dater de ce jour, il est interdit « aux épiciers, merciers, échoppiers et autres » de vendre un certain nombre de drogues, dont la liste qui figure au texte officiel laisse aujourd'hui un peu perplexe, « tels le bazarum, la coloquinte, la gomme-gutte, l'ipécacuana, l'oignon de seille, le pignon d'Inde, la résine, le julep, l'épurge, la scammonée, le surbat, le vert d'antimoine, l'opium, la résine royale, l'orpiment et le sublimé ! »

N'importe quelle drogue ne sera plus désormais en vente libre, c'est déjà une chose, d'autant que les « épiciers et autres » y regarderont à deux fois avant de se mettre en infraction. Éliminer les charlatans, qui n'ont aucune envie de décamper et ont mille tours dans leur sac, demandera plus d'efforts. Il n'est pas indispensable, pour en prendre conscience, de s'enfoncer dans la France profonde. Bien près de Paris, les archives de l'Eure détiennent, en effet, bon nombre de liasses suffisamment éclairantes. Ainsi le cas de Gelain, à l'en croire « ancien chirurgien-major », installé aux Andelys et chez qui l'on vient en foule s'approvisionner en « eau de commère ». Une eau dont les propriétés, à en juger par son prospectus largement diffusé les jours de foire, sont susceptibles d'intervenir bénéfiquement dans bien des domaines :

> « dartres farineuses et démangeaisons, blessures ou meurtrissures avec armes blanches, coups d'armes à feu, maladie des yeux, contusions, étourdissements, gonflements, entorses, foulures, ulcères simples et invétérés, érysipèles, brûlures, sang coagulé, extravasé ou ecchymose, engelures, rhumatismes, affections de la bouche, des dents et des gencives, hémorroïdes, fièvres d'accès quelconques, vers chez les enfants, rhumes et maladies de poitrine ».

Invité, à défaut de mieux, à produire son brevet de chirurgien-major, Gelain exhibe un document qui n'est qu'un faux grossier. Se rendant compte qu'il ne convainc guère, il explique alors que ses diplômes ont été détruits pendant la Terreur, à cause des fleurs de lys qui les timbraient. Cela ne convainc pas davantage. Il prétend aussi avoir suivi les cours de Boerhaave à Leyde. Mais Boerhaave est mort depuis 1738. Gelain ne se démonte pas, dit qu'on l'a mal compris, c'est à l'école de Boerhaave qu'il a fait allusion. Parmi les sept docteurs réunis en jury par le préfet de l'Eure, il s'en trouve un qui a vécu à Leyde et qui interroge alors Gelain, non sur l'œuvre du maître, mais plus perfidement sur les canaux qui parcourent la ville. Les incertitudes topographiques de l'ancien fripier rejoignent son ignorance médicale. Aussi est-il invité, par décision du 30 Fructidor an X (1802), à déguerpir. Ce qu'il fait apparemment sans trop ergoter, car l'on ne retrouve plus trace du personnage tout au long des archives locales. Quatre des médecins consultés dans cette affaire s'en prennent alors, forts du résultat, à un autre prévenu qui fait distribuer des cartes imprimées à son nom, avec son adresse et l'énoncé de ses talents, plus particulièrement axés sur la remise en place des membres fracturés. Mais voilà le préfet moins enclin aux poursuites. L'intéressé est un nommé Frey, dont la carte aurait dû comporter également « Exécuteur des jugements criminels dans le département de l'Eure » et qui, après une période relativement active vers les années 1793, s'ennuie. Entre deux rares exécutions, le bourreau bricole avec talent et moyennant une modeste rétribution une épaule par ci, un genou par là. Apparemment, après un simulacre d'instruction, les choses ne vont pas plus loin [1].

1. Archives départementales de l'Eure, Evreux.

Autre exemple d'un de ces praticiens d'occasion que la suppression des diplômes officiels ont incité à donner des soins, généralement aux indigents et sans la moindre rémunération : un officier en retraite, le capitaine Chauvin, « chevalier du ci-devant ordre de Saint-Louis », qui, aux armées, a eu l'occasion de voir faire les médecins militaires et, finalement, fait aussi bien qu'eux. Et ainsi, ses résultats associés sans doute à son refus de tout honoraire, drainent vers lui des malades recrutés bien au-delà des limites du département. Tout va bien jusqu'au jour où Chauvin commence à rêvasser sur les drogues, soignant une affection oculaire avec un liniment de sa façon, composé de « trois onces de graisse de porc mâle, trois onces de miel, trois onces d'huile d'olive, trois onces de farine de seigle et trois jaunes d'œufs frais. » Les canaux lacrymaux obstrués, les yeux clos et purulents, la malade, une domestique de ferme, doit être transportée quelques jours après à l'Hôtel-Dieu de Rouen. Aussi, le 7 Germinal an XI (1803), l'ancien capitaine est-il convoqué devant le tribunal correctionnel d'Evreux. Mais, ameutés, ses patients guéris, venus de partout, se proposent, menaçants, d'envahir la salle d'audience. La jeune malade, malgré quelques pressions médicales, s'est par ailleurs refusée à porter plainte. L'affaire est remise et ne revient jamais.

Mais si, quelqu'en soit l'intention, le charlatanisme brut est bien le fait des campagnes, il n'en existe pas moins en ville sous des aspects plus subtils, s'apparentant à ce qu'on nomme aujourd'hui la « publicité mensongère ». En 1801, le Dr Rouvière, jouant du goût du Premier consul, donc des pouvoirs publics, pour la prévention publie dans plusieurs journaux, en particulier *Le Moniteur* et le *Journal de Francfort*, un placard relatif aux « Grains de santé du docteur Frank ».

> « Jusqu'ici on ne s'est occupé que des méthodes curatives pour les maladies de longue durée, un mode préservatif est bien préférable. Les grains de santé sont un remède dont l'excellence produit les effets les plus salutaires. Ils ont la propriété de remédier aux maux d'estomac et à la pituite, de chasser les vents et la migraine, de rétablir le cours des règles, de purifier le sang et de dissiper la mélancolie. C'est surtout le meilleur de tous les purgatifs et il restitue le coloris et l'embonpoint. Il rétablit l'appétit, favorise la lenteur des digestions et guérit les engorgements du foie et de la rate. En le donnant aux enfants il détruit les vers et s'oppose aux convulsions. Il n'a aucun mauvais goût, on le prend dans une cuillerée de soupe

au dîner et le lendemain matin il produit son effet. Franck [*sic*], professeur de médecine à Vienne et médecin de la Cour, a remarqué que ceux à qui il l'a prescrit, ont vécu très longtemps et ont été exempts de fièvres intermittentes, putrides et malignes. Il a transmis sa recette au citoyen Rouvière, médecin avec lequel il est en correspondance, et qui donnera par écrit la manière de s'en servir. »

Cet encart n'est pas publié depuis quinze jour que Frank réagit avec vivacité dans le *Reichs Auzeiger* :

« Le citoyen Rouvière, médecin à Paris, s'est permis d'annoncer dans plusieurs affiches et feuilles publiques, nommément dans le *Moniteur* et dans le *Journal de Francfort* (n° 8-9 mars 1801), comme quoi le soussigné se trouvait en correspondance avec lui et lui avait transmis la recette d'une composition que ledit citoyen Rouvière se plaît d'appeler grains de vie, grains de santé, du docteur Franck, en assurant le public que ce remède est le meilleur de tous les purgatifs, rafraîchissant et pour ainsi dire, un remède universel, etc., etc. En conséquence de cette assertion, le soussigné doit à son honneur et à sa réputation la déclaration suivante : 1° qu'il ne connaît d'aucune manière le citoyen Rouvière ; 2° qu'il n'est pas et qu'il n'a jamais été en correspondance avec ce médecin ; 3° qu'il n'est point l'auteur et qu'il n'a aucune connaissance de la composition »des grains de vie« annoncés et vendus sous don nom ; 4° qu'il est bien éloigné de croire à la possibilité d'un remède universel ; 5° qu'il est persuadé qu'on fait déjà un trop grand abus des purgatifs dans le traitement des maladies pour en vouloir augmenter le nombre ; 6° que l'auteur de la *Police Médicale* est aussi l'ennemi déclaré de toute charlatanerie et qu'il porte un profond mépris à ceux qui en font profession ».

Signé : « Jean-Pierre Frank, docteur en médecine, conseiller aulique de S.M. Empereur et Roi, et professeur en médecine pratique à l'Université de Vienne. »

Immédiatement, Rouvière réplique :

« Je viens de lire dans les journaux une déclaration, signée : Jean-Pierre Frank, docteur en médecine, conseiller aulique de S.M. Emp. et R. et professeur en médecine pratique à l'Université de Vienne. Cette déclaration est foudroyante. Je ne me pardonnerais jamais d'être la cause de votre animadversion, d'après la profonde estime que j'ai pour vos talents et votre mérite. Quelque imposante que puisse être votre réputation, je n'avais jamais eu l'audace d'apposer votre nom, pour donner une plus grande célébrité aux "grains de santé". Je suis incapable d'une pareille infamie. Il me semble qu'avant de faire imprimer une pareille déclaration, vous auriez dû voir que Franck, médecin de Strasbourg, n'est pas Frank de Vienne. Ce n'est nullement de vous dont il s'agit, et si dans les commencements que les journalistes ont annoncé ce remède dans leurs feuilles, ils ont revêtu le premier de quelques-uns des titres qui vous appartiennent, je vous assure que c'est contre mon gré et à mon insu. J'ai moi aussi ma réputation à conserver, l'estime de mes concitoyens à ménager. J'aurais perdu l'une et l'autre, si on avait pu me soupçonner de ce dont vous m'accusez. J'ose me persuader que ma contre-déclaration, qui explique le fait aura détrompé le public sur cette prétendue usurpation de nom[1]. »

Les choses en restent là dans l'instant, mais quand Joseph Frank vient en France en 1804, il ne manque pas de s'assurer qu'aucun médecin de son nom, qu'il soit orthographié Frank ou Franck n'exerce ou n'a exercé à Strasbourg. Rouvière a donc bien tenté de berner son père, mais faut-il pour autant aller plus loin ? Il en est là de ses réflexions qu'à peine arrivé à Paris, il est approché par un émissaire de Mme Bonaparte venu l'interroger discrètement sur les vertus de ces grains. Joséphine, l'épouse du Premier consul ! Cette fois c'en est trop et Frank, faisant sonner ses titres et la haute estime que les médecins les plus qualifiés, Corvisart en tête, porte à sa famille, se précipite chez Dubois, le préfet de police. Celui-ci confie sur le champ l'affaire à l'un de ses subordonnés qui n'a aucune peine à trouver dans ses dossiers de multiples plaintes relatives aux fameux grains. Aussi, pour peu que son visiteur le veuille, des poursuites sont parfaitement envisageables et lui demande-t-il l'adresse de Rouvière. Bien évidemment, Frank l'ignore. « Dans ce cas, lui répond flegmativement le policier, nous ne pouvons rien pour vous ». Le médecin autrichien, qui n'en croit pas ses oreilles, rétorque : « Citoyen, quand à Vienne on veut savoir la demeure de

1. J. Frank, *Voyage à Paris et à Londres* (1804-1805), Traduction Brièle. Archives A.P. Paris.

quelqu'un, c'est à la police qu'on s'adresse. En est-il autrement à Paris ? » Après un silence, le fonctionnaire finit par admettre que non et entame de rédiger un procès-verbal aussi verbeux qu'est évidente sa mauvaise volonté et dont Frank père ou fils n'entendront jamais plus parler. Ce qui incite le dernier à conclure qu'à Paris les charlatans rétribuent grassement la police qui, non seulement leur laisse le champ libre, mais leur assure une protection aussi efficace qu'imperceptible.

La chirurgie en action

En ville, la médecine nouvelle va pendant plusieurs décennies conserver le décor qui, depuis la nuit des temps, est celui de « l'Art de guérir ». Par définition, c'est le praticien qui se rend chez le malade qu'il reçoit d'autant moins à son cabinet de consultation que celui-ci n'existera comme tel qu'une trentaine d'années plus tard. Pour l'heure, le patient qui croira devoir venir trouver le médecin chez lui patientera sur le palier et le praticien le recevra, suivant son propre niveau social, dans sa salle commune ou dans sa bibliothèque. Pour la chirurgie, si surprenant que cela puisse paraître, la démarche est la même et c'est sur deux matelas empilés sur le parquet ou le carrelage du malade que l'opération se déroule. Mais encore faut-il disposer d'une place suffisante. Dans le cas contraire, le patient est tant bien que mal maintenu sur une chaise, sans anesthésie et sans asepsie, ce qui n'exclut pas que des interventions délicates soient couronnées de succès. Jugeons-en par ces trois exemples : une luxation de l'épaule en 1803, un sarcocèle en 1797 ou une tumeur d'un sein en 1811.

Passant, dans l'été 1803, une journée à Mortefontaine chez Joseph Bonaparte, frère aîné du Premier consul, et sa femme Julie, née Clary, Stanislas de Girardin[1] propose une partie de barres à Caroline Murat et Hortense Bonaparte. Les deux futures souveraines s'en donnent à cœur-joie et, dans l'animation du jeu, leur compagnon entreprend de lancer son chapeau le plus haut possible, mais le violent effort qu'il fait alors le déséquilibre et il tombe lourdement sur l'épaule gauche. Une fois relevé, ceux qui s'empressent autour de lui constatent qu'il

1. Girardin relate l'épisode dans ses *Souvenirs* (tome 1), Paris, 1906.

ne peut pas décoller son bras du corps, toute tentative pour y parvenir lui arrachant des cris perçants. Appelé aussitôt, un vieux chirurgien du village voisin, que la toute récente loi de Ventôse vient de transformer en officier de santé, est sur place en moins d'une heure, mais il n'inspire aucune confiance au blessé qui refuse de se laisser toucher. Joseph Bonaparte, arrivé sur ces entrefaits, suggère alors un médecin — un vrai docteur — qui se trouve dans un château voisin où le propriétaire, souffrant, le garde à demeure, mais il faudra trois bonnes heures pour négocier son aller-et-retour à Mortefontaine. Les deux praticiens se mettent d'accord pour attacher Girardin sur un matelas où trois personnes le maintiendront alors que trois autres tireront sur le bras. Les futurs souverains d'Espagne, les futures reines des Deux-Siciles et de Hollande auxquels s'est jointe, attirée par le bruit, Désirée Bernadotte, future reine de Suède, en séjour chez sa sœur, se mirent-ils de la partie ou demeurèrent-ils spectateurs ? Cela, Girardin ne le dit pas. Mais, si brillante que soit l'équipe, le résultat obtenu sera nul, à la différence des hurlements du blessé.

À Julie maintenant d'intervenir. Elle sait que l'ancien prieur des frères de la Charité en charge de l'hôpital de Senlis sous l'Ancien Régime est, après plusieurs années de clandestinité, de retour en ville où la loi de Ventôse lui donne désormais le droit d'exercer ouvertement. Les Bonaparte se concertent et conviennent qu'en l'appelant, ils ne risquent pas de déclencher une polémique dont le Premier consul pourrait s'irriter. Arrivé à Mortefontaine dans le courant de l'après-midi, le RP Brisard décide de remplacer le matelas par une chaise et de passer de six à neuf intervenants.

Trois maintiennent le corps, trois s'arqueboutent à l'épaule, trois tirent sur le bras ; rien n'y fait.

> « la douleur devient si vive et tellement insupportable qu'en faisant un effort pour m'y soustraire, je me trouvais debout et j'allais faire perdre l'équilibre aux neufs hommes qui me tenaient et furent contraints de me lâcher »

relate Girardin qui, dans ses gémissements, entend l'ancien prieur marmonner qu'il va falloir maintenant passer à douze. « Je suis ici pour souffrir et vous pour me guérir, il faut que chacun fasse son métier », lui lance-t-il alors noblement. Mais, tout en mobilisant son attention sur la manière dont les uns vont tirer et les autres retenir, Brisard s'est rapproché, lui a prit doucement la main, puis dans un geste aussi brusque qu'imprévu, réalise une torsion du bras vers l'extérieur, puis une deuxième dans l'autre sens et encore une troisième. Girardin hurle à nouveau du plus profond de ses poumons, mais les acclamations de l'assistance viennent couvrir ses cris. La luxation est réduite et la tête de l'humérus remise en place.

Tout en s'atténuant progressivement, la douleur ne va pas disparaître sur le champ. Même roulant « très doucement et presque toujours sur le sable », la calèche de Girardin le fera encore gémir durant le court trajet le ramenant de Mortefontaine à Ermenonville. C'est à Briot que l'on doit le meilleur commentaire d'un cas comme celui-là : « L'attitude la plus efficace écrit-il, est d'imiter la conduite que les charlatants tiennent dans les entorses : prendre le membre par surprise et mouvoir en tous sens l'articulation malade. »[1]

Le deuxième exemple n'est pas banal, c'est le moins qu'on puisse dire. En 1797, Charles Delacroix, pour l'heure ministre des Relations Extérieures, est à cinquante-six ans, une étoile montante du Directoire, mais ses perspectives d'avenir sont largement obérées par une monstrueuse tumeur du testicule gauche (sarcocèle)[2] qui a débuté près de quinze ans auparavant, pèse alors 16 kilos et continue de croître. Tout à fait indolente, elle déforme le bas-ventre au point d'évoquer « une femme qui touche au moment d'accoucher », mais condamne le malade à des déplacements de plus en plus limités. Ce ne sont pas ses seuls inconvénients : engloutissant la verge dans sa masse, elle exclut tout rapport sexuel et impose un entonnoir à demeure « par lequel le malade rend ses urines ». Tout cela est d'autant plus fâcheux que Delacroix devient un candidat sérieux pour le prochain renouvellement des directeurs. Aussi, envisage-t-il de se faire opérer. Talleyrand, qui n'attend que cela, prendrait son portefeuille et lui-même, si tout se passe bien, après quelques mois en retrait dans une ambassade par exemple, retrouverait sa place dans la course au Luxembourg.

En elle-même, la cure d'un sarcocèle est loin d'être sans péril, mais

---

1. P.-F. Briot, *Histoire de l'État et des progrès de la chirurgie militaire en France*, Besançon, 1817.

2. Tumeur bénigne, mais dont seule une intervention douloureuse, longue et délicate pouvait interrompre le développement.

un chirurgien parisien, le Dr Ange-Bernard Imbert-Delonnes[1], s'est depuis déjà depuis un certain temps acquis la réputation de bien maîtriser cette rare opération qui ne se limitait pas à amputer la tumeur. Quelque fût le volume de celle-ci, il fallait dépiauter, l'une après l'autre, les différentes enveloppes entourant le testicule, tout en respectant l'intégrité du conduit spermatique, des nerfs ou des vaisseaux noyés dans la graisse. Soit, sans évidemment le moindre moyen d'atténuer réellement la douleur, une intervention de près de trois heures qu'aucun patient n'était à même de supporter d'une seule traite. D'où un mode opératoire prévu en cinq temps entrecoupés de pauses d'une dizaine de minutes qui « suspendaient toute douleur et, donnant du calme à l'opéré, ses organes reprenaient la force nécessaire pour arriver à sa délivrance »[2].

Mais, s'agissant d'un ministre, une consultation ne réunissant pas moins de huit chirurgiens — dont malheureusement nous ignorons les noms — s'imposait auparavant. Après que chacun ait personnellement examiné et soupesé la tumeur, débute donc hors de la présence du patient, une discussion qui sera brève, car les sept premiers à s'exprimer sont formels : ce sarcocèle-là est pour eux intouchable. À Imbert-Delonnes, qui pense le contraire, d'exposer maintenant sa position dans un silence glacial, bientôt suivi d'un tumulte qui ira *crescendo* jusqu'à ce que ses confrères ne claquent la porte lui lâchent au visage que sa méthode constitue « une opprobre pour la chirurgie » et lui, tout autant. Mais demeuré seul avec le patient, le chirurgien aura su trouver les mots qui portent, car l'opération est décidée et, le temps de réunir quelques confrères acquis à sa réalisation, programmée dans la quinzaine qui suit.

Le 13 septembre, ils sont donc six attablés chez Delacroix devant un repas fin que le ministre, sans y toucher lui-même car il est à la diète, leur offre en prologue au spectacle. Deux générations médicales se côtoient : d'une part, Duchanoy, docteur-régent de l'ancienne faculté de Paris; Guillemardet, médecin à Autun sous l'Ancien Régime, mais qui s'était lié avec Delacroix lorsqu'ils avaient siégé ensemble à la Convention; Monier et Poisson, diplômés par

1. Imbert-Delonnes détaille l'opération « *pratiquée sur le citoyen Delacroix, ministre des Relations Extérieures* » comme témoignage de son savoir-faire dans un mémoire devenu introuvable, y compris en bibliothèque publique. Le Dr R. Soupault en possédait un exemplaire publié en partie dans *Médecine de France*, 1969, n° 203.

2. Imbert-Delonnes, *op. cit.*

l'ancienne Académie de chirurgie; d'autre part, Couecou et Collet-Megret qui n'ont entamé que depuis peu leurs études de médecine dans « les nouvelles écoles ». L'intervention débute ensuite sur deux matelas posés dans sa bibliothèque, le patient conservant, malgré la douleur, sa lucidité et même un certain sens de l'humour. À en croire Eugène Delacroix, reprenant dans son *Journal* un propos que, depuis son enfance, ses proches lui avaient rabâché, son père, lors de la quatrième pause, aurait déclaré d'une voix assez assurée : « Mes amis, voilà quatre actes de notre opération, que le cinquième n'en fasse pas une tragédie ! »

Si délicate que soit l'intervention, les suites immédiates ne le sont pas moins. La tumeur laisse, en effet, derrière elle une plaie opératoire de la taille d'une assiette susceptible de s'infecter lors des pansements, débouchant alors sur une septicémie mortelle. Surveillant l'état des sutures, canalisant la suppuration, Imbert-Delonnes continuera d'être à la hauteur de la situation comme il le sera encore lors de la cicatrisation puis du retour progressif du malade à l'activité. Un mois plus tard Delacroix se levait, allait et venait quinze jour après et, début décembre, gagnait La Haye dont, comme prévu, son successeur au ministère lui confiait pour quelques mois « l'ambassade de la République française près celle Batave ». L'heureuse issue confirma le chirurgien dans la certitude d'être le meilleur, pour cette opération du moins, et n'hésitant pas à comparer la jalousie haineuse que ses confrères parisiens continuaient de lui vouer à celle qu'avaient connu en leur temps Ambroise Paré et William Harvey[1], décida-t-il de retourner vivre à Avignon. Venue de tous côtés de France, parfois d'Europe, la pratique se bouscula devant sa porte et, jusqu'à sa mort survenue en 1828, il n'est pas surprenant de le retrouver régulièrement sur la liste des cent citoyens les plus imposés de la ville, comme du département du Vaucluse.

En dehors du fait qu'une intervention aussi longue et délicate pouvait parfaitement réussir quelque cinquante ans avant le recours à l'anesthésie et un peu plus encore pour ce qui est de l'aseptie et l'antiseptie, l'opération de l'ancien ministre souligne l'inexistence du secret médical avant la loi de 1810. Venant à son tour faire une éloge appuyée du chirurgien, *Le Moniteur* du 24 germinal an VI (13 avril

1. Les deux exemples sont bien choisis. Dans leurs travaux novateurs, tous deux furent en conflit quasi-permanent avec leurs confrères, mais l'avenir devait offrir à chacun une éclatante revanche.

1798) met l'accent sur le fait qu'en deux mois l'opéré était parvenu « à cet état de santé parfaite qui lui a fait retrouver tous les avantages de la virilité qu'il avait perdu ». Opéré le 13 septembre, le bas-ventre porteur d'une vaste plaie bourrée de charpie durant des semaines, Charles Delacroix ne put pas retrouver sa possibilité de procréer avant fin décembre 1797. Or, son fils Eugène naît le 25 avril 1798 (8 Floréal an VI) [1], soit moins de six mois plus tard.

Pour Fanny d'Arblay, les prémices se déroulent comme cela se passe encore trop souvent de nos jours. Dans l'été 1811, la patiente ressent « une sorte de pesanteur » au niveau d'un sein, ni douloureuse, ni même gênante. Aussi n'est-ce qu'au début de l'hiver qu'elle consulte un médecin qui se borne à préconiser un liminent dont l'effet sera nul. Passant brusquement d'un extrême à l'autre, elle s'adresse alors à Antoine Dubois qu'elle avait rencontré dans le temps. Devenu l'accoucheur du roi de Rome, le chirurgien quoique très accaparé, profite « d'une promenade de l'impératrice » pour lui rendre visite. À l'issue de l'examen, Dubois, s'enferme avec M. d'Arblay qui avoue à sa femme qu'une « petite » intervention est à prévoir.

Mais la suite des couches de Marie-Louise bloque le praticien aux Tuileries durant encore plusieurs semaines. 1811 est une des rares années du règne où les chirurgiens militaires ont tout le loisir de s'adonner à la pratique civile. Aussi, n'ayant pas de nouvelles de Dubois, des proches de Mme d'Arblay, tels Narbonne [2] ou Barbier-Neuville, la poussent-ils à s'adresser à Larrey, alors le plus en vue d'entre eux. Mais quoique flatté, le chirurgien en chef de la Garde tergiverse, ne voulant pas paraître ravir une patiente à Dubois, si occupé que celui-ci. Les pressions s'accentuent sur la malade, mais aussi sur Larrey que s'emploit à rassurer Narbonne, proche de l'empereur, qui se chargerait, si le chirurgien devenu accoucheur se vexait, de dire à Napoléon ce qu'avaient été les choses ; quant à Barbier-Neuville, à une époque où n'existe ni ministère de la santé, ni ordre des médecins, c'est lui qui règne au ministère de l'Intérieur sur le monde médical. Il n'y a donc pas lieu de tergiverser davantage. Pourtant, Larrey, qui dans une ambulance désarticule une épaule après un seul coup d'œil, continue à hésiter et finit par appeler en consultation Dubois qui

1. L'hypothèse de la paternité de Talleyrand accompagna Eugène Delacroix toute sa vie.

2. Louis de Narbonne eut des responsabilités diverses, mais demeura toujours proche de Napoléon qui lui témoignait beaucoup de confiance.

accepte, dès lors que celle-ci serait « générale et définitive ». Quelques jours plus tard, tous deux se retrouvent chez les d'Arblay accompagnés de deux autres chirurgiens, les Drs Ribes et Héreau, l'un et l'autre de la Maison de l'empereur.

Au terme de l'examen tous quatre se retirent pour se concerter entre eux, mais laissons la patiente l'exposer elle-même :

> « Quelle affreuse demi-heure j'ai passée toute seule. Le Dr Larrey vint m'appeler. Il ne prononce pas une parole. J'arrivai et m'assit avec tout le calme dont j'étais capable. Tous étaient silencieux, le Dr Larrey demeurait presque caché derrière mon sofa. Mon cœur battait fort. Je sentis l'inutilité de tout espoir. Je les priai de prendre la parole. M. Dubois, après une longue harangue rendue inintelligible par sa propre émotion, prononça ma condamnation. Je sentis qu'elle était inévitable et m'abstint de toute opposition. Ils reçurent donc officiellement mon consentement, puis se retirèrent pour fixer le jour. »

Mais tout n'avait pas encore été dit, car Dubois la prévient qu'elle va souffrir et pas seulement un peu. « Je ne veux pas vous tromper, conclut-il, vous souffrirez, vous souffrirez beaucoup » et Ribes de lui conseiller de ne pas hésiter à crier lorsque la douleur deviendra insupportable. Mme d'Arblay rétorque qu'elle se souvient avoir poussé, lors de l'accouchement de son fils, non pas des cris mais de véritables hurlements. Un sourire ravi parait sur le visage de tous les chirurgiens et Héreau conclut « Oh! Dans ces conditions il n'y a pas de crainte à avoir ». Dès lors il ne restait plus qu'à s'entendre sur les détails : l'intervention va se déroulera dans le salon de l'appartement, la patiente étant, suivant la technique retenue, assise dans un fauteuil ou couchée sur deux matelas. Trois des chirurgiens souhaitent que le mari ne soit tenu au courant de l'opération qu'après celle-ci, ce qui n'est pas de l'avis de Larrey qui proteste par quelques grognements. La voix de Dubois claque alors bien haut : « M. d'Arblay est un agité et il doit tout ignorer ». On s'arrangera donc pour l'éloigner. Quant à l'intéressée, c'est au dernier moment bien sûr qu'on la préviendra elle-même. Mais c'est maintenant elle qui réclame qu'on lui donne le temps de se préparer. Elle n'arrachera finalement qu'un préavis de quatre heures que, le jour venu, Dubois et Larrey diminueront de moitié.

Trois semaines s'écoulent durant lesquelles Dubois ne trouve aucune date. À bien y réfléchir, il se persuade qu'il s'agit d'un cancer d'ores et déjà très avancé et que « l'opération ne ferait qu'en précipiter l'issue ». Larrey pense le contraire et c'est lui aujourd'hui qui s'emploie à convaincre Dubois de ne plus tergiverser.

Fin septembre, le moment est enfin arrivé. Tôt dans la matinée, un émissaire des chirurgiens vient annoncer à la malade qu'ils seront là en tout début d'après-midi. Suivant une stratégie mûrement élaborée, elle fait aussitôt prévenir Barbier-Neuville qui, non moins vite, convoque d'Arblay, le requérant pour une tâche susceptible de le mobiliser toute la journée. À peine est-il parti que paraît un interne de Dubois, chargé de préparer la charpie, qui s'installe dans le salon « à plier du linge, demandant en particulier quatre ou cinq vieux jupons hors d'usage ».

Dans la mesure où les chirurgiens ne souhaitaient pas la présence du mari, il était sage de l'envoyer au loin, car leur venue manqua pour le moins de discrétion. « Des cabriolets, — un, deux, trois, quatre — se succédant rapidement, vinrent s'arrêter devant ma porte », relate Mme d'Arblay à qui le Dr Héreau fait boire « un cordial au vin » avant de l'introduire dans le salon où six hommes en noir, le visage grave, l'attendent. Si c'est Larrey qui opère, c'est Dubois qui commande exigeant maintenant qu'on place un chalit au milieu de la pièce alors qu'il avait été jusque là question d'un fauteuil. Les yeux pleins de larmes, la malheureuse tente en vain d'accrocher son regard, ou celui de Larrey, mais laissons-la poursuivre :

> « Je me mis à trembler violemment plus encore de dégoût, d'horreur devant ces préparatifs que de véritable peur. Je demeurais un instant immobile à me demander s'il ne valait pas mieux prendre brusquement la fuite. Je jetai un coup d'œil à la porte, aux fenêtres; je me sentais aux abois mais cela ne dura qu'un instant, ma raison reprit le dessus, elle finit par triompher de mon émotion et de ma terreur. Je fis appeler ma femme de chambre : elle pleurait; les deux gardes placées à l'entrée de la porte se tenaient immobiles, comme frappées par la foudre. » Pas pour longtemps. « Dites à toutes ces femmes de partir! » claque la voix de Dubois. À travers le mouchoir de baptiste étendu sur son visage, la patiente voit briller l'acier du bistouri alors que Larrey lance d'un ton solennel « Qui me tiendra le sein? » Mais on la prie bientôt de se rasseoir, Dubois lui demandant de préciser une nouvelle fois le point d'origine de sa douleur et

les axes dans lesquels elle irradie. Puis Mme d'Arblay se rallonge et replace sur son visage le mouchoir au travers duquel elle voit l'index de Dubois décrire une croix et un cercle. C'est maintenant au bistouri de Larrey de jouer.

> « Quand l'horrible fer s'enfonça dans mon sein, sectionnant avec la chair veines, artères et nerfs, je n'eus besoin d'aucune injonction pour me laisser aller aux cris. J'émis un hurlement qui par intermittence dura tout le temps de l'intervention. Je m'émerveille encore aujourd'hui qu'il ne résonne plus à mes oreilles tant la douleur fut atroce. J'ai alors bien cru expirer. (Mais) il fallait extraire le fond, c'est à dire la base de cette horrible glande en la séparant des parties auxquelles elle adhérait. Une fois de plus la souffrance dépassa toute description. Ce n'était pas encore fini. Je sentis oh! ciel! le couteau crisser en raclant la côte. J'étais sans voix, au supplice. »

Larrey demande alors « sur un ton presque tragique » si ses confrères pensent qu'il faut gratter encore. Tous répondent oui et le supplice reprend. Nouvelle interrogation de l'opérateur, nouvelle unanimité en réponse et nouvelle reprise du raclage qui va encore se prolonger, tantôt à la demande de Larrey, tantôt à la suggestion de Dubois. L'intervention s'achève enfin et aura duré moins longtemps que l'atrocité de ses douleurs ne lui laissaient supposer : une vingtaine de minutes dans son ensemble, y compris le temps du pansement. Mais Mme d'Arblay n'est pas près d'oublier l'épreuve, ni le visage de Larrey lorsqu'elle rouvrit les yeux, « Presque aussi pâle [qu'elle], sa figure marbrée de sang exprimant la souffrance, l'appréhension et presque l'horreur ».

« La douleur fut atroce » conclura-t-elle en une formule lapidaire que sera, jusqu'à l'apparition de l'anesthésie, celle de tous les patients se remémorant le fer du bistouri fouillant dans leur chair ou grattant leurs os. Aux ambulances, à même le champ de bataille, la réaction des blessés de guerre est la même. Quelques lignes sous la plume du général Jouan, amputé d'un bras à Dresde (1813) en donne une bonne synthèse :

> « J'avais toujours entendu dire que lorsque l'on sciait les os, c'était alors qu'on souffrait le plus : je ne me donne pas pour être

autrement bâti que les autres hommes ; toujours est-il que l'amputation de l'os de mon bras ne fut pas du tout sensible en comparaison de celle des chairs[1]. »

Les revenus des médecins

Pour apprécier la place occupée par le corps médical au sein de la société napoléonienne, il faut avoir à l'esprit trois règles que l'empereur avait lui-même établies. Toutes trois à partir des ressources des intéressés.

Pour qu'un chevalier de la légion d'honneur puisse postuler au titre de chevalier de l'Empire, le premier échelon de la noblesse, il doit justifier d'un revenu qui ne soit pas inférieur à 3 000 F. Cette somme est pour Napoléon le minimum garantissant que le titre accordé ne sera pas un jour galvaudé.

Pour être électeur, la surface d'imposition doit être supérieure à 4 000 F. Même plancher pour l'attribution du titre de baron.

Pour concourir pour le conseil d'État, qui était une des rares instances civiles — peut être même la seule — regardée sans trop de condescendance par les militaires, le candidat doit justifier de revenus au moins égaux à 6 000 F.

3 000 F de ressources constitue donc le minimum pour appartenir à une société dans laquelle, avec le double, on est vraiment à l'aise. 6 000 F correspond d'ailleurs à la solde un colonel, au traitement d'un sous-préfet ou au plus bas échelon des chambellans de l'empereur. À cela s'ajoute un quatrième élément d'appréciation que Napoléon, dans plusieurs conversations avec Bertrand, nous livre à Sainte-Hélène.

Pour lui, sous son règne, avec 10 ou 12 000 francs de revenus, l'on est riche. Qui s'étonnerait que cette somme s'inscrive juste entre la solde d'un général de brigade et celle d'un général de division ? Elle correspond également au traitement d'un archevêque, d'un inspecteur général des ponts et chaussées ou d'un chef de division — personnage alors puissant — de ministère. Autrement dit, nous sommes parvenus

1. Jacques Casimir Jouan, *Souvenirs inédits*, in La Revue napoléonienne, 1902-1903.

là au plafond des structures hiérarchisées de la société impériale. Au-delà de ces chiffres, les revenus, encore nombreux mais alors ponctuels, ne relèvent que de la faveur du souverain.

Admis à partir de 3 000 F, considéré à 4 000 F, honoré à 6 000 F, riche à 10 000 F, il semble qu'avec ces quatre clés, ce soit un jeu d'enfant, compte tenu de la multitude des investigations menées durant ces années-là, d'obtenir une physionomie complète des sujets de l'empereur, puis de déterminer la surface financière de telle ou telle profession. Ce n'est malheureusement pas si simple.

Les quinze ans couvrant le Consulat et l'Empire auront été épuisants pour les préfets. Le ministère ne cesse de leur réclamer des enquêtes, des sondages ou des statistiques dont la liste des médecins diplômés ne constitue que l'un d'eux. À peine l'un de ces documents est-il établi qu'il faut commencer à en rédiger un autre sensiblement identique au précédent : c'est la liste des « 600 personnes les plus imposées du département » qui doit, tout affaire cessante, partir pour Paris, celle des « membres du collège électoral avec commentaires », celle des « notables présentés pour la présidence des assemblées cantonales » ou, dans un curieux amalgame, celle des « personnalités les plus distinguées localement par leur fortune et par leurs vertus publiques et privées »[1]. S'il n'y a pas, dans la demande adressée au préfet, de critères précis pour les vertus, le seuil de fortune à partir duquel la liste doit être établie varie, en revanche, d'un département à l'autre, voire pour le même d'un mois à l'autre. Parfois, seule une ville est visée, dont il faut aussi vite que possible fournir les noms des 100 citoyens les plus imposés. Arrivée au chef-lieu, la réponse est à peine envoyée à Paris, qu'un nouveau courrier parvient au préfet réclamant, pour la même ville, le chiffre des trente citoyens les plus imposés ! Personne ne bronche, ni ne proteste, car derrière le fonctionnaire bégayant chacun suppose le ministre et, derrière le ministre, l'empereur jetant en l'air une liasse et en demandant sur-le-champ une autre. Les chefs de division sont d'autant plus impatients qu'ils savent que tout leur avenir peut dépendre d'un de ces dossiers. « Lorsque [l'un d'eux] satisfaisait couramment et sans hésitation aux vives interrogations de Napoléon, il revenait ordinairement des Tuileries avec le ruban », observe Ymbert[2].

1. Archives nationales, cote AF IV 1422 *sqq.*
2. Ymbert, *Mœurs administratives*, 1826. À tous les échelons, le fonctionnaire était

À ces investigations « toutes sources de revenu confondues » s'en ajoutent, en aussi grand nombre, d'autres visant sélectivement une activité professionnelle. Les médecins font ainsi l'objet d'une curiosité insatiable et les listes où se mêlent le niveau de fortune, la faculté ou l'organisme ayant délivré le diplôme, le mode d'exercice et quelques notations morales, paraissent avoir été multipliées à l'infini. Malheureusement, la médiocrité des enquêteurs, le laxisme des réponses, le désordre des méthodes empêchent d'obtenir autre chose qu'une silhouette assez floue. Pour le corps médical, il n'y a guère que des pharmaciens dont on puisse être à peu près sûr; pour les autres, la confusion des appellations est extrême. Le terme « médecin » peut au début d'une liste couvrir l'ensemble des médecins, chirurgiens et officiers de santé, mais vers la fin du même document, un autre enquêteur, faisant un virage à 180° , utilisera, pour les trois activités, l'expression « d'officier de santé ». Si d'une liasse à l'autre, « chirurgien » ne veut jamais dire « médecin », il n'est pas rare que, dans une réminiscence d'Ancien Régime, le terme çà et là qualifie un officier de santé. Ce ne sont d'ailleurs pas les seules sources d'erreur. La somme figurant à côté du nom du notable est généralement celle de son revenu annuel, mais, sur une même liste pour le nom suivant, ou quelques lignes plus bas, il s'agira, sans le moindre commentaire, de l'évaluation présumée de son capital.

L'analyse d'une liasse propre à l'ancienne Seine-Inférieure (aujourd'hui Seine-maritime), un département parmi les autres, permet d'aller plus loin encore. Non seulement, aucun membre des professions de santé ne figure en 1808 parmi les 84 notables du département dont les revenus sont égaux ou supérieurs à 6 000 F, mais un seul, le pharmacien Taillefesse, adjoint au maire de Rouen, trouve place sur une liste établie la même année et qui énumère les 550 personnalités les plus imposées. Or, avec justement un revenu de 6 000 F, il aurait du figurer dans le premier document. D'autres lacunes sont bien plus criardes. Avant même de convenir du moindre honoraire opératoire avec un patient, le chirurgien en chef de l'Hotel-Dieu, Jean-Baptiste Laumonier[1] dont nous ferons plus loin connais-

exigeant, car, poursuit Ymbert, « quand un homme avait du talent, chef, sous-chef ou commis, dans quelque rang obscur qu'il fut, Napoléon, de son bras herculéen, le saisissait par les cheveux. »

1. L'absence de Laumonier prive de toute crédibilité la liste de la Seine-Inférieure, dans la mesure où les revenus de ce chirurgien sont sept à huit fois supérieurs au minimum fixé par la demande du ministère.

sance, dispose d'un traitement de 6 000 F pour l'école des préparations anatomiques que Napoléon en personne lui a confiée auquel s'ajoutent ses appointements hospitaliers de 2 000 F. Apparenté aux meilleures familles rouennaises, connu depuis l'Ancien Régime, sa pratique privée, quelque soit son désintéressement, ne peut pas lui procurer moins de 30 à 40 000 F, soit un total de 35 à 45 000 F. L'absence d'autres médecins rouennais n'est pas moins étonnante, comme celle de Jean-Baptiste Vigné, dont l'ouvrage de médecine légale fait déjà autorité en 1808. Il se trouve que Vigné se double d'un poète et qu'en 1813, il décide de donner aux pauvres une somme de 4 000 F correspondant aux droits d'auteur de l'année sur ses seules publications poétiques, ce qui augure bien de son revenu global. Dans d'autres départements en revanche, la représentation médicale, d'un document à l'autre, est plus plausible. En 1801, 13 membres du corps médical sur les 550 notables du Var, 14 sur les 600 de l'Ain, 27 sur les 916 de l'Isère. En fait, plus l'instance départementale est basse, plus les professions de santé y sont représentées, tout en conservant une place numérique très faible et, bien évidemment, aucun de leurs membres ne figure parmi les candidats proposés au choix des électeurs.

La situation est en fait conditionnée par la richesse du département. Dans le Nord, aucun médecin parmi les candidats au corps législatif, mais déjà aucun parmi les candidats à la candidature présentés par les collèges d'arrondissements. Parmi les membres de ces collèges, dont les revenus descendent pourtant jusqu'à 4 000 F, toujours aucun représentant du corps médical. La participation de celui-ci à la vie politique de ce département riche est donc égale à zéro. Mais dans le Mont-Blanc[1], sur 424 membres des collèges d'arrondissements, on relève 3 médecins, 6 chirurgiens, 10 officiers de santé et un pharmacien. Non seulement on approche là de 5 %, mais avec l'absence dans le département d'importants centres urbains apparaît le personnel médical de base, permettant de compter jusqu'à 10 officiers de santé investis de responsabilités électorales et dont les revenus ne sont d'ailleurs pas nuls. Chiffres à peu près identiques en Îlle-et-Vilaine où sur

1. Archives nationales, F1 CIII 1.5. Voir en annexe la répartition des médecins, chirurgiens, officiers de santé et pharmaciens dans ce département (1805) ; on y découvre, non seulement l'importance des revenus de certains pharmaciens, mais que ceux d'officiers de santé ou de médecins sont parfois très voisins.

933 membres des collèges, la participation médicale est de 47, soit également 5 %. Dans le Puy de Dôme, avec 39 sur 256, elle augmente encore, donnant au corps médical jusqu'à 15 % du total.

Ceci étant, ces listes sont criblées de lacunes. Même quand un médecin figure sur l'une d'elle, le montant des revenus indiqués en regard est souvent inutilisable. C'est flagrant en parcourant celle des notables parisiens, établie en 1809 et dont on peut admettre, rédigée si proche du pouvoir, que les choses furent faites avec soin[1]. Les revenus des 9 médecins qui sont indiqués relèvent de l'un à l'autre, d'une approche différente, sans que cela soit précisé. Tantôt les rentrées d'argent ne sont que professionnelles, tantôt elles se situent à l'inverse, soit uniquement extraprofessionnelles, parfois les deux sources sont au contraire mêlées sans aucune ventilation possible. Pour le baron de Wenzel, dont nous connaissons le sens aigu de la publicité, le chiffre indiqué est de 6 000 F, ce qui ne correspond qu'au traitement qui lui est versé pour les soins intermittents donnés aux yeux de Napoléon et dont le montant annuel est laissé à l'estimation de Corvisart. L'enquêteur fait d'ailleurs allusion à son exercice en clientèle « dont il tire un revenu assez considérable », mais s'en tient là. En revanche, un certain Dr Couede, qui ne figure dans aucun annuaire pour l'année correspondante, qui n'appartient à aucune des sociétés savantes parisiennes et qui n'exerce sans doute pas, aligne 40 000 F à 50 000 F de revenus, vraisemblablement immobiliers. Pour Boyer, Premier chirurgien de l'empereur, le document retient 40 000 F « du produit de son art », ce qui est plausible, encore qu'un peu faible, mais n'apparaissent dans cette somme, ni les 15 000 F perçus comme Premier chirurgien, les 3 000 F comme professeur à la faculté de médecine, ou les 2 000 F comme chef de service à la Charité. Ce qui fait passer le revenu de cet « honnête homme, tout occupé de son art » à un minimum de 60 000 F les années courantes, serait-on tenté de dire. Rappelons-nous « l'extra » de 1812 où pour la seule opération de Suchet, Napoléon lui fera verser 80 000 F. La même réflexion est valable pour Corvisart lui-même, sinon qu'il est moins honnête homme, n'étant pas, dit l'enquêteur « de première moralité dans l'ordre des mœurs ». Mais

1. Archives nationales, F7 2532; Statistique individuelle de Paris (1809). Seule subsiste la partie de la liste allant du n° 1868 au 2769. Les membres du corps médical y figurant se trouvent en annexe II, p. 319.

les 50 000 F mis en avant, sont également très inférieurs à la réalité. Ils ne tiennent compte ni du traitement de Premier médecin de 30 000 F, ni des 3 000 F de la chaire de la faculté, puis du Collège de France, ni de la dotation de 10 000 F attachée à son titre de baron. Si, à la différence de Boyer, Corvisart est déjà anobli en 1809, il semble que les revenus afférents n'aient commencé à lui être versés qu'en 1810. Mais quoiqu'il en soit sur ce dernier point, son revenu global est au minimum de l'ordre de 90 000 F, près du double du chiffre inscrit.

Ces exemples qui constituent près de la moitié du fragment subsistant de la liste parisienne soulignent au moins le désordre de l'approche. Et encore, nous ne savons rien d'éventuelles rentes, de revenus immobiliers, commerciaux même, ou du rapport de fermages. Dans « Lamiel », Stendhal accorde au Dr Sansfin qu'il fait exercer à Valognes, dans la Manche, 7 à 8 000 F de revenus professionnels et 6 000 F de rentes[1].

Or, ce dernier aspect des choses est loin d'être négligeable, en province surtout. Lefebvre, le seul médecin qui trouve place sur la liste des 100 notables les plus imposés de la ville de Mons où il exerce, est également l'un des principaux actionnaires des charbonnages[2]. Ainsi, la masse d'informations apportées par le dépouillement des enquêtes administratives n'est-elle qu'inégalement fiable et suppose d'être recoupée à partir des deux autres sources dont nous disposons : le réalisme des romans publiés au long du XIXe siècle, plutôt décevant ici, et la comptabilité tenue méticuleusement par les médecins eux-mêmes.

Sur le plan des revenus médicaux, les informations fournies par le monde de Balzac sont maigres, mais une évocation comme celle d'un médecin parisien, le Dr Poulain, qui, dans *Le cousin Pons*, « courait tout le Marais à pied, comme un chat maigre et, sur 20 visites, en obtenait deux à quarante sous » est importante[3]. En revanche, le

1. Stendhal, *Lamiel*, 1842. Le rôle que le romancier prête à son personnage n'importe pas ici. En revanche, Sansfin est pour l'image d'un médecin de petite ville sous l'Empire une référence aussi précieuse que celle de Herbeau vingt ans plus tard (Jules Sandeau, *Le Docteur Herbeau*, 1842).

2. J. Léonard, *Les Médecins dans l'ouest de la France au XIXe siècle*. Paris, 1997.

3. Le Dr Poulain « médecin du quartier » au Marais, est néanmoins ancien interne des hôpitaux de Paris. Sa pratique compétente et rigoureuse le laisse dans une position financière médiocre. Se montrant plus malléable, il obtiendra alors le poste qu'il désirait tant de médecin en chef des Quinze-Vingts (*Le cousin Pons*).

romancier va trop loin en accordant un revenu professionnel de cinq à six cent francs par jour, soit environ 160 000 F par an, à Blanchon, même s'il s'agit du médecin le plus en vue de *La Comédie Humaine*[1]. La somme globale est d'ailleurs en soi moins critiquable que le gain journalier. En pratiquant dans l'année plusieurs interventions spectaculaires, un chirurgien — voire un médecin — pouvait à Paris friser ce chiffre, mais çà et là, pas tous les ans. C'est d'ailleurs à son ancien et impérial patient que l'on doit de connaître le montant d'une visite de Corvisart.

> « Outre qu'il était mon Premier médecin, possédait une grande fortune et recevait souvent de moi de riches présents, il prenait cependant un Napoléon pour chaque visite qu'il faisait à ses malades » confie à Sainte Hélène l'empereur à O'Meara[2].

20 francs, ce qui donne environ 200 francs par jour, une somme dont le premier médecin souvent houspillé sur ce sujet se défend mollement et qui nous mène nettement au-delà des 50 000 francs consignés en 1809 par la préfecture.

Mais venons-en aux intéressés mêmes. Dans le silence de sa bibliothèque, au soir de sa journée professionnelle, le médecin, le chirurgien ou l'officier de santé consigne sur un carnet les honoraires qu'il prévoit pour celle-ci. De multiples fragments de ces carnets, émanant de Portal, de Dupuytren, de Laennec, de Roux, la plupart élégamment reliés en maroquin, mais également ceux en carton bouilli d'officiers de santé, sont parvenus jusqu'à nous.

En 1809, Portal fait état, à partir d'un honoraire de visite de 12 F, d'un revenu professionnel global de 30 000 F. C'est, le concernant, la seule année que l'on connaisse de la période impériale. Pour lui, elle

---

1. Dans *La Comédie Humaine*, Horace Bianchon, professeur à la faculté de Paris, est le grand consultant de la monarchie de juillet « dont la gloire médicale soutient celle de l'École de Paris » (*Les Héritiers Boisrouge*). Apparaît tout au long de l'œuvre, particulièrement *Le Père Goriot, La Muse du département* où il est « gros et gras comme un médecin en faveur », *Mémoires de deux jeunes mariés, La Cousine Bette, Les secrets de la princesse de Cardignan. La Messe de l'athée*, davantage axé sur le Pr Desplein (Dupuytren), est également en ce qui le concerne un texte important. Un grand médecin, le Dr Minoret, correspond bien à la période de l'Empire, mais on ne fait sa connaissance, dans *Ursule Mirouet* qu'au moment de sa retraite, c'est à dire sous la Restauration. (voir chap. III, n. 88).

2. Las Cases, *Mémorial de Sainte-Hélène*.

est bonne sans excès, en retrait cependant sur 1789, par exemple, où ce même revenu avait été de 43 000 F. Des 20 F de Corvisart, nous tombons aussitôt aux 12 F de Portal, puis, aussi vite, aux environs de 4 à 5 F où c'est déjà très brillant de se tenir. Nous savons ce que demande Leroy à Mme Moitte, femme du sculpteur parisien, qu'il soigne en 1807 durant sa maladie terminale jusqu'à ce que Portal exige de demeurer seul. Leroy envoie alors « par une lettre très piquée chercher l'argent de ses visites. Je l'ai acquitté, nous confie Mme Moitte, et j'ai fait faire une quittance par son domestique, lequel ne sait ni lire, ni écrire ». Pour 20 visites, les honoraires de Leroy se montent à 80 F, soit 4 F par visite[1]. En 1812, pour 38 visites, Broussais qui tend vers son seuil définitif de notoriété, demande 190 F, soit 5 F l'une. Même niveau, dans ces années-là, pour Laennec, dont on ne connaît pas l'honoraire de visite, mais seulement la progression des revenus professionnels sur six ans : 2 400 F en 1807, 3 400 F en 1808, 8 000 en 1811, 11 000 en 1813 auxquels s'ajoutent depuis 1808 un traitement de 3 000 F comme médecin attitré du Cardinal Fesch, oncle de l'empereur[2]. Voilà pour Paris et le gratin de la profession. Descendons vers la masse des médecins des quartiers pauvres ou des faubourgs pour lesquels un honoraire de 2 F est une aubaine. Nous avons vu courir Poulain après ses deux visites à 2 F. Les 18 autres sont à 1 F, ce qui permet au médecin de mal vivre dans la Capitale, mais à peu près en province où durant le premier tiers du siècle, jusqu'aux environs de 1840 même, que ce soit à Lille, à Rennes, à Lyon, à Toulouse ou à Reims, le prix moyen de la visite oscille suivant le cas de 1 F à 1,50 F ou 2 F. Enfin, d'après les carnets des officiers de santé Renou et Lemaire, nous arrivons au tarif rural qui est, tant pour le premier en 1809 dans la Somme, que pour le second en 1805 dans l'Aisne, de 50 centimes[3].

50 centimes, pour Renou, la visite dans le bourg. Elle passe à un franc la nuit, jusqu'à 6 heures du matin. « Pour avoir ôté une dent », il demande 60 centimes et 75 centimes pour une saignée. Lemaire descend plus bas que Renou, jusqu'à 0,35 F, demandant 20,70 F pour 51

1. *Journal de Mme Moitte, femme de Jean-Guillaume Moitte, statuaire* (1805-1807), publié par Paul Cottin, 1932.

2. Colloque Laennec, palais de la Découverte, 1981.

3. Honoraires assez souvent remplacés ou complétés par des dons en nature (volaille, gibier, mais aussi réparation d'une selle ou heures de travail au domicile de l'officier de santé).

visites. La saignée est au même prix, 75 centimes; mais les extractions dentaires plus élevées : 1 F et 1,50 F. Peut être furent-elles plus compliquées. À cela s'ajoute une indemnité de déplacement, qui ne se calcule encore en lieue et qui gonfle relativement la note puisqu'elle peut atteindre jusqu'à 1 ou 2 F, soit 0,50 F par kilomètre, le prix même de la visite à la différence du carnet de Pierre-Louis Lemaire dont les notations montrent combien cette indemnité du temps passé pouvait être largement justifiée. Depuis Grand-Essigny, Lemaire est appelé assez souvent, toutes affaires cessantes, à Gauchy (7 km), à Itancourt (également 7 km), à Remigny (8 km) et même parfois en ville, à Saint-Quentin (9 km) ou à La Fère (17 km). Ce dernier déplacement lui prenant avec la consultation et, bien entendu le repas, largement plus de la matinée ou de l'après midi. Observons que dans son éclatement géographique, Pierre-Louis Lemaire ne dépasse jamais Saint-Simon à 11 km au sud. Par déontologie familiale, semble-t-il. Il serait alors entré dans une zone qui paraît davantage relever de Flavy-le-Martel où exerçe Pierre-Philippe Lemaire, son père.

Les petites interventions chirurgicales — ne perdons pas de vue qu'ils n'ont pas droit de procéder aux plus importantes, ce qu'oubliera Charles Bovary — et les accouchements ne sont pas « côtés ». Pour une mise au monde « même laborieuse », Renou demande 12 F, mais Lemaire seulement la moitié. Les grandes opérations, celles pour lesquelles il faut être docteur, sont plus onéreuses, mais encore assez raisonnablement. En 1812, dans la Mayenne, 24 F l'opération d'un cancer non précisé et 12 F celle de la pierre. Soit pour un officier de santé, un rapport entre la visite et l'intervention de 1 à 12 ou 15. Il demeure à peu près le même en ville, mais il devient échevelé au sommet de la profession où, dès qu'un bistouri entre en jeu, le rapport passe de 1 à 200, 300 ou 500. Si, bien sûr, la surface sociale du patient le permet. Honoraires fabuleux qui ne négligent pas pour autant la notion de temps passé ou, pour le moins, les frais de déplacement. Nous connaissons déjà le cas de Boyer. En 1809, un déplacement de Dupuytren à Bruxelles où il se rend auprès du marquis de la Tour du Pin pour une opération bénigne à un pied, n'aura pour sa part duré que deux jours. Il passe la nuit chez son patient et est traité avec beaucoup d'égards. Aussi, ne demandera-t-il pas une indemnité de déplacement et seul le coût de la chaise de poste s'ajoute aux 20 000 F d'honoraires, somme lourde, mais le chirurgien n'en insiste pas moins sur son désintéressement. Plus 2 000 F pour son aide et un cadeau pour sa femme.

Des délais de paiement

Tenir son carnet avec soin est obligatoire pour le praticien s'il souhaite percevoir un jour ce qui lui est dû, car — et pour longtemps encore — il est parfaitement indélicat de réclamer son dû à chaque visite, comme c'est déjà la coutume en Angleterre. Cela ne se fait en France qu'à la fin de la maladie, que celle-ci ait abouti à la guérison ou au décès. Trois lorsque le patient change de médecin, lorsque le médecin meurt lui-même ou lorsque la maladie dure plusieurs années. Et encore, dans ce dernier cas, la démarche n'est-elle pas considérée comme très élégante. L'attitude courante est de patienter. Ainsi, cet exemple où, pour un traitement débuté en 1813, Pasquier, futur premier chirurgien de Louis-Philippe, qui est déjà sous l'Empire un chirurgien de bonne notoriété, attend-il la mort en 1818 du malade pour s'adresser à sa veuve :

> « Pendant près de cinq ans, j'ai eu l'honneur de donner mes soins tant à Paris qu'à Neuilly à feu M. le marquis de Grave, votre mari et n'ai reçu de lui aucun paiement.
>
> Très convaincu que mon zèle toujours très empressé pour être utile à M. le marquis reste présent à votre souvenir, j'ai la certitude que vous trouverez juste la réclamation de mes honoraires. Je les porte à 1 200 F pour chaque année pendant 4 ans 1/2, ce qui fait la somme de 5 400 F qui m'est due. Par ce moyen, j'éviterai de fournir une note détaillée de consultations, visites, voyages, opérations, dont le montant serait plus élevé[1]. »

Les honoraires du chirurgien doivent tourner autour de 4 ou 5 F, c'est donc d'un bon millier de visites qu'il sollicite le règlement.

À tous les niveaux, la coutume est la même. En août 1824, le Dr Lavergne, de Laval, demande à Mme de Veauvert, après la mort de

1. P. Huard. « les Honoraires des médecins au XIXe siècle ». *Concours médical*, 1954.

son mari, 302 F en règlement des honoraires dus pour les soins donnés à celui-ci... de 1806 à 1823[1]. Il attendra quatre ans encore avant que la veuve ne se décide finalement à régler 225 F. Les officiers de santé, malgré leur condition modeste, n'échappent pas à la règle. En mai 1818, le fermier Pierre Gombaud, de Grand-Essigny, dans l'Aisne, règle 42 F, 57 c à Lemaire « pour soins donnés de 1812 à fin 1817 ». On comprend mieux dès lors que l'importance de la somme finale ait assez souvent abouti à des procès. En 1802, l'ancien conventionnel Tallien refuse de régler à la veuve du Dr Navier, qui venait de mourir après une honorable carrière parisienne, quelque 2 200 F alléguant que « les médecins ne peuvent pas cumuler dans leurs mémoires les frais de visite, de consultation et de fourniture de drogues[2] ». La formule de Pasquier paraît donc avoir été assez courante. Passés un certain nombre d'années, quelque soit le nombre d'actes qui se seront déroulés durant ce délai, l'honoraire devenait forfaitaire. Quoi qu'il en soit, le tribunal nomme un expert pour étudier le livre de comptes fort bien tenu du docteur défunt médecin et Tallien put se croire un instant rajeuni, car le choix du juge tomba sur Guillotin, qui, souci d'équité sans doute, mais également trop content de faire une mauvaise manière à son ancien collègue, maintient l'intégralité de la réclamation de la veuve Naiver.

À défaut de justice, car il s'agit d'un diplomate étranger, Larrey, en 1808, en sera pour sa part réduit à solliciter le ministère des Relations Extérieures afin d'obtenir le règlement des soins donnés à l'ambassadeur de Perse. Dans une lettre adressée au chef de la comptabilité du ministère, le 21 janvier 1808, il expose longuement ses déconvenues :

> « Son Excellence l'Ambassadeur Persan me fit appeler le 5 Septembre dernier pour me consulter sur un hydrocèle énorme et fort ancien qui gênait ses fonctions et l'empêchait de marcher. M'ayant témoigné le désir d'être débarrassé de cette infirmité grave, j'appelai en consultation MM. Sabatier et Pelletan qu reconnurent avec moi l'urgente nécessité de lui faire l'opération radicale. La gravité et l'ancienneté de la maladie nous ont forcé à faire deux opérations fort difficiles au lieu d'une et à des époques différentes. Cependant

1. J. Léonard, *Les Médecins dans l'ouest de la France au XIXe siècle.*
2. A. Soubiran, *Le Baron Larrey*, 1963.

elles ont eu un succès complet, mais elles ont été suivies de pansements délicats que j'ai faits moi-même pendant trois mois et de soins particuliers qu'il a fallu lui continuer jusqu'à ce jour. J'ai aussi donné des soins à presque toutes les personnes de sa suite dont la santé était également altérée.

Monsieur, persuadé que l'intention de Son Excellence le Ministre des relations extérieures est que je sois indemnisé des soins que j'ai donné à l'Ambassadeur et à sa famille en raison du succès que j'ai obtenu et du rang du malade, je vous prie de soumettre à son Excellence le Ministre la demande de l'honoraire que vous croirez m'être dû. Je ne déterminerai point la somme, voulant m'en rapporter entièrement à la justice de Son Excellence le Ministre et à la bienveillance que vous voudrez bien m'accorder en cette circonstance, vous assurant à l'avance de toute ma gratitude [...] [1]. »

On imagine assez bien l'ambassadeur tout à fait décidé à ne rien régler et faisant examiner pour le même prix sa famille et tout le personnel de l'ambassade. Nous retrouvons Molière. Pour ce qui est de Larrey, la lettre est également intéressante : toujours la même autosatisfaction et l'échine courbée devant un simple chef de bureau de comptabilité.

Si les honoraires importants peuvent être évoqués en justice, les sommes modestes correspondant à deux ou trois visites demeurent fréquemment impayés jusqu'à ce que le médecin se lasse de les réclamer. Jusqu'à 200 F, le litige ne relève que du juge de paix. Au dessus, du tribunal de première instance, sans appel jusqu'à 1 500 F. Une fois les choses en justice, le patient récalcitrant peut toujours contester l'opportunité des soins donnés. Pour les petites sommes, le juge ne demande pas l'avis d'un expert et l'affaire est mauvaise pour tout le monde. La plupart des médecins n'insistent pas, mais certains néanmoins — et non des moindres — se rebiffent. Corvisart en personne n'échappe pas à ce désagrément et le prend assez mal. Ainsi écrit-il en 1797 à une cliente, malheureusement non identifiée :

« Vous pensez sans doute, Madame, que mon souvenir d'un objet bien médiocre est aussi bien tardif; j'en conviens, mais l'oubli dans lequel on ensevelit et nos pas et nos services, quels qu'ils

1. Correspondance Larrey, BN, Nouvelles acquisitions françaises, cotes 5876 *sqq.*

soient, n'en vaut pas mieux. Souffrez donc que vous rappelle le mince salaire qui m'est dû pour deux visites que je vous ai faites, plus une à M. D. à votre prière. C'est un rien, je l'avoue, mais c'est de ces unités que se compose le pauvre pécule du médecin. Heureux quand on lui évite le dégoût de le demander. Salut et civilités[1]. »

Si la clientèle huppée pose des problèmes aux médecins à la mode, si celle de ville se fait également parfois tirer l'oreille, les choses sont au bas de l'échelle sociale plus simples pour deux raisons. Le paysan a le respect du geste médical. Il tarde souvent à appeler l'officier de santé, mais s'il le fait, il se saigne aux quatre veines pour le payer, d'autant qu'il a toujours la possibilité de s'acquitter en nature. « J'ai reçu des haricots qu'il faut défalquer de la somme de 41,70 F » écrit en 1813 l'officier de santé Lemaire. Des œufs, une volaille, de l'avoine pour le cheval, mais surtout des heures de travail. En 1813, le Dr Lavergne occupe simultanément un maçon qui lui doit l'équivalent de quatre jours de son temps, un ouvrier qui s'emploit de la même façon sur ses landes et un métayer qui lui confectionne une pièce de harnais. Lui-même ne fixe qu'à 1/20e le montant des impayés, pour 1811 par exemple[2]. Sur le plan social, la considération qui l'entoure demeure ce qu'elle était à la fin du siècle précédent. On sent que les professions de santé ne vont pas tarder à appartenir au monde politique; on les voit affermir la démarche entamée sous la Révolution, mais cela ne surviendra pas encore tout de suite. L'importance numérique de leur représentation électorale est, nous le savons, inversement proportionnelle à la richesse du département où ils exercent.

1. Paul Ganière, *Corvisart*, rééd. 1985.
2. J. Léonard, *op. cit.*

CHAPITRE V

LA FORMATION À « CETTE PARTIE SI ESSENTIELLE À L'HUMANITÉ »

LES LOCAUX

Qu'en une douzaine d'années, « le temple abritant les autels relevés de la médecine »[1] se soit intitulé tour à tour École Centrale de Santé, École ou — comme sous l'Ancien Régime — Faculté de médecine, importe peu. Ce qui prime est le renouveau de « cette partie si essentielle de l'humanité », pour reprendre les termes qu'utilise Napoléon, en 1796, pour définir la médecine[2]. Les moyens de réaliser ce renouveau sont là, clairement exposés dans la loi du 14 Frimaire an 8 (décembre 1799), signée par Lucien Bonaparte, ministre de l'Intérieur : l'École de Santé de Paris est chargée « de s'occuper de tout ce qui peut concourir à l'amélioration de l'Art de guérir ». Mais vraiment tout : « Conservation de l'espèce et des individus en santé et en maladie, par conséquent tout ce qui concerne la salubrité, l'amélioration des régimes diététiques, la nature des aliments, l'éducation physique ». Ce qui revient à lui donner — et à elle seule, car ni Montpellier, ni Strasbourg, ne sont même évoqués — le rôle qui correspond de nos jours à sept organismes bien distincts : l'Académie de médecine, le ministère de la Santé, l'ordre des médecins, les caisses professionnelles de retraite, le Museum et, enfin, celui qu'on est en droit d'attendre d'elle, la formation hospitalo-universitaire des étudiants en médecine. Pour la première fois dans l'histoire, les hôpitaux vont jouer un rôle

1. Discours de Fourcroy à l'École centrale de Médecine (Paris — 20 janvier 1795)
2. *Correspondance de Napoléon Ier*, t. *I*, lettre n° 707 (au Directoire).

clé dans la formation de la nouvelle élite médicale. Que cela profite aux étudiants, c'est le but, mais les malades doivent y trouver leur compte et, dans la foule de concours dont l'enseignement médical va être hérissé à tous les niveaux, il n'est pas innocent que d'emblée le plus difficile soit celui de l'internat des hôpitaux, tout particulièrement à Paris. Mais la stratégie napoléonienne vise plus loin. De multiples sociétés de médecins, quadrillant l'Empire, assureront ce qu'on nomme aujourd'hui la formation médicale continue. Enfin les campagnes de vaccination où la liberté est laissée à chacun de s'y soumettre ou non constituent l'ébauche d'une formation individuelle des citoyens à la santé publique.

Mais d'abord il importait d'installer le nouveau temple dans ses murs. Dédaignant les locaux de la rue de la Bûcherie dont il ne gardait sans doute pas le meilleur souvenir, Fourcroy avait jeté son dévolu sur ceux de l'Académie de chirurgie.

> « Presque au milieu de Paris et dans un quartier que nos pères avaient consacré à l'étude, s'était-il exclamé, s'élève un des monuments nationaux les plus beaux et les plus majestueux dont l'architecture ait décoré cette cité. Quoiqu'entouré de masures qui le masquent et le déshonorent, quoique resserré dans sa profondeur et son étendue [il] est plus que tout autre propre aux exercices qu'exige l'enseignement de l'art de guérir »[1].

De fait, les structures s'y prêtent. Quand Fourcroy trouve « spacieux » le grand amphithéâtre de Gandoin, on peut considérer que son adjectif ne donne pas la réelle ampleur d'un lieu qui, certains jours, contiendra jusqu'à 2.000 personnes. Entourant l'amphithéâtre, de vastes pièces sont susceptibles d'accueillir la bibliothèque en reconstitution, — « peu lire » veut tout de même dire « lire un peu »! — les collections d'anatomie, comme toutes sortes de « machines et instruments ». Dans d'autres salles du bâtiment, peuvent être logés, donc hospitalisés, « les cas [médicaux] les plus rares et les plus instructifs ». La place manque, en revanche, pour l'enseignement pratique, qu'il s'agisse principalement des salles de dissection, de celles destinés aux démonstrations de chirurgie ou encore aux expériences de physique et de chimie. Mais, dans la proximité immédiate, se dresse le

1. Fourcroy, discours à la Convention (2 Décembre 1794).

Couvent des Cordeliers, qui mettait déjà avant la Révolution quelques apprentis à la disposition de l'Académie de chirurgie et qui, aujourd'hui désaffecté, est à même de « fournir l'espace convenable pour y établir les salles destinées aux exercices pratiques ».

L'ENSEIGNEMENT

Au sein de cet ensemble, architecturalement disparate, mais finalement bien approprié, le nouvel enseignement va reposer sur quatre principes auxquels, puisqu'il s'agit d'un temple, Fourcroy donne volontiers les dimensions des tables de la Loi :

> « Fusion irréversible de la médecine et de la chirurgie, le choix entre elles ne se faisant qu'au terme d'un tronc commun d'études.
> Enseignement pratique visuel et manuel, dispensé obligatoirement dans les seules cliniques hospitalières habilitées.
> Choix au concours constituant le test unique de sélection, pour les étudiants, mais aussi pour les enseignants.
> Valeur universelle du diplôme de docteur, qu'il soit en médecine ou en chirurgie. »

À ces quatre points forts s'en ajoutait initialement un cinquième, la gratuité des études, mais ce dernier disparaîtra rapidement, remplacé par des droits universitaires finalement aussi élevés que sous l'Ancien Régime.

S'il avait été d'abord réservé aux « élèves de la patrie » dont l'entretien revenait à la République, le nouvel enseignement s'était rapidement ouvert aux élèves libres[1]. Initialement, il avait été entendu que l'école de Paris en formerait 300, âgés de 17 à 26 ans; celle de Montpellier, installée dans l'ancien évêché, 150; celle de Strasbourg, établie dans le séminaire de la cathédrale, 150. Or le 1er Vendémiaire an VI (22 septembre 1797), le nombre global des étudiants en médecine parisiens dépasse le millier, malgré une sélection préalable portant sur l'anatomie, la chimie, l'histoire naturelle et la physique. Se déroulant

---

1. Le caractère militaire des nouveaux étudiants en médecine se retrouve dans ce détail : les frais de route de ceux qui viennent de province sont initialement assimilés à ceux d'un canonnier regagnant son unité.

sur trois ans, l'enseignement lui-même comprend neuf cours de médecine fondamentale et trois chaires de clinique, l'ensemble supposant 24 professeurs, soit deux par chaire, chacun enseignant durant un semestre. Dès 1795, Fourcroy s'était attribué d'autorité celle de chimie médicale et de pharmacie, mais en fait, c'est Deyeux, chargé de la pharmacie, qui traite l'ensemble, « M. Fourcroy faisant, à des époques déterminées, des résumés généraux du cours de chimie »[1]. En 1809, après quelques ratées de rodage ayant entraîné divers changements, la distribution s'articule de la façon suivante.

À Chaussier, son bras droit, flanqué de Dumeril, revient la chaire d'anatomie et de physiologie; ce qui n'est pas pour surprendre, c'est déjà celle qu'il occupait à Dijon, lorsque le lieutenant en second Napoléon Bonaparte était en garnison à Auxonne. Sabatier, « le Nestor de la chirurgie », reçoit celle de médecine opératoire. Auteur lui-même d'un traité portant sur ce thème, membre de l'Académie des sciences depuis 1773, elle ne peut mieux convenir. L'hurluberlu Lallement[2] le seconde. La médecine légale et l'histoire de la médecine sont confiées au seul Sue, la chaire ayant déjà vu disparaître deux titulaires, Cabanis et Leclerc[3]. L'histoire naturelle médicale relève de Jussieu et de Richard, le botaniste de la Faculté. La physique médicale et l'hygiène sont enseignées par Hallé, qui se partage entre cette chaire et une autre consacrée à l'œuvre d'Hippocrate au Collège de France. Ce qui fait beaucoup, mais moins encore que pour Desgenettes, associé à cet enseignement, mais surtout médecin en chef de la Grande Armée. Les cours de pathologie externe, ouverts par Desault, sont donnés par Richerand[4] et Percy, chirurgien en chef de la Grande Armée, qui, lui, est rentré dans ses foyers. Ceux de pathologie interne le sont par Pinel

1. *Annuaire médical*, Paris, 1810.

2. André Lallement (1750-1820), chirurgien de la Salpêtrière. Esprit original et taciturne, il ne supportait pas de prendre un repas avec quelqu'un; aussi déjeunait-il dans un tiroir. Quand un visiteur ou un de ses collaborateurs entrait, il repoussait le tiroir et prenait un livre. Bon chirurgien par ailleurs.

3. Claude Leclerc (1764-1808), médecin en chef de l'hôpital Saint-Antoine, très apprécié de Corvisart. Se fait une légère entaille à un doigt lors d'une autopsie et meurt de septicémie en deux jours, laissant sa femme et ses enfants dans une situation proche du dénuement. Corvisart obtient pour eux une pension de 1.600 F par an versée par la Faculté, mais seulement « tant que [celle-ci] le jugera convenable ».

4. Authelme Richerand (1779-1840) « idéologue de la deuxième génération », adversaire de Bichat, baron sous la Restauration (1829).

et Bourdier, comme l'obstétrique par Alphonse Leroy et Baudeloque, par ailleurs en procès permanent. Quant aux trois chaires de clinique qui constituent l'élément novateur du nouvel enseignement, la clinique interne (la médecine), la clinique externe (la chirurgie) et celle de perfectionnement, elles se retrouvent entre les mains de Corvisart et Leroux, de Pelletan et Boyer, d'Antoine Dubois et Petit-Radel[1]. Les cliniques s'enseignent à la Charité (momentanément hospice de l'Unité) où depuis 1786 Corvisart a succédé à Desbois de Rochefort, à l'Hôtel-Dieu (hospice de l'humanité) et pour celle de perfectionnement, à l'École même. En 1798, une quatrième clinique avait été testée, la clinique d'inoculation, destinée à bien ancrer cette pratique dans l'esprit des étudiants en médecine, mais c'était également le moyen d'élargir celle-ci à tous les « enfants trouvés » séjournant dans les hôpitaux. Quoique confiée à Leroux et Pinel, et malgré des résultats qualitativement très bons, sinon numériquement faibles, cette expérience fut sans suite.

L'ensemble compose le conseil de faculté présidé par Thouret, maintenant doyen, mais directeur depuis 1795 et qui, considérant l'ampleur de sa tâche, a eu la sagesse de ne pas s'octroyer de chaire. La considération dont Napoléon entoure la nouvelle institution est évidente. Il suffit, pour s'en apercevoir, d'observer la double appartenance de quelques uns des enseignants : la chaire de clinique interne est tenue par le Premier médecin de l'Empereur (Corvisart) ; celle de clinique externe par son Premier chirurgien (Boyer) et un chirurgien-consultant de sa Maison (Pelletan) ; celle de chimie médicale et de pharmacie par le conseiller d'État créateur de l'Université (Fourcroy) et le Premier pharmacien de l'Empereur (Deyeux) ; celle d'accouchements par le praticien envisagé pour celui de l'impératrice (Baudeloque), mais celui-ci mourant prématurément, sera remplacé par le titulaire de la chaire de perfectionnement (Dubois). Ajoutons à la liste deux inspecteurs généraux du Service de Santé, l'un chirurgien en chef (Percy), l'autre médecin en chef (Desgenettes) de la grande Armée[2].

---

1. Philippe Petit-Radel (1749-1815), collaborateur médical de la seconde *Encyclopédie.* De 1793 à 1798, parcourt le monde. Demeure à la faculté très attaché au latin.
2. On peut ajouter également que Bourdois de la Mothe, médecin du roi de Rome, s'il n'est pas professeur à la Faculté, détient le titre et le rang presque plus importants de Conseiller de l'Université.

L'enseignement de la Faculté comporte trois étapes, « les commençants », « les commencés » et « les avancés », correspondant chacun à une année scolaire. Dès le 2 Juillet 1796, le programme de ces trois années était définitivement fixé.

Pour les *commençants*, soit les étudiants de première année, les cours portent, pour le semestre d'hiver sur, l'anatomie, la physiologie, la chimie médicale et la pharmacie ; la matière médicale, la physique médicale et l'hygiène, des séances d'ostéologie, des exercices de bandages et d'appareillage, correspondent au semestre d'été. Il est prévu simultanément à la clinique chirurgicale de l'Hôtel-Dieu, un stage de quatre mois.

Les *commencés*, soit en deuxième année, étudient l'anatomie, la physiologie, la chimie médicale, la médecine opératoire ; pour le semestre d'hiver des exercices d'anatomie sont également au programme. Pendant les six mois d'été, celui-ci comporte la matière médicale, les accouchements, des exercices de bandages, d'appareillages ; le stage de clinique médicale se déroule pendant quatre mois, à l'Hôpital de la Charité il est prévu que les étudiants « fréquentent l'hôpital avec plus d'assiduité que la première année et qu'ils puissent être employés au service des malades » ;

Les *avancés*, soit la dernière année, étudient l'anatomie, la chimie médicale et la médecine opératoire, avec exercices libres pendant les six mois d'hiver ; pendant le semestre d'été, ils reprennent la matière médicale, la pathologie externe, la pathologie interne et les accouchements, mais également la médecine légale et l'histoire de la médecine ; toute l'année ils suivent un stage à l'hospice de l'École, relevant de la Clinique de perfectionnement. Ils peuvent pour certains être appelés à retourner quelques mois à la Charité ou à l'Hôtel-Dieu. Pendant cette troisième année, le futur médecin participe activement à la marche du service, ses fonctions sont symboliquement — dans les deux sens du terme — rémunérées.

Examens et concours

Dans les tout premiers temps, ce cycle n'était sanctionné par aucun examen, ni bien sûr aucune thèse, dans la mesure où celle-ci constitue la sanction globale des études. Mais ceci ne fut que transitoire et, dès le début du Consulat réapparurent les examens de fin d'année, suivi en 1799, autrement dit dès que Napoléon devînt Premier consul, par la normalisation des études et la résurrection de la thèse. Ce n'est qu'à partir de 1797 que les examens de fin d'année. furent rétablis, suivis en 1799 par la résurrection de la thèse. Mais les choses se mettent en place lentement. Tantôt c'est un des professeurs de clinique qui observe qu'il ignore quels sont les élèves qui doivent fréquenter son service[1]. Il en réclame la liste avec d'autant plus d'insistance que les étudiants sont sur le point de le quitter et lui demandent une attestation d'assiduité qu'il hésite à leur donner, ignorant s'ils étaient bien habilités à être là. Il a effectivement lieu d'être circonspect, car, jusqu'au retour aux examens de fin d'année, ces attestations officialisaient les études. Tantôt c'est le contraire et ce sont les élèves qui se plaignent que les cours de clinique n'existent que sur le papier et ne savent que faire et où aller[2]. Mais malgré ces inévitables ratées, le nouvel enseignement ne cesse de prendre forme et, dès le 7 août 1797, c'est, dans les bâtiments de l'Ancien couvent des Cordeliers, la création de l'École pratique, destinée aux étudiants les plus motivés.

Un concours institué parmi les élèves des trois années d'études permet d'en recruter 120, les plaçant ainsi mis à même d'améliorer par une pratique accrue leurs connaissances en chimie, physique, physiologie, clinique et pharmacie. Coup de chapeau au passé ou moyen de désengorger le concours, celui-ci se déroule parfois en latin, mais, par la suite, les épreuves sont en français, orales et, pour la plupart, menées tambour battant. En fait, elles se situent à mi-chemin entre ce qu'était, sous l'Ancien Régime, la truculente « dispute » avec les docteurs-régents et ce que deviendra, jusqu'aux années 1970, l'oral de l'internat. Gosse nous décrit, en 1812, l'un de ces examens de l'école pratique où le temps imparti à chaque candidat est de quatre minutes. Thillaye préside, flanqué de Duméril, Richerand et Désormeaux, celui-ci à la fois premier prix de l'école pratique en 1799 et, l'année précédente, en 1811, premier professeur de la Faculté reçu à l'occasion d'un concours public. C'est lui qui interroge, les autres professeurs paraissant indifférents ou somnolents. La question, sèchement

1. Archives Nationales, Délibérations des professeurs de la Faculté (ou l'École) de Médecine, cotes AJ 16.6226 *sqq.*
2. Ibid.

posée est la description de l'œil. Gosse se recueille brièvement et s'élance. Thillaye sort alors de sa torpeur et interrompt. « Êtes-vous un fils du pharmacien de Genève ? » Le candidat acquiesce et va donner un détail ou deux, lorsque Desormeaux lui désigne du menton le sablier déjà retourné. Gosse se reprend et commence par placer l'œil dans l'orbite. Désormeaux le coupe : « Vous n'avez pas le temps de faire une description aussi étendue ». Mais laissons le jeune suisse poursuivre :

> « Il me troubla, je ne savais plus par où commencer. Je me troublais de plus en plus. M. Thillaye me dit de me remettre. Je recommençais la description des membranes et des humeurs de l'œil. Il me questionna alors sur la manière dont les rayons lumineux se comportaient en entrant dans l'œil. À peine avais-je commencé d'en exposer le mécanisme que les quatre minutes étaient écoulées. J'étais vraiment tremblant. J'avais presque perdu la tête. Je vomis toute la soirée... »

Il sera reçu. D'autres épreuves similaires l'attendaient.

Les concours pour professeurs

Mais les concours concernent aussi les professeurs. De l'automne 1811 au printemps 1812, trois vont se dérouler, les décès de Baudeloque, puis de Sabatier, ayant libéré les chaires d'accouchements et de médecine opératoire. Dupuytren nommé à cette dernière, c'est son poste de chef des travaux anatomiques qui se trouve alors en compétition. La succession de Baudeloque est importante, mais le retentissement des épreuves où Maygrier se distingue et où Désormeaux domine, ne dépasse guère les murs de la Faculté. Peut-être, la véhémente querelle qui, durant des années, avait opposé, sur l'opportunité et le dangers des césariennes, Baudeloque à Alphonse Leroy, avec qui il partageait la chaire d'accouchements[1], n'a pas incité le doyen

1. Il s'agit de Capuron, Demangeon, Désormeaux, Dufay, Flament, Gardien et Maygrier. En dehors d'Alexandre Désormeaux (1778-1830) et de Jacques Pierre Maygrier (1771-1835), seul Jospeh Capuron (1776-1850) connaîtra une certaine notoriété.

Leroux, successeur de Thouret à la mort de celui-ci en 1810, à donner trop d'éclat à cette compétition. Aucun des candidats n'est lui-même très connu du public. Aussi, la presse est-elle à peu près muette d'un bout à l'autre de la compétition et la nomination du nouveau titulaire annoncée en une ligne[1]. Tout au plus a-t-elle servi de répétition générale à la suivante, car il en sera bien autrement pour le concours relatif à la chaire de médecine opératoire, ne serait ce qu'en raison de la personnalité déjà très parisienne de Dupuytren et des péripéties qui en jalonneront le déroulement.

Cette fois, Leroux a bien fait les choses et le mécanisme un peu éprouvant que la Faculté a mis au point pour la sélection des nouveaux professeurs jouera à plein. Dans leur désir de retrouver le lustre d'antan, cette occasion de frapper l'opinion parait au doyen comme aux autres professeurs la mieux venue du monde. Aussi, n'est-on pas surpris de voir la présidence du jury confiée à Jussieu, titulaire de la chaire de botanique sans doute, mais en l'occurrence, dans sa robe de velours noir brodée d'or, vice-recteur de l'Académie. Autour de lui, cinq professeurs, chirurgiens de formation : Dubois, Pelletan, Percy, Richerand et Thillaye, ainsi que deux personnalités médicales extérieures à la faculté, un chirurgien et un médecin, Pasquier et Bourdois de la Mothe. Ce dernier, également conseiller de l'Université.

Le 10 octobre 1811, la liste des candidatures est déclarée close. Elle comprend sept noms dont trois proviennent de la faculté même : le chef des travaux anatomiques, Dupuytren ; un de ses prosecteurs, Rullier et Marjolin, l'un des aides. Du dehors, viennent Larrey, ainsi que les chirurgiens Delpech, Guerbois, Roux et Tartra. Le jour même, Guerbois se désiste. Delpech, Dupuytren, Roux et Tartra ont, pour leur part, déposé au secrétariat un dossier complet. Les trois autres

1. Pour commencer les candidats ont dû rédiger durant six heures deux compositions sur un sujet tiré au sort, le même pour tous ; liberté leur était laissée d'écrire en français ou en latin. Puis présenter une thèse composée en douze jours et discutée en public, chaque candidat disposant d'une demi-heure pour critiquer chacun des autres mémoires. Vint ensuite une leçon d'une demi-heure sur un sujet différent pour chacun, avec vingt-quatre heures de préparation. Puis l'examen d'une femme — la même pour tous, mais cette épreuve se passant hors des regards du public —, les candidats donnant leur opinion sous pli cacheté et celle-ci faisant l'objet d'une discussion publique. Enfin, en présence des seuls juges, les candidats procédèrent à des manœuvres d'accouchement sur des mannequins. Encore, pour chacun, une dernière leçon d'une demi-heure, puis le jury entama sa délibération.

non, mais le conseil des professeurs invite, comme il en a le pouvoir, le doyen à passer outre : pour Larrey « en raison de sa demande de bénéfices des dispositions en faveur de ceux qui ont enseigné avec distinction », pour Rullier « la faculté ayant des motifs de croire que le candidat a mal interpreté les statuts », pour Marjolin « la faculté admettant que son service dans un comité de bienfaisance peut équivaloir à un service à l'hopital », et le procès-verbal ajoute : « il en sera ainsi pour tous désormais »[1]. Finalement, les préparatifs de la mise en route de la Grande Armée vers la Russie obligera Larrey à renoncer à se présenter, Delpech restera à Montpellier et Rullier suivra le conseil de ne pas gâcher ses chances d'avenir en voulant aller trop vite. Demeurent donc candidats Dupuytren, Roux, Tartra, tous trois docteurs en chirurgie, et Marjolin, à la fois docteur en médecine et en chirurgie. Dupuytren déjà professoral dans son poste de chef des travaux anatomiques, glacial et solennel; Marjolin, peut être le moins savant, malgré son double doctorat, mais si vif et à l'enjouement communicatif; Roux, adroit opérateur, emporté et un œil sombre toujours sur Dupuytren[2]; Tartra[3], qui ne laissera aucune trace et dont on peut se demander s'il n'aurait pas du suivre le conseil donné à Rullier. Pour l'heure, chacun s'interroge sur les motifs de son obstination.

Rapidement la compétition, avant même son ouverture, devient le thème de bien des conversations, à l'hôpital ou en ville. Le concours à la succession de Baudeloque n'ayant que peu frappé les esprits, celui-ci est une première, pour les étudiants, mais aussi pour les badauds parisiens et chacun se pourlèche à l'avance des coups que vont se porter Dupuytren et Roux. D'autre part, que va faire Boyer qui, bien sûr, ne figure pas dans le jury, mais dont on peut penser qu'il suivra de près les diverses épreuves. Celles-ci débutent en privé, si l'on peut dire, par la rédaction durant six heures d'un mémoire dont le sujet, le même pour les quatre, avait été tiré au sort. « De l'anévrisme », était sorti de l'urne, suivi le lendemain d'une deuxième rédaction, d'une durée seulement de quatre heures, mais en latin : « *De curatione fistularum* »

1. Archives Nationales, Délibérations des professeurs ...,(1812), cote AJ 16.6230.

2. Dupuytren avait au dernier moment renoncé à épouser une fille de Boyer avec qui Roux s'était alors marié. Depuis lors les deux hommes entretenaient des rapports détestables.

3. A.E Tartra (1775-1840) fit une carrière assez discrète. Proche de Bichat, les choses eussent été autres si celui-ci avait vécu.

(Du traitement des fistules). Le moment des séances publiques est alors venu, au cours desquelles chaque candidat doit, à tour de rôle, face au jury et le dos à la foule, défendre sous le feu roulant de l'argumentation des trois autres une thèse rédigée pour la circonstance.

Mais déjà des protestations s'élèvent de tous côtés. Afin d'être étudiées par tous les concurrents, les thèses devaient être déposées, imprimées, sur le bureau du Jury le 21 janvier au plus tard. À cette date, trois l'ont été : « l'opération de la cataracte », de Tartra ; « l'opération de la hernie inguinale étranglée », de Marjolin ; « De la résection ou du retranchement de portions d'os malades, soit dans les articulations, soit hors des articulations », de Roux ; mais il manquait « La lithotomie » de Dupuytren, particulièrement besogneux lorsqu'il s'agit de rédiger et toujours talonné par les délais. Son élimination d'office parait aller de soi, à la joie bruyante des autres candidats, du moins de Roux, lorsqu'une lettre parvient à la faculté, écrite par son éditeur, le libraire Crochard, contresignée par l'imprimeur, attestant que le manuscrit avait bien été remis par Dupuytren en temps utile, mais qu'un typographe, trébuchant alors qu'il portait la composition avait dans sa chute entièrement disloquée celle-ci. On était en train de tout reconstituer, d'où la nécessité d'accorder un délai au candidat blanc comme neige. L'affaire ne relève pas du jury, mais du doyen Leroux qui, apparemment perplexe, n'a pas encore pris de décision, lorsqu'une nouvelle lettre arrive, attestant le même fait et signée, celle-là, de l'ensemble des typographes. Si personne n'est vraiment dupe, la version, du moins, est plausible. Leroux maintient donc Dupuytren sur la liste des candidats, mais dans une atmosphère qui commence à se tendre.

« Il y eut des injures publiques, des défis personnels et jusqu'à des cartels », note Sébastien Bourdon, en relatant les séances. La riposte des adversaires de Dupuytren ne devait pas se faire attendre, Boyer, à défaut d'avoir su convaincre le doyen, fait le siège de ses collègues du Jury et successivement arrache le retrait de Dubois, Richerand, et même de Percy. Leroux considère-t-il que le problème de Dupuytren est dépassé et que c'est désormais lui que ces démissions atteignent. Toujours est-il qu'il ne modifie pas sa position, désignant Dumeril, professeur d'anatomie, pour consolider le jury branlant et se promettant, en son fors intérieur, de rendre au plus vite à Boyer la monnaie de sa pièce. Le 28 janvier, l'argumentation des thèses débute.

C'est à Tartra de subir la première salve. Commencée à 10 heures du matin, l'épreuve dure jusqu'à 13 heures, chacun des concurrents disposant pour sa critique d'un temps de parole d'une heure environ. Le candidat est jugé assez bon par un public de plus en plus nombreux, et, lorsque, sans aucune transition, débute l'argumentation de la thèse de Roux, près de deux mille personnes sont entassées dans l'amphithéâtre, soit le triple du chiffre total des étudiants en médecine parisiens.

Avec Marjolin et Tartra, questions et réponses alternent sans passion, mais avec Dupuytren, comme prévu le ton monte. Plus que Jussieu, un peu dépassé, le public arbitre, soulignant par ses applaudissements davantage un propos cinglant qu'un développement technique. « De temps en temps, note Gosse, qui ne quitte son gradin de six heures d'affilées, il y avait des personnes renversées de dessus les têtes et roulant jusqu'en bas ».

Le lendemain, c'est encore pire, Dupuytren entre en scène. La séance est prévue pour midi et demi, mais dès neuf heures l'amphithéâtre est comble. Le candidat garde son calme, d'autant plus impassible que Roux perd le sien et, bientôt, ne se maîtrise plus. « Il s'est fait un grand tort dans l'esprit des juges en mettant tant d'acharnement et de suffisance dans son discours, cela ne plaît à personne », commente Gosse avec sagesse.

Le 31 janvier, clôturant l'épreuve, Marjolin, plus souriant et bon enfant que jamais, ramène la sérénité. Mais le concours est loin d'être terminé. Le 4 février, les revoilà tous les quatre dans le grand amphithéâtre. Cette fois, l'épreuve dure une demi heure durant laquelle chacun expose un sujet, de la manière dont il le traiterait dans son cours, si la chaire lui revenait. Tartra, décrivant les fistules lacrymales, plaît. Roux paraît s'embrouiller, tant son parler est rapide et haché, dans un exposé sur les polypes. Dupuytren est applaudi à plusieurs reprises dans ses développements sur les amputations, mais si le style est particulièrement clair, sa voix ne porte que médiocrement. Puis Marjolin conclue gentiment sur l'hydrocèle, fidèle à l'impression que va laisser de lui ce concours.

Le 5 février, les candidats s'attaquent aux cadavres, et tous quatre manifestent d'une grande dextérité. Tour à tour, il leur est demandé à chacun d'extraire une pierre d'une vessie, de ligaturer une artère fémorale et d'amputer un bras au niveau du coude. Trois jours de répit, et le 8 février, nouvelle leçon d'une demi heure : luxation de l'articulation iléo-fémorale, pour Marjolin; fractures simples du fémur, pour Roux; une luxation de l'articulation du coude, pour Dupuytren; fracture de jambe près de l'articulation du pied, pour Tartra.

Est-ce enfin fini? D'autant qu'à Vincennes[1], le rassemblement de la Grande Armée en attente de prendre la route de la Russie, se termine et incite les parisiens à passer d'une distraction à l'autre. Cette fois-ci, le 8 février, Gosse est dès l'aube aux portes de l'amphithéâtre. « J'eus bien de la peine à introduire une partie de mon corps pour entendre un discours de Mr de Jussieu, écrit-il, le choix est tombé sur Mr Dupuytren aux applaudissements continuels des élèves ». Et il conclut : « telle est la fin de ce fameux concours qui donne un terrible coup de patte à Mr Boyer et à son gendre ». Le 10 février, le conseil de la faculté rédige officiellement l'acte de nomination, paraphé le 15 par le grand maître.

Le spectacle a beaucoup plu. On se promet, dans Paris, de ne pas manquer le suivant; dans les salons, les professeurs à la Faculté sont dévisagés et leur mine jaugée, comme si chacun se disait : « Y aura-t-il bientôt un nouveau concours? » En fait, à peine eut-on le temps de respirer. La nomination de Dupuytren à la chaire de médecine opératoire libère la fonction de chef des travaux anatomiques qu'aussitôt Roux sollicite sans concours, considérant qu'il venait de donner sa mesure, lors justement des épreuves qui viennent de se terminer. Leroux tient sa revanche. Dès le 5 Mars, il réunit le conseil des professeurs et, devant Boyer qui regarde au plafond, fait relire l'article 152 des règlements de la Faculté. « La place de chef des travaux anatomiques est donnée au concours ». Aucune proposition contraire ne pourra être retenue, conclut le doyen, avec un sourire gracieux pour le Premier chirurgien de l'empereur.

Le 8 mai, le jury est constitué. Le doyen Leroux lui-même le préside, assisté de Chaussier, professeur de physiologie, mais surtout anatomiste; de Dumeril, professeur d'anatomie; de Lallemand et de Dupuytren, titulaires des deux chaires de médecine opératoire;

1. Organisé par l'intendant général Mathier-Dumas, c'est dans la plaine jouxtant le château de Vincennes que furent rassemblées les unités de la Grande Armée en provenance de la région parisienne comme de l'ouest ou du sud de la France, également celles remontant d'Espagne.

comme suppléants, Thyllaye, professeur de démonstration des instruments de chirurgie et Richerand, professeur de pathologie externe.

Le concours s'ouvre le lundi 11 mai 1812. Les concurrents sont Baron, Chauvot de Beauchène, Béclard, Hippolite Cloquet[1], Magendie et Rullier. À la grande déception du tout-Paris, Roux a renoncé à se présenter. La présidence de Leroux et la présence de Dupuytren, qui a tous les titres pour siéger dans le jury, mais dont certains pensaient qu'il se désisterait — ce qui était mal le connaître — ne laissent, en effet, à Roux que bien peu de chances. Baron et Magendie n'ayant pas achevé leurs préparations anatomiques dans le délai de quinze jours fixé par le règlement se sont exclus d'eux-mêmes. Les préparations portent sur l'artère maxillaire interne, la veine azygos et le nerf trisplanchnique le long de la colonne vertébrale. Deux questions écrites viennent ensuite : l'anatomie et la physiologie de l'oreille ; puis « faire connaître l'organe et le sens de l'odorat ». Les concurrents disposent alors de cinq jours pour rédiger un mémoire dans lequel ils exposent leurs « Vues générales sur les occupations auxquelles doit se livrer le chef des travaux anatomiques pour rendre sa place en même temps profitable à l'instruction et à la science ».

Il reste encore deux séries d'épreuves : pendant vingt minutes un exposé oral sur un sujet tiré au sort. Le sort désigne la suivante : « Le canal lacrymal ; maladies auxquelles il est exposé ; opération de la fistule lacrymale » sort de l'urne. Trois opérations enfin : incision d'une fistule lacrymale ; amputation du bras au niveau de l'articulation scapulo-humérale ; amputation partielle du pied par la méthode de Chopart.

Le concours est fini. Il n'y a plus, le 7 juillet, dans l'amphithéatre à nouveau rempli qu'à entendre les mémoires. Après tirage au sort, Beauchêne en débute la lecture, puis Rullier, Cloquet et enfin Béclard, qui termine sous des salves d'applaudissements. Il est aisé de déterminer qui l'assistance désigne de ses vœux. Reste le jury qui, d'une épreuve à l'autre, est demeuré muet. La délibération est courte.

1. Pierre-Augustin Béclard (1785-1825) : anatomiste et chirurgien de haut niveau, qui mourut trop jeune pour donner tout ce qu'il promettait. Hippolyte Cloquet (1787-1840) constitua avec son frère Jules (1790-1883), une paire d'anatomistes très distingués. François Magendie (1783-1855) : professeur au Collège de France, le maître de Claude Bernard ; pour un historien de la médecine comme Lichtenthader, c'est le médecin (et physiologiste) le plus important du XIXe siècle.

Après une vingtaine de minutes, le nom de Béclard circule à travers les gradins. Peu après, réapparaissent les membres du jury qui, pour la proclamation du résultat, ont été revêtir leurs robes. Leroux annonce également que, par une mesure exceptionnelle et qui ne n'engage pas l'avenir, les quatre mémoires[1] seront imprimés aux frais de l'Empereur.

Durant un semestre, le théâtre — plus que l'amphithéatre — de la Faculté aura fait recette. Mais le public, ravi, ignore qu'il n'y aura pas d'autres représentations. Aucun décès ne surviendra d'ici la fin de l'Empire. Quant à la Restauration, elle supprimera le concours public, laissant au gouvernement le soin de désigner les professeurs. Suivant les mérites qu'il leur trouve, c'est-à-dire à sa guise.

Cours privés et chasse aux cadavres

L'épuisante émulation que ces concours font régner parmi les enseignants ne peut que stimuler celle des étudiants, que l'on observe, durant toute cette période, perpétuellement en quête d'un cadavre à disséquer ou d'une visite à suivre en surnombre à l'hôpital ou à l'École pratique. Mais encore faut-il avoir un corps à ouvrir. Longtemps, le « marché » fut insuffisant et vit-on des étudiants, voire des professeurs, aller de nuit piller les cimetières. Le 25 pluviose an VI (1798), le maire du 2e arrondissement se plaint auprès de Chaptal, ministre de l'Intérieur, que « malgré les précautions prises pour arrêter l'enlèvement nocturne des cadavres inhumés dans le cimetière Roch, cet enlèvement continue d'avoir lieu très fréquemment ». Et le maire, de suggérer au ministre « que les anatomistes eussent la facilité de trouver dans les hospices les cadavres dont ils ont besoin pour l'instruction de leurs élèves »[2]. De fait, le 5 Frimaire an VI (1797) « les citoyens Bichat, démonstrateur d'anatomie, Levraux, élève en chirurgie et Deschaux, garçon d'amphithéâtre » sont arrêtés alors qu'ils s'apprêtent à « enlever six cadavres » du cimetière de la rue Royale[3] et Dupuytren

1. Ils figurent à la bibliothèque de l'ancienne faculté de médecine de Paris.
2. Archives Nationales. Amphithéatres de dissection (1806-1814), cote S^8 77.
3. Aulard, *Paris pendant la réaction thermidorienne et sous le Directoire*, 1900. Aucune trace dans les archives (incomplètes) de la préfecture de Police. L'affaire semble avoir été sans suite.

racontera plus tard à Sainte-Beuve qu'il n'échappa une nuit aux policiers qu'en demeurant tapi dans la tombe même qui venait d'être vidé de son contenu[1]. Chaptal demande alors à Fourcroy « quelles mesures adopter pour prévenir l'enlèvement nocturne des cadavres dans les cimetières et cependant assurer les moyens de s'en procurer pour l'enseignement ». Fourcroy se tourne vers Thouret qui, lui-même, s'entoure de Chaussier et de Leclerc. La réponse des trois professeurs est pour le moins franche.

> « Loin de mettre des limites au zèle de ceux qui se dévouent [aux dissections], il faut leur accorder toute espèce d'encouragement. C'est dans les lieux des sépultures communes qu'il est indispensable de chercher [les cadavres]. Cependant, comme en toute circonstance, l'opinion publique doit être ménagée »[2].

Les pouvoirs publics feront donc le gros dos, tant que l'empereur lui-même ne s'en mêlera pas.

Mais les cadavres officiels ou semis-officiels de la faculté demeurent insuffisants et les étudiants fortunés, dans leur boulimie d'en ouvrir, ont comme solution de fréquenter, outre l'enseignement officiel, un des cours privés qui continueront à graviter autour d'elle comme ils le faisaient déjà sous l'Ancien Régime. De manière tout à fait ostensible, l'*Annuaire médical*, qui vise à être l'organe officiel de la profession, en place la liste aussitôt après celle des cours dispensés par la faculté : « L'anatomie, les opérations, la matière médicale, la pratique des accouchements, les bandages et appareils, et quelques autres branches ne s'apprennent bien que dans les cours particuliers », croit-il devoir préciser en 1810. Faut-il en trouver l'explication dans le fait que Maygrier, qui à lui seul anime cette publication, assure un cours privé d'anatomie, de physiologie et d'accouchements ? L'explication serait insuffisante, car on relève également, auprès du sien, les noms déjà très en vogue d'Alibert, Dupuytren, Laennec, Roux ou Tartra. Bichat, jusqu'à sa mort, en dirigeait un, comptant jusqu'à 80 élèves, 18 rue des Carmes. Deschamps réunissait ses élèves dans le service même de son père à la Charité, et Jadelot dans le sien aux Enfants-Malades.

Face au nombre croissant des élèves, ces cours arrangent tout le

1. Sainte-Beuve, *Cahier vert*, Paris, 1970.

2. M. Genty, « les Dissections à Paris sous la Révolution et l'Empire », *Progrès médical*, n° 3, 1934.

monde. Les élèves y trouvent des cadavres négociés plus adroitement avec des cimetières qu'ils ne savent le faire eux-mêmes. Et pour les professeurs, il s'agit là d'un revenu appréciable, auquel ils donnent même parfois la priorité. Il en fut ainsi officiellement jusqu'en 1813 ; en fait, jusqu'à la fin de l'Empire. Certains d'entre eux ont très bonne allure, comme le Collège des étudiants en médecine, installé rue Saint-Victor et qui, malgré cet intitulé ronflant, n'est rien d'autre qu'un établissement privé. Organisé — à l'exception de la délivrance des diplômes — comme la faculté dont il calque le programme et au sein de laquelle il recrute ses enseignants, il se montrait soucieux de tout, proposant même, « pour ceux des élèves qui pensent en avoir besoin, un cours permanent de langue latine ».

Mais la plupart de ces cours sont des officines précaires, installées à la hâte et qui provoquent rapidement, dans la puanteur des cadavres, les vives protestations de voisins qui ont compris qu'il leur faut viser haut. Des pétitions sont directement adressées à Napoléon. Signée de tous les occupants des maisons voisines, le sieur Potin, « las de fatiguer la police de leurs plaintes », lui adresse, le 11 juin 1806, une lettre dans laquelle il dénonce l'existence « depuis plusieurs années d'un amphithéatre de dissection, rue des Cordiers Saint-Jacques, pour les étudiants en anatomie, où les élèves opèrent toute l'année et sans discontinuation. Plus de 50 cadavres y sont conservés dès six semaines, quelque fois même dès deux mois entiers dans la putréfaction la plus complète ». D'où l'impossibilité pour les propriétaires, « l'air étant tellement infecté », de trouver le moindre locataire, voire le moindre acquéreur pour leurs maison. Mais Potin ne se borne pas à geindre, il sait où frapper :

> « Si l'été qui s'approche, amène de grandes chaleurs, ajoute-t-il, il est tout à craindre une contagion qui serait dans le cas de faire dans Paris de grands ravages, d'autant plus qu'il y a un grand nombre de ces amphithéatres dans cette ville ». Et de conclure : « Le moindre signal émané de la volonté suprême de Votre Majesté peut rendre dans ce quartier la santé à vos fidèles sujets qui y résident et sauver Paris. Les exposants ne cesseront d'adresser au Ciel les vœux les plus ardents pour la conservation des jours si précieux de Votre Majesté »[1].

1. Archives Nationales. Amphithéatres de dissection (1806-1814), cote S^8 77.

Napoléon, qui traque le mauvais air pour ses troupes aux quatre coins de l'Europe ne peut pas faire moins pour ses sujets au cœur de la Capitale. Aussi, à plusieurs reprises, demande-t-il au doyen Thouret, puis à Leroux, d'envisager le regroupement, sous l'égide de la Faculté, de tous les amphithéâtres privés ; une fois « un local commode et les cadavres nécessaires » proposés par celle-ci, l'empereur invite Pasquier a prendre les mesures nécessaires. L'ordonnance préfectorale mettant fin aux amphithéâtres d'anatomie et de chirurgie paraît le 5 octobre 1813. Parallèlement, l'État s'était porté acquéreur en 1810 d'un terrain, rue Saint-Jacques, correspondant à l'angle actuel de la rue Soufflot et sur lequel il souhaite édifier, autour d'un amphithéâtre plus grand encore que celui de la Faculté, six vastes salles de dissections. Confié à l'architecte Rondelet, le projet terminé et approuvé par Napoléon, n'a plus qu'à passer à la phase de construction, lorsque la chute de l'Empire crée d'autres impératifs budgétaires.

Les cires anatomiques

Mais si les dissections constituent une phase essentielle de la connaissance de l'anatomie, il est également opportun de les doubler par l'étude de reproductions d'organes en cire ou en bois. En 1799, à Florence, Napoléon était resté en admiration devant un ensemble de 40 cires anatomiques réalisé par Felice Fontana pour Léopold II, grand duc de Toscane, devenu brièvement par la suite empereur d'Autriche. Une grande statue d'homme « dont toutes les parties faites en bois au nombre de plusieurs centaines, se démontent l'une après l'autre » en chantier depuis 7 ans et pour laquelle il fallait encore 3 ans de travail avant qu'elle ne gagne Vienne, avait plus particulièrement frappé le visiteur. Napoléon avait aussitôt suggéré au Directoire d'en faire exécuter une autre similaire, dont, devenu consul puis empereur, il s'enquiert souvent. Une statue correspondant exactement au travail de Fontana se trouve aujourd'hui à l'ancienne de médecine de Paris, mais celle de Vienne a disparu. Fontana est mort en 1805 et, sur le sujet, les archives postérieures à 1806 détruites ou dispersées. S'agit-il bien de « notre » exemplaire livré comme prévu[1], ou de celui de

1. J. Sonolet. « À propos d'un mannequin anatomique en bois », extrait des Actes du congrès international « sulla ciroplastica nella scienza e nell'arte » Florence 1975.

Vienne « emprunté » par Napoléon en 1809. Nul ne le sait. Quant aux quarante pièces en cire, après avoir erré plusieurs années en France, Chaptal les fit affecter à Montpellier où elle se trouvent toujours.

Mais cet apparent changement d'attitude de l'empereur vient de ce qu'il considère, tout compte fait, que la création d'une école française de cires anatomiques est une formule encore meilleure. Aussi, consulte-t-il sur cette opportunité Fourcroy qui interroge Thouret et celui-ci, cette fois, se flanque pour répondre de Chaussier, Dumeril, Leclerc, Hallé, mais aussi de Lepreux, au titre de la Société de la faculté de médecine. Tous, le 8 Mai 1806, font à l'Empereur une réponse enthousiaste. Celui-ci ne lambine pas. Le 29 Mai, il signe à Saint-Cloud le décret créant « à Rouen une école destinée à l'enseignement de l'art des préparations anatomiques modelées en cire sous la direction de M. Laumonier »[1]. À charge pour celui-ci — praticien tout à fait qualifié, mais également beau-frère de Thouret — d'y faire exécuter :

> « 1° des séries de pièces d'anatomie humaine les plus délicates et les plus compliquées pour l'usage des Écoles de médecine. 2° les pièces d'anatomie comparée nécessaires à la collection du Museum d'histoire naturelle. 3° les pièces représentant les cas pathologiques les plus rares qu'il pourrait être utile de placer dans les Écoles et dans les principaux hôpitaux civils et militaires pour la pratique des grandes opérations de la chirurgie. 4° celles qu'il conviendrait de réunir pour la démonstration des cours d'accouchement dans les chefs-lieux de département et pour les examens d'anatomie aux officiers de santé. 5° celles qui pourraient être destinées à donner des notions élémentaires de la structure des parties du corps humain dans les établissements d'instruction publique. »

L'école s'ouvrira le 1er janvier 1807 et, quoique prévue pour six élèves, ne fonctionnera que pour un nombre encore plus réduit, dont trois passeront à la postérité les anatomistes Hippolite et Jules Cloquet[2], le chirurgien Achille-Chléophas Flau-

1. J. Hossard, « Laumonier et l'école de cires anatomiques de Rouen », congrès cité, Florence, 1975.

2. Jules Cloquet : voir note; côtoyant Achille-Cléophas Flaubert à l'école de Laumonier, demeura très lié avec sa famille et fut, toute sa vie, le « conseiller médical » de

bert[1]. Mais Laumonier n'avait pas les qualités d'un gestionnaire. Sa comptabilité s'embrouille et Thouret meurt en 1810. Les doyens de Paris, Montpellier — grâce au dépôt de Chaptal — et Strasbourg considèrent que, pour l'heure, les besoins de leurs facultés sont couverts. Napoléon se désintéresse alors de l'École de Rouen, qui ferme en 1811[2].

La Faculté et son conseil

Raids dans les cimetières, dissections à l'École pratique, pièces de bois ou sujets de cire, l'enseignement de l'anatomie est une préoccupation constante du conseil des professeurs de la Faculté de médecine de Paris, mais il est loin d'être la seule. En effet, à la différence de ses homologues de Montpellier et de Strasbourg, cette faculté ne tient pas que son seul rôle d'enseignement, elle interprête également ceux qui, par la suite, relèveront de l'Académie de médecine, du ministère de la Santé et de l'ordre des médecins. Ainsi son conseil est-il sollicité sur les sujets les plus divers. Rarement directement, le plus souvent pour Fourcroy, puis, après l'installation de l'Université impériale, par Fontanes. Jugeons-en : le 27 août 1807, Bodério, chirurgien français à Calcutta, propose « d'indiquer le secret du traitement de la gonorrhée contre les frais de son rapatriement ». Le 8 Mars 1810, le ministre de l'intérieur demande s'il est nécessaire d'adjoindre un chirurgien aux médecins pour le contrôle des eaux minérales. Le 7 juillet 1812, Mme Decarlier, veuve d'un médecin n'ayant exercé aucune fonction à la faculté, sollicite un secours. Le conseil décide de lui envoyer 100 francs, en précisant qu'il ne pourra pas renouveler ce geste. Le 25 juillet 1811, le ministre de l'Intérieur attire l'attention de la Faculté « sur le haut prix que les médecins de la ville du Puy paraissent avoir mis à leurs visites depuis quelques temps ». Le 9 septembre 1809, M. Bazin présente un modèle de jambe artificielle. Les 9 et 15 Février 1809, le conseil discute, « cartes

---

l'œuvre de Gustave Flaubert. Napoléon III le créera baron en 1866, faisant ainsi de lui le dernier médecin français à être anobli à titre professionnel.

1. Achille-Cléophas Flaubert (1784-1845), gendre de Laumonier et père de Gustave. De la mort de son beau-père à la sienne, il sera chirurgien en chef de l'Hôtel-Dieu de Rouen.

2. J. Hossard, « Laumonier et l'école de cires ... », congrès cité, Florence, 1975.

en mains » du trajet d'une épidémie de « fièvre encore indéterminée » dans la Creuse, la Corrèze, la Dordogne, la Haute-Vienne. Rien ne semble étranger à sa compétence, même s'il y met des formes pour ce qui relève d'ores et déjà du domaine médico-légal. Au Dr Delabarre, médecin à Rouen, qui l'interroge sur deux questions de police médicale malheureusement non indiquées, le conseil répond qu'il ne formulera d'avis que « s'il est officiellement saisi par l'autorité administrative ou judiciaire ».

En dehors des examens des étudiants ou de ceux des enseignants, des aspects de la vie de la Faculté apparaissent d'une réunion à l'autre du conseil. Ainsi le principe d'une amende infligée aux professeurs trop souvent en retard se trouve-t-il étudié durant plusieurs séances, puis est évoqué le cas de Percy directement visé par la proposition du doyen Leroux. Un rapporteur est nommé en la personne de Richerand et Percy condamné à 20 F d'amende le 15 Février 1812. Ce n'est pas fini. Nouvelle évocation le 5 Mars, « l'assemblée autorisant le trésorier à retirer du tronc commun l'amende du Pr Percy ». D'autres notes rapidement jetées sur le procès-verbal nous rappellent divers détails, ne serait ce que la taille de l'Empire. Ainsi, celle-ci :

« La Faculté considérant que M. Staal originaire d'un des nouveaux départements de l'Empire où l'usage de la langue française est encore peu répandu et que la difficulté qu'il éprouve à s'exprimer dans une langue qui ne lui est point familière, jointe à la timidité et à l'embarras produit par l'appareil d'un examen public a pu enchaîner ses moyens, accorde à M. Staal la permission de se présenter une seconde fois [1]. »

L'« appareil », le mot n'est pas trop fort. Qu'il s'agisse d'un examen ou de toute autre circonstance, la Faculté, très napoléonienne en cela, se complaira à tous les niveaux dans un apparat propre à inciter les nouveaux seigneurs de la médecine à se prendre au sérieux. Ainsi, en Janvier 1809, lors de la visite protocolaire de Fontanes élu peu auparavant Grand Maître de l'Université. Quelques semaines auparavant il paraissait certain, aux yeux de tous, que Napoléon allait nommer Fourcroy à cette haute fonction. À 23 reprises, celui-ci n'avait-il pas, suivant les corrections parfois sèches de l'empereur, remodelé le texte constitutif de l'université. Finalement, l'aimable comte de Fontanes lui avait été préféré et Fourcroy, nommé comte, retrouvait le Conseil

1. Archives Nationales, Délibérations des professeurs..., (1809), cote AJ 16.6229.

d'État et sa chaire de chimie médicale à la Faculté de médecine de Paris.

Le 11 janvier 1809, le conseil de celle-ci discute d'un rapport du préfet du Calvados sur l'accueil des femmes enceintes dans les hôpitaux de son département, lorsque le doyen Thouret interrompt la séance pour lire une lettre de Fontanes. Celui-ci annonce qu'il va faire sa première visite officielle à la Faculté en venant assiter « en apparat » à la soutenance de la prochaine thèse prévue. Celle-ci, d'un nommé Peyrocave traitant « la fièvre adynamique » est programée pour le surlendemain, mais c'est Fourcroy qui préside le jury. Il paraît alors à tous les présents plus opportun que la visite du Grand Maître n'ait lieu qu'à l'occasion de la soutenance suivante, soit le 19 janvier.

Ce jour là, le jury, présidé par Thouret, est constitué de Boyer, Chaussier, Hallé, Dubois et Richerand. La thèse a pour thème des « *Considérations sur l'organisation de l'œil et sur l'opération de la cataracte appliquée au traitement des animaux domestiques* » et le candidat, Beauchène fils, est un bon prosecteur de l'École pratique, dont le père est un médecin de Paris, en vue. Ce report fait bien les choses : un père médecin, un fils chirurgien. D'autre part, Beauchène père a exercé à la cour sous l'Ancien Régime, il a émigré, rejoint Louis XVIII dont il sera même un émissaire durant quelques temps, puis il s'est finalement rallié à l'Empire et est rentré à Paris où un service lui a été confié à l'hôpital du Gros-Caillou. Une occasion rêvée pour le régime d'afficher son absence de rancune.

Le jour dit, Fontanes, son camail d'hermine paré du sautoir de la légion d'honneur coiffant une longue robe violette, arrive, flanqué de Cuvier, vice-recteur pour la médecine (le grand Maître est par définition recteur de l'Université de Paris) et des conseillers Nougarède et De Jussieu. Les membres du jury s'installent derrière leur table au milieu du grand amphithéatre, l'ensemble des professeurs siégeant de part et d'autre ou derrière eux, tous drapés dans leurs robes écarlate[1], sauf trois d'entre eux : Fourcroy en uniforme de conseiller d'État, Desgenettes et Percy en inspecteurs généraux du service de Santé. Les étudiants occupent les gradins jusqu'aux ceintres. Ouvrant la séance, les propos de Fontanes sont à son image, chaleureux et fleuris, l'accent mis sur les services rendus par la faculté à l'enseignement, mais plus

1. Voir p. 118, n. 1.

encore sur la « large place qui sera réservée (à ses professeurs) dans l'histoire des sciences ». Beauchène, sans perdre ses moyens, présente alors une thèse qui ne se caractérise par aucune idée révolutionnaire, ni-même originale. L'argumentation n'en est que plus vite expédiée et la manifestation reprend alors son tour protocolaire. Thouret, « au nom de tous ses collègues », exprime au Grand Maître « la satisfaction qu'ils éprouvent de voir, à la tête de l'instruction publique, un homme aussi distingué par ses rares talents que par d'importants services ».

En présence de Fourcroy, était-il nécessaire d'aller si loin dans la flagornerie ? Quoi qu'il en soit, si la faculté étale pour la circonstance tout son faste, elle en réserve à peine moins pour une remise de prix aux élèves sages-femmes. Laissons Gosse nous décrire la séance publique du 23 Novembre 1812 durant laquelle sont distribués les prix destinés à celles-ci :

> « Tout est tendu de pourpre, des sièges superbes sont préparés pour recevoir les conseillers de l'Université, les étudiants en médecins et sages femmes tapissent l'intérieur. Bientôt entrent les juges. Je ne sais qui est président, mais c'est un ecclésiastique [1] ; sa robe est d'un velours violet toute garnie d'or et d'hermine. Sur les côtés sont MM. Cuvier et de Jussieu, conseillers, avec des robes de velours noir garnies d'or, de violet et d'hermine, avec des rabats de dentelles, puis d'autres conseillers inférieurs avec des robes aussi riches, mais de couleurs différentes. Enfin tous les professeurs en robe pourpre et des toques de mêmes couleur. »

Les officiers de santé

Voilà pour la pourpre et les ors. Du côté des sabots et de la glaise, le conseil de la faculté intervient également dans la désignation des présidents des jurys chargés de recevoir les officiers de santé.

Lorsqu'un minimum de cinq candidats se trouve réuni, le jury médical du département se constitue, plaçant deux médecins, le plus souvent du chef-lieu, aux côtés d'un des professeurs de la plus proche faculté. En tournée, serait-on tenté d'écrire, car les distances n'en sont

1. Il s'agit, non d'un ecclésiastique, mais de Fontanes (1757-1821), grand maître de l'Université.

pas moins pour celui-ci parfois très importantes et le déplacement ne se conçoit qu'en groupant dans le même déplacement la présidence successive de plusieurs jury. La faculté de Paris rayonne au début de l'Empire sur trente départements, celle de Montpellier sur vingt-neuf et Strasbourg sur seize. En 1812, Paris et Montpellier sont même obligées de scinder leurs circonscriptions en deux zones.

Les déplacements du professeur « commissaire de l'école (puis faculté) de médecine, président du jury » s'étendent sur plusieurs mois. Lassus[1], en 1804 par exemple, préside les jury de Seine-Inférieure, Eure, Calvados et Manche, en Prairial et Messidor; ceux des Côtes du Nord, Morbihan, Sarthe et Mayenne en Thermidor, puis termine en Fructidor par l'Orne. Le Finistère, l'Ille et Vilaine, la Loire-Inférieure, le Maine et Loire et la Vendée, n'ayant pu chacun réunir le nombre requis, les quelques candidats qui en sont originaires passent l'examen dans l'un des départements limitrophes. C'est pour Lassus une absence de Paris et de sa chaire de pathologie externe d'environ quatre mois. À la seule étape de Lille, en 1805, le séjour du professeur Tounley, venu de Strasbourg, ne dure pas moins de quinze jours. Ouvert le 1er Vendémiaire, la session est close le 16, après que le jury ait successivement reçu onze officiers de santé et sept pharmaciens, procédé au découpage du département en trois zones pour la visite des pharmacies et vérifié, en présence du préfet, les titres des médecins, chirurgiens, officiers de santé, pharmaciens et sages-femmes exerçant dans le département, cette dernière enquête donnant matière à des radiations « à raison de l'insuffisance ou de la nullité de leurs titres. » En Novembre 1813, le même jury, présidé cette fois par le docteur Gerboin, toujours de la faculté de Strasbourg, ajoute à ces différents postes celui de la « police de l'Art de guérir », se penchant sur le cas d'un rebouteux et invitant le préfet à lui donner la suite qui convient[2].

L'examen des officiers de santé comporte une épreuve quotidienne durant trois jours. La première porte sur l'anatomie et est facturée soixante francs au candidat, la deuxième a pour objet « les éléments de

---

1. Pierre Lassus (1741-1807), professeur très apprécié, ancien chirurgien des filles de Louis XV, chirurgien consultant de Napoléon.

2. Plus stricts, plus « boutonnés », les professeurs de Strasbourg ne laissaient pas oublier l'inspiration militaire de cette faculté.

médecine » et coûte soixante dix francs, la troisième sur la chirurgie et « les notions les plus usuelles de la pharmacie » pour également soixante dix francs.

Seuls, les candidats reçus au premier examen, peuvent se présenter au deuxième. De même au deuxième pour le troisième. Mais, lorsqu'ils sont ajournés, curieusement les candidats ne le sont jamais qu'au troisième. D'une épreuve à l'autre, les droits s'additionnent, dont pour chaque examinateur huit francs à chacune d'elles par candidat. Une note prévient d'ailleurs celui-ci de l'absence de remboursement en cas d'échec. Même situation pour le candidat pharmacien, sinon que trois pharmaciens du département viennent compléter le jury. La première épreuve porte sur les principes de la pharmacie, la deuxième sur la botanique et l'histoire des drogues simples, la troisième comporte l'exécution de neuf opérations pharmaceutiques.

La sévérité des jurys est largement fonction des besoins du moment en personnel de santé. Tous dépend du président, d'autant plus impartial que sa faculté est éloignée. Pour leur part, les deux médecins adjoints incitent plutôt à l'indulgence, car un officier de santé, voire un pharmacien, repêché devient, par reconnaissance un peu obligée, un « rabatteur » pour leur cabinet[1]. Mais il y avait tout de même quelques échecs. Ainsi le nommé Guillaume, rebouteux à Questembert, qui semble cultiver l'incertitude sur tous les plans, le moral comme le physique. Ne cumule-t-il pas d'être à la fois « repris de justice, inculpé dans un procès criminel et estropié des deux mains. Lassus va-t-il se laisser influencer par ces fâcheux antécédents, certes pas. C'est uniquement pour son « ignorance complète » qu'il recalera Guillaume. Les deux cents francs versés, s'entend.

L'analyse des procès-verbaux des jury médicaux apporte également d'intéressantes informations sur l'ambiance du moment et, en tendant l'oreille, il est bien rare de ne pas entendre sonner un clairon. À partir de 1812, aucun candidat n'a entre vingt-cinq et trente ans, quelque soit le département. Dans cette tranche d'âge, ils sont tous à l'armée. Sur les onze officiers de santé reçu à Lille le 20 Novembre 1813, sept ont moins de vingt cinq ans et les quatre autres plus de trente ans.

1. Cuvier le dénoncera, stigmatisant « certains professeurs qui font dépendre leur fortune de leur sévérité ». En l'occurrence, leur *absence* de sévérité.

Les sociétés médicales

Avec la Faculté, pour certains l'École pratique en plus, et l'hôpital, pour certains l'internat en plus, Napoléon, avant la fin du règne, a mis en place un système un peu lourd à mouvoir mais déjà susceptible de former « ces générations dignes de lui[1] ». Demeurent les troupes d'Hippocrate qu'il convient de faire passer d'un savoir à l'autre. Par le pullulement, aux quatre coins de l'Empire, de sociétés savantes auxquelles les médecins mais aussi les officiers de Santé, devront se sentir flattés d'appartenir, cette autre partie sera également gagnée. La formation continue est bien davantage suivie par les praticiens sous Napoléon qu'elle ne le sera par la suite.

Au sommet, créée par Lucien Bonaparte durant son passage au ministère de l'Intérieur, le 26 prairial an 8 (1800), figure la Société de l'École (puis Faculté) de médecine de Paris, héritière désignée de la Société royale de médecine. Mais Corvisart est particulièrement attentif à ne pas voir se reproduire les affrontements qui opposaient celle-ci à la Faculté de l'époque. Aussi, le plus simple est-il alors d'inféoder d'emblée l'une à l'autre, tout en donnant aux nouveaux sociétaires la satisfaction purement honorifique de se voir mêler à la réflexion sur « tout ce qui peut concourir à l'amélioration de l'Art de guérir », mais sans participation à l'enseignement. La manœuvre est habile, car le public n'y verra que du feu, confondant rapidement les professeurs titulaires et les quinze associés ainsi nommés. Elle a en outre l'avantage de gommer le ressentiment de ceux des grands médecins parisiens, dont les noms n'avaient pas été retenus lors de la distribution des chaires. Autre astuce : les candidatures posées modestement par Chaptal et Cuvier situent le niveau du nouvel organisme. Également, le fait que le chef des travaux anatomiques, dont on a déjà mesuré l'importance, soit, « de droit, membre de cette société » au sein de laquelle, dès lors, on n'est pas surpris de relever les noms d'Alibert, d'Auvity (futur chirurgien du roi de Rome), de Bichat, de Bourdois de la Mothe (futur médecin du roi de Rome), de Dupuytren (avant 1812) de Lepreux, de Larrey ou de Vauquelin. La formule passe même si bien que l'étoffe bientôt de quinze places d'« associés-adjoints », destinées aux espoirs de la profession et auxquelles Roux,

1. Lanzac de Laborie, *Paris sous Napoléon,* t. V.

Laennec, Bayle, Royer-Collard ne tardent pas à postuler. Les membres de la société de la Faculté sont si contents de s'y trouver qu'il n'y font pas grand chose. Quoique fondée en 1800, elle n'a toujours pas publiée en 1810, la première ligne du recueil promis annuellement de ses travaux, alors, écrit Maygrier en se pinçant les lèvres, que « l'on doit tant attendre d'une réunion d'hommes aussi éclairés et aussi justement célèbres ».

À ses côtés figure un autre organisme, dont l'adresse est contenue dans l'intitulé même de son titre : « La société médicale d'émulation séante à l'École de médecine. » Tout est dit : sa localisation indique qu'elle émane aussi de Corvisart et « l'émulation » résume ce qu'attend d'elle le Premier médecin, qui ne peut d'ailleurs mieux l'exprimer qu'en en prenant lui-même la présidence et, Bichat venant de mourir, en la plaçant sous l'égide du « génial anatomiste tombé sur le front de la science ». Chaque année, une médaille d'or à l'effigie de celui-ci récompense le concours sans doute le plus couru par les praticiens de l'Empire. Parmi les responsables de la société entourant Corvisart, cinq membres de l'Institut (dont Portal), treize professeurs à la Faculté de Paris, Coste et Desgenettes pour le Service de Santé, Lepreux pour les hôpitaux et Jeanroy pour les dispensaires. Alibert, Récamier et Tartra se succéderont au secrétariat général. Mais l'émulation n'exclut pas l'élitisme et, reprenant le même schéma que pour la Société de l'école, Corvisart place sous ce prestigieux état-major une compagnie de soixante membres, dont beaucoup se verraient bien dans le groupe précédant. Parmi eux, les professeurs à la Faculté Duméril et Richerand; Cadet de Gassicourt, pharmacien de l'empereur; là encore Larrey, mais aussi Yvan et Ribes; Itard, qui fera tant pour les sourds-muets; Moreau de la Sarthe, bibliothécaire de la Faculté; Maygrier, l'auteur de l'*Annuaire médical*; mais aussi Mérat, le candidat unique de 1805 au poste d'aide de clinique interne! Une telle pléiade sous un tel intitulé ne pouvait que porter ses fruits. En 1809, les mémoires publiés par la société atteignaient déjà six volumes. Les présentant dans l'Annuaire de 1810, Maygrier les considérait « comme faisant suite à ceux de la Société royale, avec lesquels ils partagent la gloire d'avoir contribué à reculer les bornes de la science de l'homme ».

Voilà pour le sommet. Viennent ensuite, et pour Paris seulement, pas moins d'une douzaine d'autres sociétés, globalement moins prestigieuses -hors les membres du bureau toujours choisis parmi les médecins très en vue- mais non moins actives, dont les noms se confondent un peu et qui réunissent deux fois par mois, une quarantaine de médecins venus écouter un des leurs exposer tel épisode de son expérience professionnelle, dont tous discutent ensuite. Le *Journal de Médecine, chirurgie, pharmacie*, animé par Corvisart, Leoux des Tillets, Boyer et Deyeux rend compte ensuite de ces séances et publie les interventions qu'il paraît souhaitable que l'ensemble de la profession puisse connaître.

Mais, de même qu'à l'hôpital, les chirurgiens rapportent très succintement aux étudiants de clinique externe leurs déconvenues opératoires et exposent ce qu'ils auraient pu faire pour y pallier, de même les médecins de ville détaillent sur le même ton leurs erreurs de diagnostic ou de traitement. N'est-ce pas la meilleure façon d'éviter à un confrère de connaître le même désagrément?

> « Ce que je vais offrir au public, débute très calmement le Dr Jean-François Haaf, parlant en Février 1804 devant la Société de médecine de Paris, est le simple récit d'un accident malheureux que j'ai observé et l'exposition franche et ingénue des fautes commises dans le traitement et reconnues par l'autopsie cadavérique. Confesser ses erreurs, avouer son ignorance, c'est le caractère distinct du médecin philosophe qui, connaissant sa propre faiblesse et les limites de l'art de guérir, est animé d'un vif désir de se perfectionner... »

On ne saurait mieux dire... C'est ce dont convient d'ailleurs le *Journal de Médecine* qui commente non moins philosophiquement : « Nous pensons que l'observation de M. Hall offre plusieurs points intéressants. »

Mais parfois de violentes controverses opposent entre eux les esprits forts de l'une ou l'autre de ces sociétés, dont les multiples rebondissements tiennent en haleine le corps médical, alimentant également les conversations des salons. Sous l'Empire, la plus vive d'entre elles opposera Portal et Guillotin qui, en 1805, avaient fondé de concert l'*Académie de Médecine*, ouverte aux docteurs-régents de l'Ancien-Régime survivants, mais aussi à « quelques médecins reçus d'après les nouvelles lois ». En 1808, au moment de la création de l'Université impériale, afin qu'il n'y ait pas de confusion avec les académies universitaires et particulièrement celle de Paris, le ministère de l'Intérieur demande à Portal de modifier le nom de la société, d'où les débats au sein de celle-ci qui aboutissent à une scission, Portal allant avec une quinzaine de membres créer *la Société académique de médecine*, Guillotin, avec une quarantaine de sociétaires, demeurant dans les lieux devenus *Académie de médecine de Paris.* Mais si les médecins se gaussent des coups que se portent les deux protagonistes, le ministère n'y trouve pas son compte, car le terme « académie » qu'il convenait de gommer, se trouve dans les deux nouvelles appellations. D'où, de 1808 à 1814, une interminable correspondance entre les ministres de l'intérieur successifs d'une part, Portal et Guillotin de l'autre, chacun des deux, sous couvert de la rédaction de nouveaux statuts, accablant l'autre de critiques. Les divers responsables du service dont relève les sociétés savantes au ministère classent les lettres et rédigent, en s'annotant eux-mêmes, les brouillons des réponses proposées à la signature du ministre. Dans la querelle. Portal et Guillotin sont à peu près d'aussi mauvaise foi, mais le second davantage enflé de son importance. Ainsi, parmi les divers articles des statuts de son *Académie de médecine de Paris* soumis à l'agrément du ministre, sont prévus des jetons de présence « à l'effigie du président et à ses frais. Ils auront pour légende de nom du président et la date de sa nomination. Le revers porterait un emblème sur la médecine ou quelque fait mémorable qui ait trait au président ».

Annotant la demande, le rédacteur se borne à observer que « des jetons ainsi frappés à l'effigie d'un particulier vivant ressemblent trop à une monnaie qu'il n'appartient qu'à un souverain d'émettre. L'emblème pris dans quelque fait qui ait trait au président peut donner lieu au sarcasme. Je crois donc que cet article doit être autrement rédigé ». Mais le chef de bureau biffe entièrement la phrase et commente à cœur joie :

> « Cette institution frapperait dès l'origine l'académie d'un ridicule indélébile. Certainement le nom de M. Guillotin est très célèbre et j'aime à croire qu'il mérite l'honneur que l'Académie veut lui faire. Mais je pense aussi qu'une société dont les jetons seraient frappés à son effigie risque d'être bientôt uniquement désignée par le nom de son président et malheureusement ce nom en rappelle un autre de funeste mémoire. »

Ceci pour l'avers, quant au revers destiné à recueillir le fait mémorable propre au président, l'annotation poursuit : « Il (le revers) pourrait paraître un sarcasme que l'Académie elle-même lance contre M. Guillotin. Je crois donc que cet article doit être supprimé. » À l'évidence, le ministre sera à son tour d'accord. Dans sa lettre à Guillotin, il suggère sans commentaire la suppression de l'article 97. Il ne sera plus question de jetons.

En province où des sociétés médicales se créent successivement à Liège, à Tour, à Évreux, à Lyon, à Besançon, à Strasbourg, à Niort, à Toulouse, à Montpellier, à Bordeaux, à Marseille, à Bruxelles, à Gènes, c'est celle d'Évreux, créée en 1800, qui exprime le mieux les intentions et les encouragements des pouvoirs publics. La société subventionnée par le Conseil général, se subdivise en quatre comités établis aux Andelys, à Bernay, Louviers et Pont-Andemer, qui se réunissent chaque Dimanche fin « de mener les travaux indiqués par le comité central et pour lui rendre compte des différents objets qui peuvent intéresser la science et l'hygiène publique ».

Tous les ans, les différents comités se réunissent sous la présidence du sous-préfet avant de se rendre à Évreux pour une séance plénière et publique, celle-là présidée par le préfet dont il est prévu qu'il offre un banquet à l'ensemble des praticiens présents et remette à ceux qui se sont distingués par leurs travaux, leur correspondance ou la manière dont ils ont fait progresser la vaccination des témoignages de la satisfaction de l'Empereur. À l'opposé de Paris, toute querelle est-elle absente de ces réunions provinciales. Certainement pas. La désunion de certains médecins « poussés par des passions haineuses » est déplorée, lors de la séance plénière de 1809, par le baron Rolland-Chambaudoin, préfet de l'Eure.

CHAPITRE VI

AU LIT DU MALADE

L'hôpital est donc appelé à jouer désormais un rôle de premier plan dans le formation du médecin. C'est même, pour une large part, son originalité mais ce n'est pas son seul rôle. Il lui appartient également de soigner et non plus seulement d'abriter, comme sous l'Ancien Régime, les infortunés passés du statut de « pauvres malades » à celui de « malades pauvres ». Un tel bouleversement, comme on peut le penser, ne se mettra pas en place du jour au lendemain et c'est dans la plus absolue confusion que la quasi totalité des établissements hospitaliers se présente à la fin de la Révolution. Sacrifiant au goût du jour, tous avaient changé de nom. À Paris, l'Hôtel-Dieu était devenu le Grand Hospice de l'Humanité et les nombreux Hôtels-Dieu de province avaient emboîté le pas. L'hôpital de Mme Necker était devenu l'Hôpital de l'Ouest, Cochin l'Hôpital du Sud, Saint-Louis celui du Nord, et la Charité l'Hôpital de l'Unité.

Ces nouvelles appellations, d'une imagination à dire vrai assez courte, sauf peut-être le passage de la Charité à l'Unité, étaient finalement ce qu'on avait fait de plus concret. Pour le reste, c'est le marasme absolu, au sein duquel aucun aspect ne sauve l'autre. L'anarchie dans quelques initiatives qui se contredisent et s'annulent, la pénurie des moyens, l'archaïsme des méthodes, la vétusté des bâtiments, on ne sait trop par quelle défaillance commencer. Tout cela concourt, dans la promiscuité, l'humiliation, la souffrance et la mort à donner à l'institution hospitalière une image de cauchemar sur laquelle s'entendent tous les contemporains. L'atroce est difficile à rendre. Les meilleures plumes sont toujours en retrait de la réalité. Lorsque Chateaubriand s'essayera à décrire la retraite de Russie, déchaînant — et Dieu sait qu'ils soufflent — tous les vents du romantisme, il ne provoquera pas autant d'émotion que le moindre rapport d'un adjudant rendant compte du fait qu'il se retrouve seul, de toute son unité, avec le squelette de son cheval qui vient justement d'être dévoré vivant. Les pages piranésiennes que Sade consacre à Charenton inspirent la même réflexion. Elles cèdent devant la sécheresse d'un rapport au conseil général des hospices. C'est affreux, la réalité pourtant est encore pire.

La première impression du visiteur est effectivement l'horreur. La seconde, celle d'un invraisemblable désordre. Le tableau qu'en brosse devant le conseil municipal de Paris en 1801 le préfet de la Seine Frochot ne laisse son auditoire rien ignorer de l'un et de l'autre.

> « Une confusion fatigante dans plusieurs hospices; un encombrement funeste et révoltant dans d'autres, puisqu'on y voit encore des lits occupés par quatre personnes; un mélange de tous les maux qui affligent l'espèce humaine; des maladies contagieuses avec des maladies simples ou aiguës; des blessés avec des fiévreux; des épileptiques avec des insensés; des insensés avec des gens de bon sens; des enfants teigneux avec des enfants sains... »

Le 18 Brumaire an X (1802), Chaptal vient en personne à l'Hôtel-Dieu, réunit les médecins et leur trace les grandes lignes de ce qu'il nomme « une organisation rationnelle et extrêmement économique » dont une bonne part réside dans la création d'hôpitaux généraux et, au sein de ceux-ci, dans une répartition plus opportune des malades. À la fois ministre de l'intérieur et médecin, il veut par sa visite marquer le départ du renouveau. Tout est encore assez flou dans les déclaration du ministre, mais déjà se trouvent séparés les malades chroniques ou incurables de ceux ne présentant qu'une affection passagère. Souhaitant réserver les salles de médecine de l'Hôtel-Dieu à cette dernière catégorie, le ministre fait transférer dans les semaines suivantes trente malades hommes à Bicêtre et soixante cinq femmes à la Salpêtrière. L'année suivante, c'est quatre vingt hommes et cent soixante dix femmes qui, à leur tour, prendront le même chemin.

Chaptal, dans l'élaboration du système qu'il entend mettre lui-même en place, quitte à rabrouer Frochot[1] lorsqu'il trouve que le

1. Nicolas Frochot (1761-1828) fit du bon travail tant qu'il dépendit de Chaptal. Il fut moins heureux par la suite, lors de la conspiration de Mallet, mais Napoléon le

préfet n'exécute pas à la lettre ses ordres, qu'il va trop vite ou trop lentement, ou qu'il mêle une note personnelle aux directives de son ministre, va essentiellement faire porter ses efforts sur trois points :

> « Assainir et rendre viable la gestion financière des différents établissements ; adapter les structures et la vie hospitalière à soigner les malades et enseigner les maladies ; rendre, autant que les moyens le permettront, un minimum de dignité et une parcelle d'espoir aux hospitalisés. »

Dès 1801, il a obtenu du Premier consul l'outil indispensable. Un conseil général des hospices de Paris est créé qui se voit confié l'administration des hôpitaux et hospices, de même la gestion des secours à domicile. « Probité, lumières, mœurs respectables, réputation acquise depuis longtemps », tels sont les termes qu'emploie le préfet pour présenter les onze personnalités qui le composent. À cette énumération de qualificatifs, Frochot aurait pu ajouter l'absence de rétribution, mais cela allait sans doute de soi. Sur le plan technique, le conseil est assisté d'une commission de cinq collaborateurs, dont le salaire, pour sa part, est loin d'être négligeable (6 000 F) [1]. À cet organisme, maintenant qu'il existe, de fixer les dépenses, qu'elles soient de fonctionnement ou d'amélioration, mais aussi les recettes nécessaires qu'il lui revient alors de ventiler entre la tarification du prix de journée, les dons privés et la contribution de l'État. Relevant du conseil, un agent de surveillance, lui-même chargé de l'autorité administrative, est placé à la tête de chaque établissement avec un salaire calculé en fonction de l'importance de celui-ci. De 4 000 F à la Salpêtrière et à l'Hôtel-Dieu, il n'est plus que de 1 500 F à Beaujon. Seul un établissement, l'hospice de Charenton, est hors normes, comme l'est d'ailleurs un de ses pensionnaires, le marquis de Sade. Mais le particularisme de l'établissement est multiple. Ainsi, pour ne prendre que cet exemple, Chaptal porte de lui-même le traitement du directeur à 6 000 F à seule fin d'en terminer avec un curieux mélange de genres. Depuis l'an VIII (1799), le directeur de Charenton devait, en effet, être obligatoirement choisi parmi les députés. Son indemnité parlementaire

lui pardonna. Stendhal voit uniquement en lui un « homme gros et grand nourri de bière ».

1. 6.000 F représentent un seuil important dans l'optique napoléonienne des revenus (voir p.).

tenait lieu de salaire auquel s'ajoutaient de nombreux avantages de fonction, donnant à l'intéressé un véritable train de maison et susceptibles de susciter les candidatures.

Les membres du premier conseil général des hospices sont représentatifs des tâches qui les attendent : les docteurs Thouret, directeur de l'école de médecine, et Duquesnoy; le « tout bon » Parmentier; deux maires d'arrondissements de Paris, Fieffé et Mourgue; Bigot de Préameneu, futur ministre des cultes, pour l'heure commissaire du gouvernement près de la Cour de Cassation; d'Aguesseau, président du Tribunal d'appel; Pastoret qui sera sous la Restauration le dernier chancelier de France, et qui, dans le moment, frappe surtout par « sa niaiserie » (Benjamin Constant) ou « sa tête de veau » (Talleyrand)[1]; Richard, propriétaire; Camus, que les textes officiels, compte tenu du contexte, préfèrent désigner comme « ancien membre de la Constituante » plutôt qu'ancien membre de la Convention. Un banquier complète la liste, Delessert, dont le rôle apparaît sans équivoque dans la note qu'en 1810 Montalivet rédige en vue de lui obtenir la Légion d'honneur que Napoléon est peu enclin à donner aux financiers. Le ministre y laisse entendre, en termes pudiques, la nature des services que le banquier rend dans « l'apurement de la comptabilité du conseil »[2]. Durant tout l'Empire, les places vacantes au sein de celui-ci donnent lieu à une surprenante émulation, au point qu'en 1805, il paraîtra subtil de limiter le mandat à trois ans, mais, par distraction, rien n'aura été prévu pour empêcher l'administrateur sortant de se représenter au choix du ministre. Ce que tous, à peu près, feront. En 1808, Muraire, Premier président de la Cour de Cassation, est désigné, puis en 1809, le maréchal Sérurier, gouverneur des Invalides, compte tenu des similitudes qu'il a lui-même à gérer; Barbé-Marbois, Premier président de la Cour des Comptes, et Ségur, Grand-Maître des cérémonies. L'année suivante, Frochot doit quasiment se battre pour faire nommer Rouillé de l'Étang, pourtant d'une vieille famille de la bourgeoisie parisienne. Ce ne sera qu'à la seconde tenta-

1. Claude de Pastoret (1755-1840), qui sera sous Charles X le dernier chancelier de France. Mirabeau l'avait bien connu à Aix où ils étudièrent ensemble. Il disait de lui : « C'est une cervelle de renard dans une tête de veau ». À cette définition qui l'accompagna toute sa vie, Talleyrand ajoutait : « mais le veau domine ».

2. Lanzac de Laborie, *Paris sous Napoléon*, tome V.

tive que le préfet y parviendra, devant, pour l'emporter, faire observer que le conseil est un rouage essentiel de l'institution hospitalière, avec des obligations ingrates et non une assemblée de hauts dignitaires. Frochot n'a pas tort. Ce sont des administrateurs comme Rouillé de l'Étang, Pastoret ou Camus, compétents, imaginatifs et dévoués, dont il a besoin. Mais les illustratrions du Régime sont également précieuses, ne serait-ce que pour s'associer aux efforts de Delessert. Ils sont, dit élégamment d'eux *la Decade*, « assez favorisés des biens de la fortune pour pouvoir se passer de traitement ». Or, une fortune est toujours proche d'autres fortunes et l'une des missions prioritaires du conseil sera de tenter de reconstituer ce courant de dons tels qu'ils existait sous l'Ancien Régime et dont les besoins propres à l'enseignement clinique accentuent encore la nécessité. Le tableau que Pastoret, un exemple parmi d'autres, dresse de l'hôpital Cochin, en donne une image éloquente.

> « Le carrelage des salles et des murs était entièrement dégradé, les plombs dérangés et détachés occasionnant des fuites d'eau de toutes parts, les fenêtres manquaient de vitres et les toits de couverture; le promenoir, rempli d'herbes et de cavités où séjournaient des eaux croupies, était réservé aux convalescents... ».

À défaut de se promener, les convalescents peuvent toujours écouter, depuis les cours, les cris des malades qu'on opère et qui leurs parviennent à travers les carreaux cassés. De même, les hospitalisés peuvent, si les étudiants ne font pas écran, suivre sans quitter leur lit l'intervention que subit un de leurs voisins, car c'est dans la salle même que celle-ci s'effectue. Tout au plus demande-t-on de se pousser aux trois ou quatre d'entre eux couchés auprès de celui que les chirurgiens incisent, taillent ou amputent. L'instant d'après, dans une salle voisine, le professeur va expliquer le cas aux étudiants qui « désireux d'étudier la pratique de l'opération assiégeaient toutes les parties du lit, étouffant le malade, gérant les mouvements de l'opérateur, l'exposant à des accidents involontaires ».

Tout cela ne donne qu'une faible idée de l'atmosphère funambulesque des hôpitaux de Paris lorsque s'ébauche leur remodelage dans le cadre des cliniques. Funambulesque? Le mot n'est même pas trop fort, si l'on prend en compte l'initiative de Lucay, préfet de la

Maison du Premier consul, mais également en charge de la surintendance de l'Opéra. Le 23 Frimaire an XII (1803), l'hiver étant rigoureux, il met à la disposition du ministre de l'Intérieur une masse de costumes de scène « défraichis » destinés aux hospitalisés, afin, explique-t-il, de contribuer au soulagement de l'humanité souffrante. Curieux spectacle que celui d'une épouse découvrant son mari assis dans son lit entre Amphitryon et Télémaque[1], même défraîchis.

Rien n'est déjà simple, mais les perturbations que les cliniques vont engendrer sont gigantesques. À tel point que Cabanis lui-même s'interroge. « Comment conduire 150 à 200 élèves au lit d'un malade ? Comment leur permettre de l'observer et de le palper à loisir ? » questionne-t-il en 1799, donnant même des chiffres inférieurs à la réalité, car, pour l'année scolaire 1801-1802, 385 étudiants sont inscrits à la clinique interne. Les progrès de cet enseignement seront diversement appréciés. Sortant en mai 1808 d'une visite de l'Hôtel-Dieu, le Dr Duchanoy, qui sous l'Ancien Régime avait déjà mené d'intelligentes mais vaines campagnes pour l'humanisation des hôpitaux, confie au *Moniteur* « c'est l'hôpital de Milton, dans le deuxième livre du *Paradis perdu...* ». En revanche, dès 1804, Joseph Frank, arrivé peu auparavant de Vienne, ville-pilote en matière d'hôpitaux, et qui, observant Corvisart avec une froide lucidité, ne tarit pas d'éloges sur la manière dont celui-ci lui paraît avoir a déjà gagné la partie. Sa relation, à l'horaire près — Corvisart, comme les autres praticiens de l'époque, débute sa visite en salles à six heures et demi —, pourrait parfaitement être d'une matinée passée auprès d'un grand patron parisien des années 1950.

> « Il commence par la visite des malades qu'il examine lui-même et dicte ses ordonnances. M. Corvisart se garde bien d'entrer, au lit du malade, dans aucune explication, il agit absolument comme s'il avait à traiter les malades pour lui seul. La visite terminée, il se rend dans le bel amphithéâtre voisin et c'est là que se fait la leçon proprement dite. M. Corvisart possède en effet la faculté de se rappeler le cas de chacun de ses malades dans l'ordre où il les a vus, il donne alors son avis sur chaque cas et développe les explications auxquelles

1. Drames lyriques joués à l'Opéra de Paris dans les années 1790.

il donne lieu. Lorsque l'occasion s'en présente, M. Corvisart, sa leçon de clinique une fois terminée, pratique l'autopsie des malades morts dans son service. »

Et Frank de souligner l'essentiel :

> « Je suis d'avis que le professeur de clinique doit enseigner à ses élèves l'art de voir par eux-mêmes, art qui ne peut s'acquérir facilement qu'au lit même du malade où le professeur appelle l'attention de ses élèves sur les phénomènes qui se présentent. »

Et qui sont supportés ou présentés différemment suivant le tempérament, mais surtout la nationalité du patient. La même alimentation reçue avec satisfaction dans un hôpital parisien « excitera le plus vif mécontentement » dans un établissement londonien et Frank qui formule cette observation, d'ajouter qu'en matière de traitement « ce n'est pas tant le médicament que sa dose que l'on doit proportionner aux différents degrés de sensibilité, très divers selon les nations ». Une différence qu'au long des campagnes napoléoniennes, observeront les jeunes médecins militaires, arpentant dans la nuit les infirmeries où s'entassaient les opérés de la journée. Aux cris, aux gémissements ou, au contraire, au silence qui les entouraient, ils savaient que les blessés étaient français, anglais ou russes.

À ce séjour de Joseph Frank à Paris, on doit également, dans leur diversité, d'intéressants détails sur la manière dont, en dehors de la Charité, les principaux hôpitaux effectuèrent leur mutation. Ainsi à l'Hôtel-Dieu, si « le département chirurgical » est mené quasi-militairement par Pelletan et Dupuytren, ce qu'escomptait le visiteur, la pharmacie « ni très propre, ni très bien tenue » le remplit de perplexité. C'est en vain qu'il cherche les médicaments qu'il aurait pensé d'usage courant dans un établissement comptant 450 hospitalisés ; de pièce en pièce, il ne trouve que des cruches débouchées ne contenant que des tisanes. Toute différente est l'impression que lui donne l'hôpital Saint-Louis,

> « réservé pour le traitement du scorbut, de la scrofule, de la teigne, de la gale et des autres maladies de la peau, ainsi que des maladies cancéreuses. L'ordre et la propreté y sont aussi grands qu'ils peuvent l'être dans un hôpital rempli des maladies les plus malpropres ».

Et le mérite paraît d'autant plus grand que l'établissement manque de linge, mais, nous rassure Frank, « il a de l'eau en abondance ». Une caractéristique propre à Saint-Louis et qui souligne à la fois que le règne de l'anatomopathologie est imminent et qu'à la clinique viendra bientôt s'adjoindre le laboratoire, mais Alibert soumet à une analyse chimique toutes les croûtes et autres excoriations présentées par les malades durant leur hospitalisation.

L'internat des hôpitaux

Mais, parallèlement à l'instruction clinique des « élèves-médecins », la grande réalisation napoléonienne en matière médicale sera la formation des élites de la profession à travers l'internat des hôpitaux.

Le 19 pluviose an VI (1798), Chaptal demande à Boyer, Pelletan, et Thouret, ce dernier au titre de l'École de santé de Paris, « leurs observations sur les avantages et les inconvénients d'un concours pour l'admission des élèves internes dans les hospices ». Dans la réponse où n'apparaissent que des avantages, « hôpitaux » se substitue déjà à « hospices ». Deux ans seront encore nécessaires pour peaufiner le projet suivi de près par Chaptal et le 5 ventose an IX (1801), Frochot annonce la création de l'internat des hôpitaux de Paris, ceux-ci répartis en quatre catégories. En tête, l'Hôtel-Dieu et la Charité. Le premier concours se déroule le 4 ventose an X (10 février 1802). Parmi les cinq membres du jury, deux médecins très proches de Corvisart : Lepreux qui préside et Lanefranque. 24 internes seront nommés sur une quarantaine de candidats. Parmi eux, Bayle, futur médecin par quartier de l'Empereur, dont, en dehors même de sa thèse lumineuse de 1802 (v. p.), la mort prématurée fait déplorer la carrière trop brève[1] ; Lagneau et Baffos, qui siégeront à l'Académie de médecine ; Moizin qui dirigera le service de santé des armées. Le major de ce pre-

---

1. Certains des principes énoncés dans *Idée générale de la thérapeutique* (1805) deviendront bientôt des paroles d'évangile : « la thérapeutique n'est nullement dans tous les cas l'art de guérir les maladies, mais l'art de les traiter convenablement » ; « Il est préférable d'essayer un remède d'efficacité incertaine que d'attendre une mort certaine » ; « L'anatomie pathologique cultivée de nos jours avec tant d'ardeur éliminera un grand nombre d'indications hypothétiques et fera disparaître l'espoir de guérir toutes les maladies ».

mier concours est Louis Alin (1774-1831) qui ne fera pas une étincelante carrière, mais, très lié avec Lamartine, son nom à peine modifié (Alain), apparaît à plusieurs reprises dans l'œuvre du poète.

Le système enclenché, les concours se suivront sans discontinuer, à des dates variées jusqu'en 1805, puis toujours en décembre. Magendie sera nommé en 1803, Chomel et Lisfranc en 1809, Hippolyte et Jules Cloquet en 1810 et 1811, Bouillaud en 1810. En 1812, le nombre des candidats est de 120 pour 18 places et un des lauréats de cette année-là, François Poumiès de la Siboutie, donnera dans ses mémoires, une parfaite définition de ce qu'il appelle « le bâton de maréchal d'un étudiant en médecine[1] » : « l'interne voit les malades à leur arrivée, rend compte de leur état, exécute les pansements les plus importants, surveille les pansements ordinaires, recueille et rédige les observations les plus intéressantes, fait la visite du soir. C'est une immense source d'instruction ».

La médecine « au lit du malade » prenait effectivement son envol.

Le retour des religieuses

Mais, avant même d'introduire les étudiants dans les salles et de tenter de diminuer le nombre d'occupants de chaque lit, Chaptal avait proposé au Premier consul d'encourager, voire d'imposer le retour des religieuses comme soignantes dans les hôpitaux. La mesure, mise en route dès le 1er Nivose an IX (22 décembre 1800), fut moins difficile à réaliser qu'on ne peut le penser. D'une part beaucoup de ces femmes souhaitaient retrouver la place auprès des malades qu'un certain nombre d'entre elles, s'étant simplement mises en civil, avaient d'ailleurs conservé durant toute l'agitation révolutionnaire, sans que personnes ne l'ignorat vraiment. À l'hôpital Necker par exemple, en plein Paris, non seulement les Sœurs de la Charité n'avaient pas bougé, mais elles étaient demeurées durant toute la tourmente sous l'autorité peu partageuse de leur supérieure, maquillée alors en citoyenne Chavelot. Non seulement elle a repris son titre de Révérente Mère, mais y a trouvé associés des pouvoirs élargis à la formation de jeunes religieuses destinées spécifiquement aux hôpitaux. Lorsque Chaptal

1. Poumiès de la Siboutie, *Souvenirs d'un médecin de Paris*, 1910.

nomme les économes des différents établissements, il suggère qu'on n'en désigne pas pour Necker. « Un économe à côté de la Supérieure (compte tenu de la personnalité de celle-ci) est sans objet. Il peut même en résulter quelque inconvénient pour l'harmonie », écrit-il sobrement[1]. Mais les Filles de la Charité ne sont pas les seules à retrouver leur service.

En quelques années, toutes les communautés sont de nouveau en place, les Augustines — qui préfèrent l'appellation plus éloquente de sœurs hospitalières qu'elles se sont elles-mêmes attribués — à l'Hôtel-Dieu, comme les sœurs de Sainte-Marthe à Cochin, Saint-Antoine ou Beaujon, ou encore les sœurs de Saint-Thomas aux Enfants Malades. En province, l'émulation n'est pas moindre. À Lyon par exemple, les 84 religieuses à nouveau affectées à l'Hôtel-Dieu sont non seulement dignement vêtues aux frais de la commission administrative, mais également gratifiées de la croix pectorale en argent que leurs aînées portaient sous l'Ancien Régime. Dans l'agitation de bons principes d'économie et de simplicité, les leur attribuer à nouveau avait provoqué une assez vive réticence, les croix valant 24 francs l'unité, et il ne faudra pas moins que l'intervention de Chaptal pour que la commission finisse par en dégager le financement.

L'empereur se penche souvent sur l'organigramme des établissements. Au sommet, une animation bicéphale : les praticiens d'un côté, parmi lesquels, de Corvisart, son Premier médecin, à Bayle, médecin par quartier, on compte tout ce qui se trouve de plus qualifié dans la profession. Le doyen ou les professeurs à la Faculté sont à peu près tous titulaires d'un service hospitalier. De l'autre, des administrateurs bien sous tous rapports et qui ont surtout bien compris qu'il leur reviendra, le cas échéant, de veiller aux fins de mois. Mais l'élite sociale du Régime ne s'en écrase que davantage, la bourse largement ouverte.

Au niveau d'exécution : les internes recrutés après un concours difficile qui, à la différence des stagiaires, n'ont pas seulement à apprendre, mais à soigner et qui savent qu'un avenir professionnel

---

1. Note du ministre. 5 Vendémiaire an XII (28 septembre 1803). On voit effectivement mal la religieuse, dont durant la Terreur le Comité de Salut Public — qui savait tout — avait feint d'ignorer qu'elle était demeurée en place, aller discuter de ses dépenses avec un jeune fonctionnaire qui, alors apprenait encore à compter.

brillant sera la sanction des quelques années vécues à l'hôpital. À côté d'eux, les sœurs, dont la compétence ne se discute pas pour certaines, dans tous les sens de ce verbe, avons-nous vu. Leur source de recrutement est par ailleurs toute trouvée. « Rétablir, multiplier les sœurs de la Charité. Tournez vers cet état les orphelines et les petites filles abandonnées » suggère Lacuée de Cessac, ravi de régler ainsi deux problèmes à la fois.

Pour Napoléon, la vie des hôpitaux ne se situe pas seulement à l'intérieur de leurs murs. Ainsi encourage-t-il vivement la création de dames hospitalières, dont le rôle consistera, plusieurs jours par semaine, à donner un coup de cœur, mais surtout un coup de main aux sœurs, certes à entourer de sollicitude, sinon de compassion, les malades, mais également d'aider Frochot et ses collègues dans leur recherche de dons et d'héritages, elles-mêmes abandonnant bien sûr, le moment venu, une large partie de leurs biens propres à l'institution. Joséphine est trop indolente pour animer ces bonnes volontés de façons efficace. Mais il y a la mère de l'empereur, nommée par celui-ci « protectrice des Sœurs de la Charité et des Sœurs hospitalières dans toute l'étendue de l'Empire français », dont le choix se révélera excellent. Son dévouement à la chose publique comme son sens de l'économie sont connus de tous, mais il y a plus. Lorsque d'inévitables différends s'élèveront çà et là entre une baronne, voire une duchesse, et une mère-supérieure, verra-t-on dans l'embrasure d'une fenêtre des Tuileries, Madame Mère et son frère, le cardinal Fesch, régler le problème entre eux et en italien.

CHAPITRE VII

L'ÉCHEC DU SERVICE DE SANTÉ

« Un arbre peut cacher la forêt » dit le proverbe. Il est plus rare qu'un arbre ou un bouquet d'arbres cache une absence de forêt, comme c'est ici le cas. Tout au long des XIXe et XXe siècles, les historiens napoléoniens, plutôt que de souligner la carence ou l'inefficacité du Service de santé face pourtant à des besoins en vertigineuse croissance et d'en rechercher les raisons, ont préféré dans leur ensemble recolorier sans cesse les images d'Épinal propres aux trois ou quatre professionnels placés à sa tête, les assimilant dans le fracas de l'épopée aux maréchaux les plus en vue. Prenons comme exemple, dans *l'Histoire de la médecine aux armées,* ouvrage de référence publié en 1982, le portait commun de Percy, Larrey et Desgenettes que brosse le médecin général Lefebvre :

> « Héros de légende, robustes, massifs, énergiques, aux mâles visages fondus dans l'airain, d'un courage à toute épreuve, d'une absolue confiance en eux [qu'] on s'essouffle à suivre sur tous les champs de bataille d'Europe. Ils sont là partout où gronde le canon, si promis à une destinée commune qu'on va jusqu'à confondre leurs exploits. Tous trois barons d'empire après Wagram. Tous trois [avec] leur nom gravé sur l'Arc de Triomphe.. Tous trois professeurs à la faculté de médecine de Paris. Tous trois de l'Académie des sciences [1]. »

Si l'on considère la place que tous trois occupent de nos jours dans

1. « Comité d'histoire du Service de santé », *Histoire de la médecine aux armées,* t. II, Paris 1982.

la légende napoléonienne, ce morceau d'éloquence, à quelques détails près[1], sonne juste, mais les personnages ainsi dépeints, loin d'être les chefs aux ordres brefs que cette lecture incite à voir, n'auront été que des conseillers techniques sans soutien vis à vis de leur ministre et sans autorité sur un service constitué en dehors d'eux et dirigé ailleurs. Finalement, on les retrouve mieux dans cet autre portait composé en 1907 par le médecin-inspecteur Dujardin-Beaumetz, qui, en y joignant deux de leurs collègues, nous les présente[2] derrière les murs épais du conseil de santé aux Invalides, occupés à s'épier ou à se quereller sur des rapports dont ils savaient que nul, en haut lieu, ne tiendrait compte.

> « Larrey n'abondait jamais que dans son propre sens, ne défendait avec chaleur que ses idées personnelles ou celles qu'il s'était si complètement assimilées, qu'il était sincèrement persuadé d'en être le véritable auteur.
>
> Heurteloup, homme probe et de bonne compagnie, médiocrité laborieuse, jaloux de maintenir la prééminence fictive qu'il tenait de son ancienneté et d'un titre complaisamment concédé, avait toujours été, sous la Révolution, et était toujours dans la Conseil, opposé à ce que proposait Percy, soit pour ses subordonnés, soit pour l'organisation du service.
>
> Desgenettes avait la sagesse de borner sa décision aux questions médicales, bien que son stage sous la direction de Pelletan lui eût fait acquérir une réelle compétence en matière de chirurgie. D'ailleurs, de 1806 à 1815, il fut presque complètement retenu aux Armées. (...).
>
> Le « vénérable » Coste, gardant toujours les apparences les plus

1. Percy et Larrey furent anoblis ensemble. Desgenettes, lié avec Bonaparte dès 1794, l'avait été auparavant. L'inscription de son nom sur l'Arc de Triomphe ne survint en revanche qu'*in extremis* et après une campagne de protestation. Larrey, malgré cinq candidatures, ne parvint jamais à être nommé professeur à la faculté de médecine de Paris. Si Percy fut sous l'Empire élu à l'Académie des sciences (battant même Corvisart), Larrey ne le sera qu'à la fin du règne de Charles X et Desgenettes sous Louis-Philippe.

2. C'est, dans son « *Mémoire sur le rétracteur métallique du Baron Percy (...) dans l'amputation de la cuisse et de la jambe* », imp. G^{ale} Midi, Montpellier, 1907, que Dujardin-Beaumetz nous brosse de façon inattendue la physionomie de ses prédécesseurs du temps de l'Empire.

correctes, était en toutes choses radicalement opposé aux idées de Percy, dont la vigueur toute militaire, la renommée, l'ascendant, l'énergie communicative, la véhémence, formaient un saisissant contraste avec sa débilité physique, l'effacement de ses fonctions aux armées, sa méticuleuse réserve, les doucereux sous-entendus de son langage et de son style, la modestie voulue de ses manières. »

Ces deux esquisses appellent quelques coups de pinceau supplémentaires :

— Aucun des cinq inspecteurs généraux[1] n'est parisien. Coste est à né près de Belley, Percy à Besançon, Desgenettes à Alençon, Larrey près de Toulouse, Heurteloup à Tours. À l'exception de celui-ci, fils d'un cardeur de matelas, tous sont issus de la moyenne ou petite bourgeoisie de province. Trois ont une ascendance médicale, directe pour Coste et Percy, indirecte pour Larrey.

— La culture générale de Larrey est la plus courte des cinq; il n'en écrit pas moins de longues pages sans la moindre faute d'orthographe. Coste, Desgenettes, Percy, Heurteloup, manient le latin avec aisance et s'expriment en une ou plusieurs langues étrangères.

— Devenus militaires, chacun de façon différente, tous cinq ne seront vraiment heureux qu'à l'armée, lui donnant tout leur temps, que ce soit en campagne, en inspection ou au conseil de santé, ne la quittant à regret lorsque cela leur sera imposé, multipliant même alors, — malgré la certitude que de respectables revenus en pratique civile — intrigues, démarches, sollicitations ou arguties pour y revenir.

— À la différence de bien des généraux de l'Empire, leur désintéressement aura été le même pour chacun, tous cinq vivant d'une solde décente[2], à peine supérieure à celle d'un général de brigade, que l'on ne les surprendra jamais en train d'arrondir de façon critiquable. Le nom d'aucun d'eux n'aura jamais été mêlé à l'un ou

1. Le « tout bon » Parmentier est également inspecteur général du Service de Santé au titre de la pharmacie. Mais, lorsqu'on l'évoque, c'est bien davantage au savant qu'au militaire que l'on pense.

2. À laquelle s'ajoute bien sûr un logement de fonction et l'absence de tout souci de personnel. Ils peuvent également exercer à titre civil, quand ils sont à Paris et qu'ils en ont le temps. Mais, en dehors de Larrey, aucun ne le fera.

l'autre des scandales si nombreux entourant l'intendance ou le commissariat des guerres[1].

— Le comportement de Napoléon vis à vis d'eux cinq n'est pas le même. Il estime beaucoup Desgenettes et l'ancienneté de leur rencontre l'amène à tolérer de sa part des écarts de langage qu'aucun autre ne se permettrait. À Percy va également sa considération, ce qui ne l'empêche pas de ne donner aucune suite à ses suggestions, voire à ses protestations; le style un peu gourmé de Coste l'agace, pour ne pas dire plus; Larrey peut revendiquer son amitié, mais celle-ci ne se manifestera de façon tangible qu'à Sainte-Hélène, lors de la rédaction d'un des codicilles du testament de l'empereur; quant à Heurteloup, il a droit à un coup de chapeau appuyé dans un bulletin de la Grande Armée, mais la faveur qui s'y trouve liée demeurera limitée.

— Sur le plan technique, tous cinq, à défaut de pouvoir « mener leur boutique », occupent une bonne part de leur quotidien à réfléchir à la mise au point d'une technique ou à l'invention d'un instrument susceptible d'améliorer la pratique de leur art. Chacun à ses idées et généralement s'y accroche. Ce qui aurait pu donner un jour une séquence assez colorée. Imaginons Napoléon gravement blessé à un bras sur le champ de bataille d'Eylau ou de Friedland par exemple, alors que Percy, chirurgien en chef de la Grande Armée, Larrey, chirurgien en chef de la Garde, mais aussi Yvan, chirurgien de sa Maison, se trouvaient à proximité de lui. Le premier aurait prôné le blocage de l'épaule, le deuxième de pratiquer sur le champ sa désarticulation, et le troisième d'attendre et de voir venir...! Une consultation qui n'aurait manqué ni d'éclat, ni d'éclats, et dont il est impossible de dire ce qu'en aurait été l'issue.

Jugeons maintenant de la manière dont ils sont assujettis à l'intendance, celle-ci au ministre et celui-ci à l'empereur, par la demande d'un congé de six semaines formulée par Desgenettes en avril 1808. L'absence du médecin en chef de la Grande Armée ne présente aucune difficulté, puisque la France est en paix et qu'il serait remplacé « pendant la durée de ce congé par M. Gilbert, médecin principal qui

1. Ou, plus simplement, les chefs de corps.

a été médecin en chef de plusieurs armées ». Daru, principal intéressé, considère que Desgenettes « mérite cet avantage par sa délicatesse. Il ne reçoit point de supplément de traitement dans une armée ou beaucoup de personnes en jouissent ». Mais il se garde bien de peser sur la demande, laissant l'entière responsabilité de la réponse à Dejean, ministre de l'Administration de la Guerre qui ne décide pas davantage et transmet à l'empereur, faisant apparaître dans son rapport que l'absence momentanée du médecin ne présente aucun inconvénient. Mais l'effort conjugué du ministre et de l'intendant général sera-t-il suffisant pour convaincre Napoléon ? Ce n'est pas sûr. Qu'ajouter ? Déjean pense avoir trouvé et, de sa main, ajoute dans la marge. « Soumettre à l'Empereur et faire valoir en faveur de M. Desgenettes la perte qu'il a faite de son fils unique ». Cela, pour six semaines de congé et visant une personnalité dont, plus que quiconque, Napoléon est à même de connaître le dévouement et le désintéressement.

Napoléon et les commissaires

Mais il est au fond normal que cette banale décision — qui sera favorable — soit glissée dans le portefeuille qu'on lui prépare chaque matin, puisque c'est lui qui, jusqu'à la fin de son règne, écartera le corps médical des responsabilités de l'administration et de la gestion du service de santé. Il en discutera volontiers, s'enquérant de la manière dont l'équivalent de ce service fonctionne dans les armées prussiennes, autrichiennes ou anglaises. Il s'emportera même, après Eylau par exemple, contre « les aventuriers ou les gens sans aveu qui se jettent dans la partie des hôpitaux qu'ils abandonnent bien vite s'ils ne trouvent pas à y faire leurs affaires », leur reprochant d'avoir « perdu [sa] chirurgie à force de la tourmenter et de le livrer à leurs sots projets[1] ». Dans ses propos, il ira même plus loin encore, toujours face à Percy. Énumérant ses ennemis, l'empereur, nous l'avons vu, ne manque jamais de placer en tête les commissaires des guerres, devançant largement les cosaques. Mais il n'y changera rien. Près de cinq ans après Eylau, au moment où il prépare la mise en route de l'immense armada justement contre les cosaques et les Russes, et alors

1. P.F. Percy, *Journal de campagne du baron Percy*, Paris, 1904.

que le service de santé, privé d'hôpitaux d'instruction, souffrant d'une crise dramatique de recrutement, est dans un état pitoyable, Napoléon, dans le décret du 30 novembre 1811 signé à Saint-Cloud, consolide — si l'on peut dire — les règlements de 1800 et 1803 contre lesquels il paraissait justement s'emporter. Qu'y lit-on ?

« Article 3. Les officiers de Santé [...] sont, pour ce qui concerne le service, l'administration et l'exécution des règlements sous la police des intendants généraux, des commissaires ordonnateurs et ordinaires des guerres.

Article 4. Les officiers de santé principaux des corps d'armée pourront être punis des arrêts forcés ou simples et même, si le cas est grave, être suspendus provisoirement de leurs fonctions par les intendants généraux ou commissaires ordonnateurs des guerres. »

L'avis des inspecteurs généraux, même à titre consultatif, n'est pas mentionné. Pour les hôpitaux militaires, la situation n'est pas meilleure. Il faut lire l'arrêté du 24 thermidor An VIII (1800) jusqu'à l'article 102 pour trouver une allusion, aussi lapidaire que tardive, à l'autorité des officiers de santé en chef : « Ils adresseront aux commissaires des guerres leurs observations sur les objets de police et d'administration qui leur paraîtraient intéresser la santé des malades, afin qu'il y soit pourvu. » Mais doit-on s'en étonner lorsqu'on lit la lettre adressée par Percy, chirurgien en chef de la Grande Armée, en 1808 à l'ordonnateur en chef du 1er corps d'armée pour tenter d'apaiser un conflit opposant depuis plus d'un an celui-ci au chirurgien-major Gama[1], personnalité assez agitée, mais cette fois-là victime de la vindicte d'un commissaire-adjoint ?

« En retirant provisoirement M. le chirurgien major Gama de la 3e division du corps d'Armée où un commissaire adjoint et peut-être provisoire avait tenu, à son égard, une conduite indécente et scandaleuse, je croyais que, de votre côté, vous feriez aussi quelque sacrifice au maintien de la paix et que vous rappelleriez votre collaborateur à des procédés plus modérés et plus réfléchis.

---

1. Jean-Paul Gamma (1772-1860) qui, malgré les ordres d'un commissaire-adjoint, a refusé de faire évacuer un hôpital, considérant que l'état des blessés ne le permettait pas. Ce ne sera là d'ailleurs qu'un des nombreux éclats ponctuant sa carrière.

Mais vous avez regardé le déplacement de M. Gama comme une réparation faite à M. l'adjoint, et je me suis aperçu qu'ayant voulu prévenir un plus grand éclat, j'avais à la fois jeté sur le chirurgien-major une défaveur qu'il n'a point méritée et risquée d'enhardir et de propager le mauvais exemple. J'ai même (et c'est encore provisoirement) renvoyé M. Gama à son poste sauf le jugement qui interviendra de la part de M. l'intendant général sur cette querelle, à laquelle je crains que vous n'ayez donné trop d'importance, car vous ne devez pas avoir oublié les procès que nous avons soutenu avec autant de succès que de persévérance contre votre corps, dans des temps plus fortunés pour lui que ne l'est celui où nous vivons. Pourquoi ressusciter ces débats malheureux? Pourquoi ranimer un levain depuis si longtemps assoupi? Pour vous appuyez du règlement, je m'y attend; mais vous ne savez pas que Sa Majesté l'Empereur a traité de foutue bête ce code suranné et tombé en désuétude et que M. l'intendant général l'a entendue comme moi s'expliquer dans ses termes.

Or que ne dirait-on pas de quiconque recourrait à cette autorité pour légitimer des sottises!

Croyez moi, Monsieur l'Ordonnateur en chef, désistez-vous; arrangez prudemment cette affaire et soyez sûr que je n'y mets ni morgue ni entêtement.

Cependant, je dois dire que si vous être le dépositaire de l'autorité administrative du 1er Corps d'armée, je suis le gardien et la sauvegarde de l'honneur et de la considération de la chirurgie militaire, et que je croirais prévariquer si je souffrais qu'on portait atteinte à ce partage précieux que Sa Majesté l'Empereur vient de consacrer par de nouveaux suffrages et de nouveaux bienfaits. (...). Le colonel du 27e Régiment d'Infanterie légère est seul responsable de son chirurgien-major, et c'est aux généraux de la brigade et de la division qu'il en doit compte. N'allez pas vouloir assujettir un chirurgien-major de corps à un commissaire des guerres. Voilà déjà plusieurs affaires que suscitent M. les commissaires des guerres aux chirurgiens. Ne craignez-vous pas que le public malin ne dise que, depuis le départ de l'empereur, vous voulez nous faire expier ses bontés et qu'il y a de la jalousie dans vos attaques!

Ayons la paix! Nous touchons à une révolution chirurgicale. Sa

Majesté l'Empereur s'en occupe. Que les deux corps ne se séparent pas ennemis.

Pour moi, je ne veux point en avoir parmi M. les commissaires des guerres. Il m'est trop doux d'y compter et d'y conserver mes meilleurs amis[1].

Percy en sera pour ses frais, du moins en apparence. Gama mis aux arrêts durant un mois sans traitement, verra la sanction confirmée par Daru, mais, moins d'un trimestre après, il est nommé simultanément chevalier de la Légion d'honneur et médecin en chef du 4e corps d'armée. Napoléon, qui ne peut pas avoir ignoré l'épisode, a joué dans les deux sens. Le médecin est sanctionné, puis promu. Mais, aux yeux de l'armée comme du corps médical, c'est la sanction qui sera retenue. Un conflit entre un ordonnateur-adjoint et un médecin ne peut tourner qu'au détriment du second, malgré — ou à cause de ? — l'intervention en sa faveur de l'inspecteur général, chirurgien en chef de la Grande Armée. Les inspecteurs généraux, fut ce Larrey, n'échappent d'ailleurs pas eux-mêmes aux humeurs vétilleuses de l'administration. Ainsi, à Vienne en 1809, le chirurgien absent à la prise d'armes quotidienne[2], reçoit dans les jours qui suivent une lettre de Dufour, l'ordonnateur de la Garde, le rappellant à l'ordre. Larrey n'obtempère pas. Quarante huit heures plus tard, nouveau rappel : « Mon cher docteur, le général commandant en chef la Garde impériale ordonne que sous quelque motif que ce soit, vous ne vous dispensiez de venir à la parade. J'ai inutilement observé que vous en avez presque toujours de très légitimes. Je vous engage donc à y venir tous les jours ». « Presque toujours... » nargue l'ordonnateur !

Tout est d'ailleurs fait pour que les officiers, quelque soit leur grade, y compris les maréchaux, ne perdent pas plus que les médecins de vue que le pouvoir, en matière de service de santé, ne relève que de l'Administration de la guerre. En juillet 1813, durant la campagne d'Allemagne, un colonel, proche d'Augereau, tombé malade, est renvoyé à Paris et le maréchal décide qu'en raison de son état, un chirurgien de l'ambulance de Larrey, le Dr Contandin, l'accompagnera dans ce rapatriement. Sur le champ, il les met tous les deux en route. Avisé,

1. MSSVD6, Dossier P.F. Percy (copie ancienne).
2. B.N — Manuscrits, NAF. Fonds Larrey, cote 5886, lettre 523.

mais après leur départ, Daru feint de devoir s'adresser au ministre de l'Administration de la guerre lui-même pour savoir si l'officier de santé sera payé « sur pied de guerre ou de paix ». La réponse de Lacuée de Cessac ne tarde pas :

> « Il peut arriver qu'on permette à un officier supérieur blessé (or il s'agit ici d'un malade) de se faire accompagner par un officier de santé, mais cet officier ne devrait jamais être payé par l'État durant son éloignement des armées et toujours M. l'intendant général devra avoir accordé l'autorisation nécessaire.
>
> D'après ce principe, le sieur Contandin devrait être privé de solde. Néanmoins j'ai bien voulu pour cette fois décider que le sieur Contandin toucherait ses appointements sur le pied de paix pendant ce que son absence a duré. »

Autrement dit, le médecin a frôlé d'être lourdement sanctionné et au maréchal-duc de Castiglione, si cela lui chante, de lui régler la différence entre les deux soldes. Communiquant la lettre de Lacuée à Larrey, Daru ne se prive pas d'ajouter : « Vous remarquerez que cette décision n'est qu'un effet de l'indulgence du ministre[1] ».

Mais si cette administration jalouse de son autorité laissait au moins les médecins gérer ce qui les regarde en propre, ce ne serait que moindre mal. Or, ce n'est pas le cas. Les intendants, le ministre chargé de l'Administration de la guerre en tête, ne cessent de faire pression sur le corps médical pour que celui-ci oblige les infirmiers à réutiliser une deuxième fois, voire davantage, les pansements sanguinolents ou purulents. « Après lavage » s'entend ! Le magistrat-gastronome Brillat-Savarin est ainsi le témoin d'une colère de Coste, arrivant pour dîner chez un curé de leurs amis où se réunissait les parisiens d'adoption originaires du Bugey, et encore sous l'émotion d'une lettre reçue le jour même de Lacuée, revenant une fois encore sur le sujet. Pour le ministre, cela tourne d'ailleurs à l'obsession et puisque les inspecteurs généraux ne se montrent pas coopérants, le voilà qui se tourne vers la Faculté de médecine de Paris. Le 22 mars 1810, Thouret fait part au conseil des professeurs d'une lettre du ministre chargé de l'Administration de la guerre, demandant « s'il est absolument nécessaire de contrôler le linge ou la charpie qui ont servi au pansement de malades

1. BN, NAF. Fonds Larrey, loc. cit.

attaqués de gangrène[1] ». La réponse ne se fait pas attendre et on imagine ce qu'elle est. Aussi, puisque les médecins continuent à refuser sur ce point les économies qu'on leur demande, qu'ils en fassent sur d'autres et Lacuée d'adresser, le 30 juillet 1811, une note à l'attention des intendants généraux des armées, ordonnateurs divisionnaires et commissaires des guerres :

> « Les articles 152, 153, 235 et 237 du règlement du 24 thermidor an 8, confient aux chirurgiens en chef le soin de faire préparer, par les chirurgiens de 2e et 3e classe, les bandes, compresses, appareils et caisses assorties de linge à pansement. Cette disposition n'est pas généralement exécutée, puisque j'ai eu l'occasion d'observer que, sous divers prétextes, on avait fait préparer des bandes, compresses et autre articles de pansement par des ouvrières, et conséquemment, fait supporter des dépenses inutiles à l'administration[2]. »

Progressivement, les commissaires des guerres indisposeront l'ensemble de l'armée. Ce n'est pourtant pas qu'ils soient encombrants durant l'action. Déjà, au soir d'Austerlitz, Gama — qui, a l'évidence, ne les aime pas — note : « Nous n'avons pas vu de commissaires des guerres dans cette journée. Ils avaient jugés sans doute peu convenables de venir remplir leur rôle de spectateurs. Il y a même plus, c'est que, pendant toutes nos campagnes, nous avons fait la même observation de leur absence du champ de bataille ». Lors de la campagne de Russie, Napoléon est parfaitement conscient de leur défaillance et le 22 Août 1812, une note de Berthier à Mathieu-Dumas les cloue au pilori plus qu'elle ne les rappelle à l'ordre :

> « Sa Majesté n'est pas satisfaite de la manière dont le service de santé se fait aux avant-postes. Les chefs des corps, les adjudants commandants chefs d'état-major des divisions, les ordonnateurs des corps, les commissaires des guerres, les employés en chef du service de santé ne prennent pont les mesures nécessaires, ainsi qu'on le faisait dans les autres campagnes.
>
> Les chefs d'état-major des divisions doivent désigner les lieux

1. A.N., procès verbaux des délibérations des professeurs à la faculté de Médecine de Paris, cote AJ 166229.
2. Note imprimée dans le dossier Desgenettes (SHAT. Vincennes).

propres aux ambulances. Les commissaires des guerres doivent s'y trouver avec les chirurgiens et autres employés des ambulances. Après le premier pansement, les blessés doivent être évacués sur l'ambulance centrale placée en arrière.

Les commissaires des guerres doivent faire rassembler les voitures nécessaires au transport des blessés de dessus le champ de bataille et ensuite aux évacuations. Le chef d'état-major doit y veiller et s'assurer que les commissaires des guerres, les chirurgiens et employés font leur devoir. Dans le cas contraire, il doit rendre compte au général commandant le corps, pour y être pourvu.

Dans cette campagne, malgré le zèle des individus chargés des pansements, le service a souvent manqué par le défaut d'ensemble et de bonne direction.

Sa Majesté espère que cela n'arrivera plus et en rend personnellement responsables les commissaires et ordonnateurs des guerres[1]. »

Mais c'est trop tard. Et, à défaut de sanctions de l'empereur au moment où elles s'imposaient, c'est de la troupe que, dans la débâcle, leur viendra le châtiment. Le médecin hollandais Kerkhove le dépeint avec justesse, marquant la différence que les soldats faisaient entre les commissaires et le corps médical dans son ensemble.

« C'était surtout les commissaires des guerres, les employés aux vivres et ceux des hôpitaux que les soldats ne souffraient pas à leurs bivouacs. Ils les accablaient d'injures et les chassaient impitoyablement. Ils n'avaient peut-être pas tort car la plupart de ces employés méritaient cette indignation. Mais si, dans cette terrible circonstance, les soldats manifestaient leurs ressentiments à l'égard de gens dont ils avaient eu à se plaindre, ils se montraient en général bienveillants et quelquefois même reconnaissants envers les médecins et les chirurgiens, quoique dans ce funeste moment ils n'avaient aucun service à espérer de l'art de guérir. Ils disaient souvent : les docteurs se sont toujours intéressés à nous, ils ne nous ont fait que du bien[2]. »

Voici donc, pour le service de Santé, le sommet, sinon du pouvoir,

1. SHAT., dossier Berthier, minute de la lettre.

2. J.R Kerkhove, Observations médicales faites pendant la campagne de Russie en 1812, Anvers, 1837.

du moins de la hiérarchie. Au-dessous d'eux, quelque huit cents professionnels (chirurgiens, médecins et pharmaciens) tels que le définit l'arrêté du 18 vendémiaire an X (10 octobre 1801), constituant[1] l'ossature d'un corps appelé à gonfler ou à diminuer en fonction du nombre de régiments composant la Grande Armée. Ainsi, les états des chirurgiens de celle-ci pour 1806 qui sont parmi les rares que l'on possède, font apparaître un chiffre de 351 et non de 489. On ne doit pas en être surpris. Nous sommes après Austerlitz et les canons se sont tus. Au printemps 1811, une liste détenue aux archives du Val-de-Grâce ne chiffre pas les chirurgiens en service actif mais justement ceux qui viennent d'être « réformés », c'est à dire renvoyés dans leurs foyers maintenant que la paix est revenue. Le nombre n'en est pas négligeable : deux chirurgiens principaux, trois chirurgiens-majors, 18 chirurgiens aide-majors et 105 chirurgiens sous-aide majors[2]. Autre liste, celle établie au début de l'année 1812, au moment où Mathieu-Dumas fait ses comptes avant la mise en route de l'armada vers l'Est. Le gonflement des effectifs est net : près du double qu'en 1805, mais un petit millier de chirurgiens, cela paraît d'emblée bien peu eu égards aux batailles en perspective. Le service de santé est alors composé de cent treize médecins, huit cent vingt-quatre chirurgiens et trois cent soixante pharmaciens, dont il reviendra moins de la moitié. Ainsi auront-ils, dans toutes les campagnes napoléoniennes, été inférieurs à ce qu'ils auraient dû être, expliquant sans les justifier les appels angoissés lancés aux préfets afin qu'ils tentent, *manu militari* s'il le faut, de combler les vides criants du corps de santé.

Le ramassage et l'urgence

Pour les blessés, la première étape, avant même qu'interviennent ces chirurgiens, compétents ou non, est leur ramassage et leur acheminement vers l'ambulance.

1. *Membres du Conseil de santé 3; Professeurs 25; Médecins des hôpitaux 30; Médecin de la Garde 1; Médecins disponibles 9; Chirurgiens dans les corps 489; Chirurgiens de la Garde 11; Chirurgien de la gendarmerie 1; Chirurgiens dans les hôpitaux 90; Chirurgiens disponibles 59; Pharmaciens dans les hôpitaux 90; Pharmaciens de la Garde 4; Pharmaciens disponibles 31; soit donc, pour 1801, un corps médical — « d'active » dirions nous aujourd'hui — de 843 professionnels.*

2. MSSVDG, Cart. g. Dos. 40.

Dès les premières batailles, les chefs des armées de la République avaient eu conscience de cette situation et, à peine installée, la Convention se préoccupait de mettre un terme au scandale que dénonçait le député Jourdan Lecointre, de retour des armées et qui ne trouvait pas de mots assez violents pour qualifier « ces chariots où les hommes blessés sont entassés, cahotés et douloureusement transportés ». Le 18 novembre 1792, elle prie Pache, tout nouveau ministre de la Guerre, d'organiser un concours ouvert aux « charons et autres artistes », les invitant à présenter dans les quinze jours à l'examen du Conseil de santé des modèles de voitures « réunissant la commodité à la solidité de construction ». Dès les jours suivants, l'avis en est placardé sur les murs de Paris.

Le délai est trop court et aucun des modèles réunis — pourtant une cinquantaine — ne sera retenu. Les « charons et autres artistes » auront comme lot de consolation un discours où l'inspecteur général Coste, président du jury, laisse avec bonheur courir sa verve :

> « La Nation française fut la première en Europe qui établit des hôpitaux en règle à la suite des armées. Elle sera la première qui donnera l'exemple de tout ce que l'on doit aux braves guerriers qui ont été blessés en combattant pour la Patrie. Elle va diminuer autant qu'il est possible leurs maux dans les transports nécessaires pour les sauver [Coste barre les deux derniers mots, les remplace par : les éloigner du danger] et les guérir de leurs blessures. (...) Vous devez être frappés, citoyens, de voir (ici) ce qu'on n'avait jamais vu : des savants et des artistes tous réunis pour concourir également au bien de l'humanité ; le savant consulter l'artiste pour prononcer avec plus de connaissance de cause sur les faits de pratique et celui-ci, à son tour, s'éclairer des lumières du savant pour juger ce qu'indique une routine aveugle et ce que prescrit une saine théorie. »

En conclusion, un nouveau délai sera accordé aux éventuels concurrents jusqu'au 11 mars 1793. Dans sa convocation, Coste insistait particulièrement sur le confort dont les blessés doivent être entourés aux différents stades de leur évacuation, que ce soit du champ de bataille au dépôt, de celui-ci à l'hôpital ambulant ou de ce dernier à l'hôpital sédentaire. Il faut :

> « que lorsqu'ils sont couchés, on puisse les aborder facilement

pour les servir et les panser sans qu'ils soient gênés ; que les mouvements inévitables qu'ils éprouveront ne puissent pas déranger les parties affectées ; que lorsque les chevaux viendraient à s'abattre ou qu'il arrive quelqu'autre accident, (ils) ne courent aucun risque ».

Tout cela était bien vu. Malheureusement, la Convention ne tarda pas à avoir d'autres soucis et la seconde série de maquettes, exposée le temps des délibérations dans une galerie du Louvre, rejoindra, sans qu'à nouveau aucun prix n'ait été décerné, — en revanche, une multitude d'accessits —, la précédente aux oubliettes. Mais un point est désormais acquis : même si cela n'est pour lui qu'une abstraction, le plus ignorant des chirurgiens sous-aides ne peut plus désormais ignorer que ramassage et urgence sont synonymes.

Le sabre du général Valhubert

Une urgence que Larrey situe à un maximum de vingt-quatre heures, mais dont Briot[1] a brossé, une fois pour toutes, les caractéristiques dans leur différence avec la chirurgie civile :

> « Dans la chirurgie civile, on peut et l'on doit le plus souvent choisir la saison la plus favorable, le lieu le plus commode, les circonstances les plus avantageuses pour pratiquer une opération. Dans la chirurgie militaire, il n'est point de temps, de lieu, de circonstances favorables, tout est de nécessité. Tout est commandé par l'état du blessé et par l'ensemble des circonstances où il se trouve. C'est dans un tel moment et de telle manière qu'il doit agir. À l'endroit même où le soldat reçoit le coup fatal, il doit trouver les secours auquel il a droit ; il faut l'appliquer sur le champ ; tout délai lui deviendrait funeste et l'opérateur doit là, et dans le moment même, faire tourner à l'avantage du malade tout ce qui est à sa disposition. »

Tout cela est vrai et même bien dit, mais, malheureusement, qu'il s'agisse d'une victoire ou d'une défaite, de Wagram ou de Waterloo, pour peu que les blés fussent hauts ou pour toute autre raison, les blessés vont demeurer parfois des jours entiers avant d'être secourus.

---

1. Briot, *Histoire de l'état et du progrès de la chirurgie* (...), Besançon, 1817.

Chacun connaît le passage saisissant que, lors de la première de ces deux batailles (juillet 1809), cette situation inspira à Lejeune :

> « Beaucoup de ces infortunés, perdus dans les blés, ne furent retrouvés vivants qu'au bout de cinq jours d'atroces souffrances. Quelques-uns étaient à moitié brûlés par le feu qui avait pris aux maisons pendant la bataille ; d'autres, sans pouvoir se traîner au loin pour s'écarter des corps en décomposition des hommes tués à côté d'eux, étaient altérés par une fièvre ardente, réduits à boire leur propre urine pour étancher la soif horrible qui les dévorait. »

À leur ramassage s'opposait, en effet, la gestion de la bataille, pire en l'occurrence que la Raison d'État et que Napoléon fondait sur la surprise, la souplesse et la rapidité d'action, en un mot sur une maîtrise du terrain que rien ne devait venir entraver. En 1806, l'empereur avait même tenté, en faisant peindre le sacrifice du général Valhubert[1] (1764-1805) blessé à Austerlitz et repoussant de son sabre ceux qui voulaient l'évacuer, de montrer à ses soldats où se trouvait pour eux la voie de l'honneur s'ils étaient éventuellement touchés. Après sa présentation au Salon de 1808, le tableau était destiné aux Tuileries mêmes où devait être réunie dans la galerie de Diane une série de vastes toiles magnifiant les grands moments du régime.

Le livret de ce Salon indique clairement ce qui est attendu de cette œuvre :

> « Le général Valhubert, à la bataille d'Austerlitz, fut atteint de l'éclat d'un obus qui le blessa à la cuisse gauche et termina en peu de jours sa glorieuse carrière. L'ordre du jour portait qu'on ne relèverait les blessés qu'après la bataille. Ses grenadiers et M. Desdorides, son aide de camp, le voyant nager dans son sang, s'approchèrent pour l'enlever ; il les repoussa avec fermeté avec son sabre, en leur rappelant l'ordre et leur reprochant leur faiblesse et leur peu de courage ; ils ne parvinrent à l'emporter qu'après l'avoir désarmé. »

Parallèlement, une statue de Valhubert était érigée à Avranches, sa

1. Prisonnier des autrichiens de 1793 à 1795, il est à son retour affecté à Paris, puis à l'armée d'Italie où ses services sont jugés « distingués ». À Austerlitz, il commande la 2e brigade de la 4e division du 4e corps d'armée.

ville natale, alors qu'à Paris, son nom était donné au rond-point sur lequel débouche le pont qui portera désormais le nom d'Austerlitz. Cette place, largement empruntée de nos jours par la circulation, continue à le porter, mais bien peu d'historiens — et encore moins de Parisiens — savent de qui il s'agit. Inspiré par les circonstances, le choix de Valhubert n'avait pas été heureux. La carrière de ce général, au fond assez obscur, ne comptait jusque là aucun de ces gestes d'épopée qui font le héros dans l'opinion. De plus la désignation par Vivant-Denon de l'artiste à qui fut confiée la commande n'arrangea rien, la stylisation excessive de son tableau privant celui-ci de toute émotion. Dédaigné par le public durant le salon, il le fut autant une fois accroché aux Tuileries où, considérant qu'il ne remplissait pas son rôle d'exemple, Napoléon ne le garda que peu de temps[1]. En 1807, après Eylau, l'empereur fit une seconde tentative, soulignant dans le 59e bulletin de la Grande Armée que le général Bonardi St Sulpice était promu divisionnaire, parce que, blessé au poignet, « il ne voulut point aller à l'ambulance et fournit une seconde charge[2]. » La leçon ne passa pas mieux, chacun s'empressa d'oublier l'exemple — inégal — des deux généraux et les blessés continuèrent à espérer être secourus au plus vite, alors que, d'une. campagne à l'autre, leur nombre poursuivait une courbe ascendante toujours au-delà des possibilités du service de santé, mettant ainsi à la torture l'imagination du commandement.

Ainsi, à défaut d'infirmiers, les postiers rejoignent-ils les musiciens dans la tâche ingrate de relever les blessés. Les uns et les autres ont en commun leur bonne volonté, mais ignorent autant la façon la plus opportune de manipuler ceux-ci. Mais il y aura plus insolite. Les six auditeurs du Conseil d'État en stage au Grand Quartier Général se mettront de la partie, apportant aux opérations, comme le relate le jeune Charles de Breteuil, un coup de pouce bénévole non négligeable :

> « (...) nous nous étions partagés le terrain entre les six auditeurs qui sont ici pour, volontairement, chercher et ramasser les pauvres blessés français et autrichiens perdus dans les blés, les trous, les

1. Elle est, de nos jours, au musée de l'Histoire de France à Versailles.
2. *Correspondance de Napoléon*, tome XIV, lettre 11827 (18 février 1807).

ruines, dès lors abandonnés. J'ai été assez heureux, pour ma part, d'en sauver la première fois quarante quatre, et la seconde cent trente deux que j'ai ramenés moi-même ici dans des fiacres (...). J'ai trouvé quatre autrichiens qui vivaient, depuis cinq jours, de la paille qu'ils avaient sous eux (...)[1] ».

Il faudra donc, pour les chirurgiens, ruser avec Napoléon et, à défaut de porter l'hôpital jusqu'au champ de bataille, trouver le moyen de porter à l'hôpital les blessés à un moment où ceux-ci sont encore en vie. Les astuces et le recours aux bonnes volontés demeurant bien insuffisants, c'est à ce moment là que Larrey ressortit et élargit son projet d'ambulances volantes. De même Percy, après l'échec des « Wurst », celui, plus modeste, de brancardiers spécialisés, baptisés « despotats ».

Les petites voitures de Larrey

À l'automne 1805, alors que les « sept fleuves[2] » se déversaient en Bavière, Davout, l'un des meilleurs maréchaux créés l'année précédente, avait exposé à Berthier que « le service des ambulances (se trouvait) dans un entier dénuement[3] ». Le major-général ne bronchant pas, le maréchal était peu après revenu à la charge, mettant cette fois sa désorganisation en cause. Coste, Percy et Parmentier, les trois inspecteurs généraux qui figuraient à sa tête, avaient des excuses. C'était une chose de mettre sur pied un service de santé susceptible d'accompagner un débarquement en Angleterre, tout en recensant et achalandant, le long des côtes françaises, d'éventuels hôpitaux d'évacuation, c'en était une autre, au moment où ce travail se bouclait, de se retrouver en Bavière, cravachant vers la frontière autrichienne. Mais Davout n'en avait pas moins raison.

De l'ensemble des ambulances, seules celles de la Garde, composant

1. Lettre au P. Delpuits (15 juillet 1809) *in* C. A Geoffroy de Grandmaison, *La Congrégation*, Paris, 1889.

2. Correspondance de Davout, 16 sept. 1805. Il s'agit des sept corps d'armée convergeant vers Munich.

3. Correspondance de Davout, 3 octobre 1805.

la fameuse « légion d'ambulances volantes », conçue et dirigée par Larrey, elle-même divisée en trois décuries, étaient opérationnelles. Destinée à donner les premiers soins aux blessés, chacune comprend lors de leur création, c'est-à-dire en 1797, treize chirurgiens, deux pharmaciens, des gradés en charge de l'infirmerie, des infirmiers montés, d'autres à pied, des servants, des cochers et autres garçons d'écurie, toute une construction dûment pensée où chacun a un rôle précis et parfois deux : ainsi le trompette est également « porteur d'instruments de chirurgie » et le tambour « garçon d'appareils de chirurgie ». Au total, dix sept officiers ou assimilés et soixante-treize sous-officiers et soldats en 1805, mais ce chiffre va bientôt croître. En 1807, à Eylau, chacune des trois ambulances volantes s'augmente d'un chirurgien-major de 1re classe, deux aides-majors, dix sous-aides-majors et deux pharmaciens. Les infirmiers montés passent à douze, ceux à pied à vingt-cinq, soit, dès lors, cent treize personnes et, pour la légion elle-même, compte tenu de son état-major, un total de 350.

Sur le plan matériel, chaque décurie comporte douze voitures légères, soit huit à deux roues, filant sur terrain plat, et quatre à quatre roues, plus propres aux zones de relief accidenté. Pour aménager l'intérieur, Larrey a déployé toute son imagination : les matelas de crin bénéficient d'un système à roulettes qui permet de transporter les blessés à vive allure du terrain à l'ambulance ou de celle-ci à l'hôpital sans les exposer à des secousses trop violentes. De plus, non seulement tous les *impedimenta* souhaitables sont à portée de main, mais une bonne aération est également réalisée.

Toute sa vie, Larrey revendiquera et chérira ces ambulances appelées tantôt légères, tantôt volantes, qu'il considérait comme le meilleur de son œuvre, au point d'intervenir, parfois avec véhémence, quand il avait l'impression qu'on en mésestimait le rôle ou que, citant leur existence, l'on omettait de préciser qu'il en était l'inventeur. Ainsi, venant de recevoir la cravate de la Légion d'honneur, va-t-il en 1807 jusqu'à intercéder auprès du grand chancelier pour que leur création figure bien parmi les titres qu'on lui reconnaît. Interloqué, mais bienveillant, et apparemment sans la moindre idée sur le sujet, Lacepède lui donnera satisfaction.[1]

Curieusement, ses contemporains semblent s'être donné le mot

1. Soubiran (A), *Le baron Larrey*, Paris, Fayard, 1966.

pour ne pas mettre l'accent — du moins un accent suffisant à ses yeux — sur cette paternité. Ainsi trouve-t-on dans sa correspondance, dont il aura conservé la moindre lettre, un rappel à l'ordre assez sec de Coste, à la fois son grand ancien — ils ont 25 ans de différence — et son collègue au Conseil de santé. Tous deux ont en commun de prendre assez vite la mouche. Le 4 avril 1804 (3 Floréal an XII), Coste juge désinvolte une tournure de phrase de Larrey. Aussi lui écrit-il sur le champ, énumérant tout ce que son cadet lui doit et, dans cette mercuriale, figure ceci :

> « Lorsque, à l'inauguration (du Val-de-Grâce), où vous avez jeté les fondements de votre réputation, vous mîtes tant de promptitude et d'intérêt à revendiquer la création des ambulances volantes auxquelles je m'étais contenté de vous donner une grande part, souvenez-vous de la complaisance avec laquelle je substituai, à ce qui avait été prononcé, la rédaction que vous paraissiez désirer... [1] ».

Or, Coste est non seulement premier médecin des armées depuis 1783, mais c'est à lui qu'est revenu d'organiser sous la Convention les deux concours justement destinés à doter le service de santé de véhicules d'évacuation (voir p. 235). Il sait par ailleurs tenir sa plume et peser ses mots. Enfin, il a toujours manifesté de la bienveillance à Larrey. Toutes raisons qui donnent à penser qu'en accordant seulement à celui-ci « une grande part » dans la création des ambulances volantes, c'est qu'il avait les meilleures raisons de penser qu'il ne convenait pas d'aller au delà de cette appréciation. Mais il y a pire. Même Napoléon, tout en soulignant leur utilité et envisageant bien tard leur généralisation à la Grande Armée, les traite avec désinvolture. « Il me semble qu'on se trouve bien de ces petites voitures à la Garde et qu'elles ont rendu de grands services[2] », écrit-il à Daru le 26 mai 1813.

« Il me semble qu'on se trouve bien de ces petites voitures... », quelle distance avec les éloges que Larrey leur décerne, — et, à travers elles, se décerne — dont, à l'écouter, on aurait pu croire Napoléon intimement convaincu ! Mais laissons ces blessures d'épiderme et ne retenons que l'essentiel, soit cette information tombée de la plume

1. D.J. Larrey : *Correspondance*, B.N., NAF.
2. Lettre 20050, *Correspondance de Napoléon*.

même de l'empereur qui, le 26 mai 1813, envisage donc de généraliser à la Grande Armée les voitures de la Garde. Autrement dit, aucun véhicule d'évacuation digne de ce nom n'existait jusque là ailleurs. Or, en mai 1813, nous sommes à moins d'un an de la chute du régime. Ce qui revient à dire que si aucun n'existait avant cette lettre, aucun, comme le confirme une autre lettre, celle-ci du 6 décembre 1813, n'aura eu le temps d'exister après...

Voilà pour les « petites voitures ». Pour les hommes à qui serait revenu le soin de les charger, la situation est assez comparable. En dehors des musiciens, des postiers et — accessoirement — de quelques auditeurs au Conseil d'État, la plupart n'aura existé que sur le papier.

Les soldats d'ambulance

Le besoin de compter à l'armée des hommes susceptibles de tenir le rôle d'infirmiers, dans les hôpitaux, les ambulances, les convois, mais aussi d'enlever les blessés sur les champs de bataille pour les transporter jusqu'aux ambulances, apparaît en l'an VIII (1799) et dans cet ordre sous la plume de Percy. On aurait pu croire que le ramassage des blessés, le premier geste des secours, mais aussi le plus urgent, figurerait en tête des préoccupations du chirurgien, dans la mesure où Bonaparte, dès qu'il se trouve à la tête des armées, s'en prend aux soldats qui, pour évacuer un de leurs camarades blessé, quittent à cinq ou six la ligne de feu. Observons pourtant que ce rôle ne vient qu'en dernière position. Le règlement du 24 thermidor an VIII (12 août 1800) voit alors le jour, donnant aux infirmiers le même statut que les chirurgiens. On fait appel à eux lorsqu'on prévoit que le canon va donner, pour s'en défaire dès la paix revenue. Mais à la différence des chirurgiens qui regagnent leur domicile sans qu'on leur donne le choix, ils peuvent être versés, momentanément ou pour longtemps, comme manutentionnaires ou ouvriers d'administration dans d'autres services de l'armée.

En 1805, au camp de Boulogne, Percy, nommé depuis peu au conseil de santé, revient sur la question et fait valoir à Napoléon le désarroi que l'absence d'infirmiers réellement formés va, dès les premières opérations, déterminer au sein des ambulances et des hôpitaux temporaires. Son interlocuteur acquiesce et donne l'ordre d'installer à Bergues un dépôt destiné, suivant des critères à déterminer, aux futurs soldats-infirmiers. Rien ne sera cependant encore en place, lorsque la Grande Armée, tournant le dos à la mer, prendra en septembre la route de l'Autriche. Austerlitz, les longs mois passés en Bavière, puis les campagnes déjà meurtrières d'Allemagne et de Pologne, ne provoqueront aucun réflexe salutaire. Pas davantage le carnage d'Eylau, ce qui paraît invraisemblable. D'autant que Larrey, qui règne sur la chirurgie de la Garde, a déjà mis au point plusieurs innovations dont Percy aurait pu s'inspirer. En 1806, alors que, sur place, ce dernier rédigeait avec Coste *De la santé des troupes au sein de la Grande Armée*, Larrey, rentré en France avec l'empereur, obtenait de celui-ci la mise à sa disposition par roulement de cent ouvriers d'administration, « pour toute tâche qui conviendrait. » La paix revenue, les choses traînent à nouveau et il faut attendre décembre 1808 pour qu'à Madrid, Napoléon réalise les incertitudes — le mot est faible — que présente, pour encadrer les convois de blessés, le recrutement de servants locaux. Percy revient alors à la charge, proposant la création pour la Grande Armée, d'un bataillon « de soldats d'ambulance » constitué de mutilés de guerre, désormais inaptes au combat, mais dont les bras et les jambes pouvaient encore servir. Le 8 décembre, l'empereur paraphe la décision, renvoyant au ministre de la guerre le soin de finaliser le projet et le 13 avril 1809 paraît le décret portant formation de dix compagnies dénommées tantôt « compagnies d'infirmiers d'hôpitaux » tantôt « compagnies de soldats d'ambulance ». Chacune est ainsi composée :

> « 1 centenier et 1 sous-centenier chargés du détail et choisis soit parmi les officiers retraités ou réformés, soit parmi les employés de 1re classe des hôpitaux.
>
> 1 sergent-major faisant fonction d'adjudant, 5 sergents infirmiers-majors de 1re classe, 10 caporaux infirmiers-majors de 2e classe, pris parmi les militaires de ces différents grades, en retraite ou réformés, et parmi les employés des hôpitaux ayant bien servi.
>
> 96 infirmiers ordinaires, 8 ouvriers et cuisiniers en chef, 2 cors de chasse (cornets), recrutés parmi les conscrits réformés pour des défauts de conformation ou des infirmités légères, ainsi que parmi les employés des hôpitaux ou les hommes justifiant d'une bonne conduite. »

soit, au total, 125 militaires, vingt-cinq de plus que Larrey n'en a obtenu pour la Garde. Percy, qui en a rédigé le projet conjointement avec le commissaire des guerres Mathieu Favier, dut goûter cet avantage. Le centenier a rang de capitaine, les sous-centenier de lieutenant. Reste maintenant à fixer les critères de recrutement de leurs hommes. Si le choix des retraités ne posait aucun problème, celui des réformés était plus complexe. Le 27 mai 1809, les inspecteurs du service de santé, par une lettre rédigée par Coste, sont à même d'indiquer au directoire central des hôpitaux militaires la liste des infirmités « qui ne permettent pas d'être soldat, mais permettent d'être infirmier » :

> « — perte d'un œil;
> — vices de la vue, affections chroniques des yeux, sauf si très légères, (car sinon) ils sont de nature, les premiers, à comporter du danger pour le malade comme pour l'infirmier, les autres à augmenter le nombre des malades, sans avantage pour le service;
> — celui qui est privé de dents incisives et canines, s'il n'est pas scorbutique.

Et, sous l'influence certaine de Percy, Coste d'ajouter :

> « Quoique Son Excellence le ministre de la guerre ait exclu du service d'infirmier le poltron (*pullex truncatus*) volontaire, nous croyons que la perte d'un ou plusieurs doigts de la main, due à une autre cause que la mutilation volontaire, n'est pas un obstacle au service d'infirmier. »

Le 30 mai, le directoire central transmet au ministre ce texte qui ne subit qu'une légère modification : la perte d'un ou plusieurs doigts du pied rejoint celle d'un ou plusieurs doigts de la main. Dès lors, il n'y a plus qu'à l'homologuer; ce que le ministre fait par note du 13 septembre 1809. Des dix compagnies d'infirmiers, cinq sont formées à Vienne avant la mi-Octobre; les unes recrutées parmi d'anciens soldats de l'armée d'Italie et de réformés de la campagne d'Allemagne, les autres exclusivement composées de réformés de Wagram. Le recrutement se poursuit en Italie, à Trévise et Vérone, pour s'achever à Madrid le 1er mars 1810 par la création de deux compagnies qui pâtiront cruellement des partisans espagnols. Le chiffre de 10 est atteint. Peu avant le départ pour la Russie, Napoléon considère qu'une 11e ne sera pas de trop. Elle est créée en Hollande le 29 novembre 1811.

L'ensemble de ces unités ne va pas connaître un sort bien enviable. Six d'entre elles demeureront paralysées en Espagne où la mise en route de tout convoi d'évacuation relève d'une démarche suicidaire. Elles ne regagneront la France qu'en 1814 pour être dissoutes à Toulouse où leur ultime prise d'arme saluera l'arrivée en France du duc d'Angoulème. Pour différent qu'il soit, le sort des cinq compagnies qui auront fait la campagne de Russie est pire encore. Les rares chiffres que l'on détient nous apprennent qu'au terme de la retraite, seuls neuf infirmiers de la 9ᵉ compagnie répondent encore à l'appel et trente pour la 10ᵉ... Les traitant de « croquemort » ou de « charrieur de cadavres », leurs frères d'armes n'auront généralement eu aucune espèce de considération pour eux, d'où les coups de sang que prenaient parfois ces anciens soldats, mutilés au combat. « Quelquefois, allant au-devant des plaisanteries qu'il croyait deviner, (l'infirmier) devenait querelleur », relate le chirurgien-major Jacquot qui ajoute « redouté duelliste, il portait du moindre mot la main à son sabre ». Ce sabre que Napoléon, qui partageait le mépris de ses soldats, leur concédait « tout au plus ». Un détail — et non le moindre — confirme ce sentiment de l'empereur. À ces quelque deux mille soldats, dont une quarantaine d'officiers qui, comme on vient de le voir, payèrent un large tribut à la guerre, une seule Légion d'honneur sera en tout et pour tout accordée. Et encore ne le fut-elle qu'en 1814, et quasiment ès-qualité, à Louis-Marie Dufresne, dit Fonteneau, « commandant du bataillon des hôpitaux », dans les jours précédant la dissolution des compagnies.

Les « despotats » ou brancardiers

La création de ces compagnies d'infirmiers ne réglera donc pas grand chose et le ramassage des blessés moins encore que le reste. D'où l'idée de Percy, non plus d'envisager une nouvelle unité, puisqu'on vient d'en créer si laborieusement onze, mais de prélever dans chacune d'elles des hommes que leurs propres infirmités laissaient suffisamment valides pour procéder au chargement des blessés sur les brancards, puis pour les porter, soit directement à l'ambulance la plus proche, soit aux voitures destinées à rallier celle-ci. Il faudrait, exprime-t-il, « que dans chaque compagnie, il y (ait) des hommes et des machines pour aller chercher les blessés dans les rangs et les rapporter aux ambulances de première ligne. » Parcourant le champ de bataille, ces brancardiers iraient par deux, portant eux-mêmes le brancard démonté, que E. Delorme nous décrit ainsi :

> « Les traverses à pied très solides étaient placées au travers de leur sac, la toile à double coulisse était également portée sur le sac ou en bandoulière et chaque hampe armée d'une pique servait au besoin d'arme quand le brancard était démonté.[1] »

Comme en 1809, mais à l'inverse de 1807, Percy aura su convaincre l'empereur, à en juger par la lettre adressée par celui-ci à Daru, en date du 6 décembre 1813 (voir p. 000), prescrivant que les « compagnies d'infirmiers ne seront pas armées de fusils, mais de piques, dont les infirmiers se serviront comme brancards pour transporter les blessés ». Percy prévoyait 32 brancardiers par compagnie. Une fois les blessés trasnportés aux ambulances, il leur revenait d'y faire le service comme les infirmiers ordinaires, auxquels se seraient ajoutés 8 brancardiers par bataillon d'infanterie, suivant un dispositif dont le chirurgien ne donne pas de détails. À en croire de *Dictionnaire* de Panckouke, l'intervention des « despotats » connut « un commencement d'exécution à l'armée d'Allemagne, avant sa rentrée en France (et elle) vient d'être adopté en principe par un décret impérial des premiers jours de ce mois de décembre 1813 ».

« En principe », avance prudemment Panckouke, qui situe l'adoption du projet par Napoléon au moment de la lettre à Daru citée plus haut. Ce qui aurait pu être tout à fait plausible. Mais aucun décret correspondant ne figure au *Moniteur.* Mais il y a plus troublant. Il existe bien un autre texte sur les despotats, infiniment flatteur — comme l'auteur même de l'article — puisqu'il est vraisemblablement de Corvisart, qui l'insère dans le *Journal de médecine, de chirurgie et de pharmacie* qu'il continuera jusqu'à la fin de contrôler de près ; or, cet article du début de l'année 1814 développe un projet et non une réalisation. Lisons le :

> « Sous le nom nouveau de despotas, *milites despotati,* soldats ou infirmiers militaires jadis chargés d'enlever les blessés du champ de

1. E. Delorme, *Traité de chirurgie de guerre,* tome 1, 1888.

> bataille, M. Percy [...] développe le projet bien philanthropique qu'il a proposé sur l'organisation d'un corps de despotats destinés à porter sur eux la charpie, le linge et autres objets de pansements, et qui seraient armés de manière qu'avec la lance et les différentes pièces de bois légères adaptées à leur fourniment et leur armement, ils seraient à chaque instant et dans toutes les circonstances prêts à composer un brancard léger et d'un mouvement très doux, avec lequel deux hommes pourraient très facilement et sans secours transporter les blessés hors de la ligne, sur les points où ils pourraient être secourus par les chirurgiens.
>
> En effet, d'après l'organisation actuelle du service des ambulances, dont les avantages sont en grande partie dus aux lumières, aux soins et à l'active philanthropie de M. Percy, ce ne sont pas les secours de l'art qui manquent aux blessés dans les combats, ce sont les hommes propres à les relever, à les arracher de dessous les pieds des chevaux, et à les transporter hors de la ligne dans des lieux propres à l'administration de secours chirurgicaux.
>
> Si ce projet savant et philanthropique, également dicté par une longue expérience et par l'amour de l'humanité se réalise un jour parmi nous, ce sera un nouveau titre que M. Percy aura acquis à la reconnaissance publique et à la véritable gloire. »

« Si ce projet se réalise un jour.... » écrit (ou laisse écrire) Corvisart en mars 1814, à quelques semaines de la chute du régime! La cause est entendue : si les « despotats » ou, plus prosaïquement les brancardiers, brandissant ou non leurs lances, n'existaient pas encore, c'est bien la preuve qu'ils n'auront jamais dépassé le stade du projet.

Soit donc des fantômes de brancardiers à proximité de fantômes de véhicules d'évacuation à la différence des blessures qui, elles, étaient réelles! Vraiment, les inspecteurs généraux du service de santé n'eurent, sur ce plan, guère de quoi pavoiser.

Tant de bras et de jambes

À défaut d'être conduits par les despotats, les blessés n'auront eu aucune difficulté pour localiser l'ambulance. Il suffisait de repérer une pyramide de membres amputés, bras et jambes mêlés, à proximité du bouquet d'arbres ou de la tente ouverte à tous vents qui était sensé l'abriter. Si l'on ne trouvait cette image macabre que dans un ou deux récits, on pourrait penser qu'il s'agit là d'un trait de plume « complaisamment » forcé, mais ce n'est pas le cas. Dès qu'un mémorialiste évoque une ambulance, c'est immanquablement par la vision d'un amoncellement de membres sectionnés ou fracassés que débute son propos.

« Je n'ai jamais vu couper tant de jambes et de bras, décrit le musicien Girault, (voir p.) et sur la paille autour de nous il y en avait des tas ». Grabowski, des chevau-légers lanciers polonais de la Garde, ou le capitaine Aubry, du 12e chasseur, se montrent pour leur part plus précis, mais disent la même chose. Le premier, au soir de Leipzig, note que « le tas de jambes et de bras humains coupés » qui lui signale l'ambulance est « d'à peu près six pas de haut (trois mètres) sur autant de largeur ». C'est au volume que s'attache le second, observant à la Moskova Larrey évoluer à proximité « d'un tas de jambes et de bras si considérable qu'il aurait pu tenir dans une grande chambre ». Le plus souvent, les cadavres des soldats qui n'ont pu attendre l'opération ou qui ne lui ont pas résisté, sont mêlés à l'ensemble. « Des jambes, des cuisses et des bras coupés sont jetés devant la porte avec les corps des morts », note Percy à Eylau, sortant du hangar servant d'ambulance et qu'il vient d'inspecter. Même observation sous la plume de Coignet qui frémit devant « ces piles de cadavres morts et tous (ces) membres détachés du tronc dans un tas près de la pile de ces malheureuses victimes ». D'autres fois, les membres sectionnés s'amoncellent sur place, aux pieds de la table ou de la chaise où s'affairent les chirurgiens. « Des monceaux de bras, de jambes qui viennent d'être coupés sont à côté de la chaise chirurgicale », observe Tascher qui laisse échapper « quel réconfort pour celui qui attend son tour ! ». De toutes ces évocations, où reviennent les mêmes mots, c'est celle du commandant de Lauthonnye qui dépeint le mieux la scène, observant à Vauchamps (1814), le « brave Larrey » en action. Il commente :

> « Celui qui n'a pas vu une grande ambulance ne peut s'en faire une idée qu'en pensant à un bûcheron qui a fendu du bois toute les journée sans l'avoir monté en corde. (Son) ambulance me fit cet effet, les jambes et les bras coupés étaient jetés au hasard, l'habile chirurgien en était entouré. »

Mais, au cœur de cet enfer, il est parfois possible d'avoir une bonne surprise. Ainsi Girault qui, avec la méticulosité que mettent les musiciens à ranger leurs instruments, a entrepris de réunir ensemble les membres épars dans une grange. Dans la paille, il en avise une qu'il pense avoir oubliée :

> « Je veux la prendre pour la mettre avec les autres, mais elle tenait à un corps : sous la paille, un malheureux était là (...) amené ivre-mort avec un bras cassé qui ne tenait plus que par un peu de chair. Je le menai au chirurgien qui lui fit tout de suite l'amputation sans qu'il jetât un seul cri. Lorsqu'il fut pansé, il partit à pied (...). »

Si l'on conçoit que les pyramides de membres n'aient fait l'objet d'aucune mise au concours ou commande officielle, observons que, si spectaculaires furent-elle, elles n'inspirèrent pas le pinceau des chantres de l'épopée. Sans doute parce qu'elles incarnaient — c'est le mot — les suites de l'action, mais non l'action elle-même, elles ne fixèrent ni Gros, ni Girodet, ni Lejeune. Et, ce qui est plus surprenant, pas davantage Goya. Ni isolément, ni comme éléments entrant dans une plus vaste composition. Pourtant, quelle poignante illustration des horreurs de la guerre constituaient-elle en soi. Une autre façon de situer l'ambulance, au moment où la nuit tombait et que les armes se taisaient, consistait à se laisser guider par les gémissements de ceux qui attendaient leur tour. Geignant à l'unisson, maudissant le destin, interpellant les chirurgiens, leur groupe attirait bien davantage l'attention que les appels de leurs malheureux frères d'armes encore abandonnés ça et là sur le champ de bataille.

Briot décrit celle à laquelle il est attaché :

> « (...) Les brancardiers se dirigèrent alors vers le champ de bataille. Pendant ce temps, on dressa une espèce de longue tente en toile goudronnée, attachée à des arbres ; on recouvrit le sol de chaume encore pourvu de ses épis, qu'on ramassa dans le champ voisin. Près de cette tente, on en dressa une autre plus petite, dans laquelle on plaça une table d'opérations. Bientôt les brancardiers apportèrent des artilleurs blessés par des projectiles, et l'on commença par opérer les plus gravement atteints.

Dans la petite tente, on avait fiché en terre autour de la table quatre chandeliers métalliques, avec de grosses chandelles analogues à des cierges. Leur lumière permettait d'effectuer les opérations les plus délicates(...). Dès qu'une opération était terminée, on transportait le blessé dans la grande tente de l'ambulance et on lui donnait aussitôt du bouillon et du vin. On abattit des bœufs et les cuisiniers de l'ambulance furent chargés de la préparation des mets. Les blessés de la Garde eurent seuls une bonne nourriture ; le reste de l'armée manquait de tout et souffrit de la faim. » ...

De toutes les ambulances, c'est évidemment celle où opère Larrey, si l'on peut dire, qui est la plus fréquentée. Sa notoriété, qu'il se charge lui-même d'entretenir avec vigilance, y est pour beaucoup. Mais aussi parce que les interventions sont rapides, au risque d'y laisser une épaule ou une cuisse, alors qu'une amputation plus localisée — voire un pansement — aurait peut-être fait l'affaire. Mais si, « en quelques coups de couteau », Larrey transforme parfois un blessé en infirme, combien sont plus nombreux que ces mêmes gestes auront sauvé. La prouesse, dans sa manière de désarticuler, est évidente et, passé maître dans cette technique héritée de la marine, le chirurgien la réalise-t-il en un minimum de temps. Il ne faut pas croire cependant que la communauté scientifique le suivait sans broncher. Le 12 août 1811, le chirurgien présentait à l'Académie des sciences une communication intitulée *Le succès de l'amputation du bras à son articulation de l'épaule*, à l'issue de laquelle Percy et Pelletan, chirurgien civil parmi les plus en vue, ne le ménagèrent pas, concluant leurs interventions par cette interrogation :

> « Ne serait-il pas plus glorieux pour nous et plus utile aux malades de conserver les membres fracassés, de les amener à une guérison même plus ou moins endommagée par la difformité des cicatrices que d'en faire habilement l'amputation[1] ? ».

Cette communication de Larrey précédait sa candidature à un fauteuil dont l'élection était le 26 août. Lors du vote, Percy et Pelletan, entraînant leurs confrères, indiquèrent clairement quelle était pour eux la réponse à la question qu'ils avaient posée quinze jours plus tôt. Au premier tour de scrutin, Deschamps, chirurgien estimable mais sans envergure particulière, compte 21 suffrages et Larrey 10. Au second tour, il était élu par 31 voix, une seule demeurant à Larrey[2].

1. *Mémoires de médecine militaire*, tome IV, p. 512.
2. Institut de France, Archives de l'Académie des sciences, dossier Larrey.

Certes, le chirurgien de la Grande Armée rejoindra un jour l'Académie des sciences, mais dans bien longtemps, en 1829, soit dix-huit ans plus tard, vingt deux ans après Percy et sept ans après la mort de celui-ci. *A contrario*, d'autres chirurgiens militaires, tout au long de l'épopéeauront revendiqué son exemple. Non les moins qualifiés, Briot entre autres, dont l'analyse de la situation est à retenir :

> « Si l'on a rarement pratiqué l'amputation de la cuisse dans l'article (l'articulation), on peut dire que c'est moins parce que les occasions de (le) faire ont manqué, que parce que les chirurgiens auxquels ces occasions se sont présentées n'ont pas eu le courage et le sang froid nécessaires pour la pratiquer. J'avoue qu'il n'y a, parmi les chirurgiens distingués, rien de plus rare et de moins susceptible d'acquérir, que les qualités nécessaires pour entreprendre de conserver les trois-quarts d'un individu en faisant l'ablation de l'autre quart[1]. »

HÔPITAUX DE FORTUNE

Si les ambulances se repèrent à la vue et à l'oreille, c'est au nez que l'on situe la proximité des lieux où les opérés sont entassés dans l'attente d'une éventuelle évacuation. « L'hôpital est puant : en y entrant, on est frappé d'une odeur de fromage pourri qui annonce les grandes suppurations[2]. », observe sobrement Percy. Le plus souvent, les établissements choisis sont les hospices du pays, généralement tenus par des ordres religieux et où les chirurgiens français accaparent, non seulement les lits, mais le matériel, la charpie, voire les caisses à instruments qu'ils y trouvent. Mais encore faut-il qu'existe localement l'un d'eux, sinon c'est à nouveau affaire d'imagination.

Parfois la chance est du bon côté. Ainsi, pour Percy en 1809 en Pologne :

> « On a enfin établi un hôpital dans une église et une maison adjacente. J'en ai été très content : chaque malade y a un joli petit bois de lit avec demi-fourniture et du linge; les aliments n'y sont pas merveilleux, mais je suis toujours étonné quand je vois donner du pain passable, du riz, des pruneaux et des œufs, voire un peu de

1. Briot, *op. cit.*
2. Percy, *(op. cit.)*.

vin et assez de bière. Cet établissement déjà rempli de deux cent vingt-cinq malades et blessés peut être cité pour la régularité et la bonté de son service (...)[1]. »

ou par le général Thiébault, la même année en Espagne :

« Je voulus même créer un hôpital modèle, qui fut établi à l'entrée de Burgos (dans lequel) pour l'hiver. Il y avait aussi une salle de bain, et tout soldat entrant ou sortant, était baigné. La lingerie et le vestiaire étaient garnis au point qu'aucun militaire, pendant son séjour à l'hôpital, ne conservait l'usage ni de ses vêtements, ni de son linge, qu'à sa sortie il retrouvait nettoyés, blanchis et raccommodés. Tous les matins, les médecins, chirurgiens et pharmaciens principaux de Burgos visitaient mon hôpital modèle et immédiatement en signalaient les améliorations possibles pour le service [2]. »...

Mais ces cas sont rarissimes. Le souvenir que gardent des hôpitaux les blessés ou ceux qui leur rendent visite, s'apparente davantage à un cauchemar, qu'il s'agisse de la Pologne :

« Jamais spectacle plus hideux et plus affligeant ne s'est offert à mes yeux ; les blessés, les malades, sans lits, sans couvertures et même sans litière, n'ayant personne pour les soigner ni pour les servir, périssaient de besoin, de misère et de corruption de l'air. Des cadavres à moitié pourris restaient dans les chambres quelques jours avant qu'on songeât à les enterrer ; les blessés étaient pansés (lorsqu'ils l'étaient) avec du foin en place de charpie, et des courroies en guise de bandages ; plusieurs de ces malheureux m'ont dit qu'ils avaient été des semaines entières à n'avoir pour toute nourriture que de l'eau trouble et un pain noir affreux, leurs chemises tombaient en lambeaux sur leurs corps[3]. »

de la Prusse :

1. Percy, *op. cit.*

2. Thiebault (D....), *Mémoires* (...) publiés sous les auspices de sa fille, d'après le manuscrit original, Paris, Plon, 1893-1895, t. I, p. 733.

3. Langeron (A. de), *Mémoires de (...), général d'infanterie dans l'armée russe* (campagnes 1812, 1813, 1814), Société d'Histoire contemporaine, Paris, Picard, 1902, t. 1, p. 443.

« L'espoir de retrouver quelques uns de mes amis me fit visiter les nombreux hôpitaux de Leipzig. Quels hôpitaux, grand Dieu! des églises, des magasins, des écuries, des galetas vides, un lit de paille hachée étendue sur le pavé; et par là dessus des corps humains couchés l'un contre l'autre, les uns morts de la veille, les autres agonisants. Ceux-ci gémissant, ceux-là criant qu'on les débarrasse du voisinage d'un cadavre, tous ces malheureux couverts de sang, la tête et les membres entourés de sales chiffons, quelques chirurgiens fort rares, presque pas d'infirmiers, de charpie, de bouillon, de médicaments; et, dans les cours de ces charniers, des monceaux de cadavres nus, maigres, défigurés, attendant le tombereau qui doit les emporter dans une fosse commune[1]. »...

ou de l'Espagne :

« On organisa plusieurs hôpitaux. Des couvents, des églises et divers autres bâtiments publics servirent à cet usage. Mais, il faut l'avouer, les établissements que l'on y avait créés pour recevoir les malades ne méritaient guère le nom d'hôpitaux; ils étaient mal pourvus de vivres, de médicaments, et manquaient de fournitures de lit. Néanmoins, les malades y affluèrent; ces hôpitaux en furent de suite encombrés, et ne suffirent pas pour donner asile à ceux que les différents corps envoyèrent en foule dans cette ville[2]. » ...

Mais la situation difficile, pour ne pas dire tragique, des blessés, n'était pas seulement le fait des autorités locales ou des carences de l'intendance française, si haïe des chirurgiens. Ceux-ci, relate sans acrimonie L. Chevillet qui vient de laisser un bras à Raab, y avaient leur part.

« En arrivant, comme j'étais tout ensanglanté, je me fis aider par un infirmier et je commençai par me déshabiller à nu dans la cour près d'une pompe; je me lavai partout où j'étais barbouillé de sang, puis je me procurai une chemise blanche. Ainsi disposé, j'allai me reposer sur le lit qui m'était destiné; ce lit était simplement

1. Viennet (J.P.G.), *Souvenirs de la vie militaire de (...)*, préface A. Depréaux et P. Jourda, Moulins, 1929, t. I, p. 183.

2. *Observations médicales faites durant les campagnes de Russie (1812) et d'Allemagne (1815)*, Maestricht, 1814, t. II, p. 776.

composé d'une paillasse et d'une paire de gros draps; mon manteau me servit de couverture. Mon premier sommeil dura environ trente heures, sans m'éveiller; ensuite, je demeurai encore plusieurs jours dans un état d'assoupissement continuel; il n'y avait que les puces qui avaient soin de me tourmenter. Je prenais peu de nourriture, c'est-à-dire du bon bouillon que j'envoyais chercher exprès, et peu à peu je revins de mon état de faiblesse. D'abord je restai couché six jours sans être pansé. J'appelai à moi les chirurgiens qui venaient pour les autres blessés; ils me répondaient que ça ne pressait pas, qu'il fallait huit jours pour lever un premier appareil. Ainsi je me résignai à endurer mes souffrances; l'inflammation se portait à ma blessure; les mouches, que la suppuration y attirait, engendraient une grande quantité de petits vers blancs qui fourmillaient sur le drap où était posé mon moignon[1]. »...

De là les propos accablés, à la limite du désespoir, de Percy qui expriment d'autant plus d'impuissance qu'il est lui-même plus élevé dans la hiérarchie médicale. Des propos où il fait la synthèse de tout ce qui peut être reproché « à la plus détestable administration », mais en rendant un hommage appuyé à ses jeunes collaborateurs.

« La mortalité est effrayante et hors de toute proportion dans presque tous nos hôpitaux. Ceux de Pampelune seraient bientôt déserts par l'énorme quantité de malades qui y périssent journellement, si les cadavres de ces infortunés n'étaient aussitôt remplacés, sans changement de grabat, par de nouveaux malheureux qui y mourront à leur tour; et toutes ces victimes de l'encombrement, de la plus détestable administration, de l'insouciance des autorités, des spéculations de l'avarice, la mort les choisit parmi les conscrits de vingt ans. Il est vrai que ces soldats sont déjà épuisés lorsqu'ils arrivent à l'armée : la route, la mauvaise nourriture, la vermine, les insomnies, l'habitation, pendant la nuit, dans des églises froides, dans les couvents abandonnés où des milliers d'hommes, et, surtout, de prisonniers espagnols, ont laissé leurs ordures et où il faut coucher sur la dure, sur le pavé, exposé au froid, à l'humidité, aux émanations putrides et infectes, et surtout la nostalgie qu'elles

1. Chevillet (L), *Ma vie militaire (...)*, publié par G. Chevillet, préface de Henri Houssaye, Paris, Hachette, 1906.

contribuent encore à augmenter, jettent ces nouveaux soldats dans l'état le plus fâcheux et déterminent bientôt les maladies qui les moissonnent. La plupart périssent épuisés; ils s'éteignent sans regrets, ni douleurs. La dysenterie en tue un grand nombre, la fièvre nosomicale en fait succomber encore davantage; et les mauvais soins, la malpropreté, le défaut de secours, la pénurie de linge, le manque de médicaments, le méphitisme des salles convertirent ces hôpitaux hideux et dégoûtants en autant d'asiles de la mort où, comme le dit le soldat lui-même, en vrai cimetière.

Les officiers de santé, particulièrement les chirurgiens, meurent, pêle-mêle, avec les autres malades. De jeunes étudiants, arrivant de France, se trouvent tout à coup plongés dans une atmosphère empestée, pleins de la première ferveur, ils s'abandonnent à leur zèle et à leur sensibilité et, bientôt, ils seront sacrifiés avec ceux qu'ils croyaient pouvoir sauver[1]. »...

Mais, dans cette tourmente qu'est la guerre, les blessés pouvaient-ils raisonnablement espérer beaucoup mieux? Sur le plan administratif, certainement; sur celui des soins, sans doute pas, comme l'atteste la lecture des 1 300 pages du *Traité de médecine opératoire* publié par Charles Sédillot en 1853, soit un demi-siècle plus tard, c'est-à-dire au moment où l'anesthésie, puis bientôt l'asepsie, vont donner un nouveau visage à la chirurgie, la situation de l'opéré demeurait bien la même. Dans ce passage de Sédillot consacré à l'amputation de cuisse, l'on cherche en vain ce qui n'aurait pas déjà pu tomber sous la plume de Percy :

« L'appareil instrumental comprend des couteaux de différentes longueurs, à lame droite, assez fine et terminée en pointe, des scies au nombre de deux au cas où l'une d'entre elles serait mise hors service, une pince-gouge pour régulariser l'extrémité de l'os que les derniers traits font parfois éclater, des aiguilles et des ciseaux (...).Cinq ou six aides sont nécessaires. Le premier a pour tâche de comprimer l'artère principale; il aura besoin de force et d'un sang-froid parfait; un autre soutient la partie supérieure du membre et relève les chairs sous le tranchant de l'instrument; un troisième

1. Percy, *op. cit.*

maintient l'extrémité inférieure du membre et l'oriente afin de faciliter la section (des muscles), il assure aussi l'immobilité de l'os pendant l'action de la scie. Un quatrième aide présente les instruments et deux autres sont nécessaires pour maintenir le malade. Celui-ci doit être assis sur le rebord d'une table ou d'un lit, adossé à un matelas ployé en double ou à des oreillers[1]. »

Il ne viendrait à personne l'idée de comparer sur le plan militaire Austerlitz ou Friedland avec Magenta ou Solferino mais, pour qui regarde du côté des ambulances, il faut admettre que c'est, pour le blessé, du pareil au même. Y compris l'opportunité d'avoir, à proximité de celui-ci, « du vinaigre à respirer ou quelque potion cordiale à faire prendre après ». Ne se croirait-on pas, quarante ans plus tôt, auprès de cet amputé de cuisse qu'Abbeel dépeint tirant sur sa pipe durant l'intervention et « l'affaire terminée, réclamant un verre de schnaps[2] » ou cet autre pour qui Lejeune tiendra le rôle du matelas et à qui, l'amputation faite, il sacrifiera « la demi-fiole de Malaga qu'(il) ménageait en n'y touchant de loin en loin que goutte à goutte[3] » ?

Les évacuations par eau

Jusqu'à la débâcle de la dernière année où le retour au pays des éclopés fut d'ailleurs davantage un rapatriement qu'une évacuation vers la France, le second terme ne visera durant toute la période impériale que les déplacements des blessés entre les hôpitaux où ils avaient été soignés et des dépôts, destinés aux convalescents, ou aux candidats à la réforme. Par manque de véhicules et de chevaux, mieux utilisés ailleurs, ces dépôts temporaires n'étaient jamais très éloignés de la zone des combats et, à en juger par les rares documents d'archives, n'auront donné matière qu'à peu de mouvements. Par moyens terrestres, du moins. En revanche, les évacuations par eau, rarement mentionnées dans les récits, furent plus importants qu'on pourrait le penser.

Malgré plusieurs essais réussis, part exemple dans les suites du pas-

1. Sedillot (C) : *Traité de médecine opératoire*, Paris, Masson, 1853.
2. Abbeel (J), *op. cit.*
3. Lejeune (L.F.), *op. cit.*

sage du Rhin par Hoche en Avril 1797 ou, mieux encore, en Égypte lors du siège de Saint-Jean d'Acre, les évacuations par eau, sans doute parce que le terrain ne s'y prêtait pas, ne furent plus d'actualité durant plusieurs années et ce ne sera qu'à l'automne 1806, au moment où Napoléon décide « de dissiper les Prussiens comme il a dissipé les Autrichiens », que Percy met au point une procédure d'évacuation par le Main, à partie de Bamberg ou, plus exactement, de l'abbaye d'Oberzell, aux portes de Wurzbourg et de plain-pied avec le fleuve. Le résultat est suffisamment bon pour se trouver présent à l'esprit lors de la campagne de Pologne, lorsque, dans les lendemains d'Eylau, les véhicules de la Grande Armée vont tantôt tournoyer sur le sol verglacé, tantôt s'engloutir dans des lacs de boue. C'est donc sur une vaste échelle que les fleuves et canaux, même s'ils se trouvent parfois gelés, seront alors mis à contribution, particulièrement entre Koenigsberg et Berlin. Comme pour les évacuations terrestres, l'intendance se bornera à réquisitionner les embarcations couramment utilisées sur les voies d'eau polonaises, toutes closes et assez aisément chauffables. Il s'agit parfois de grosses barques, susceptibles d'accueillir une quinzaine de blessés, parfois de vrais bateaux permettant d'en installer une centaine. Daru appréciera, sans en exagérer le rôle, ce moyen de transport sanitaire et le maintiendra bien au-delà de l'hiver [1]. Ces transports par fleuves ou canaux présentent un sérieux avantage : ils aboutissent à de grandes cités maritimes où les blessés, pour peu que la flotte anglaise le veuille bien, sont susceptibles d'être embarqués vers des ports du nord de l'Empire. Mais les inconvénients ne sont pas nuls : le gel l'hiver, la sécheresse l'été, mais surtout la faible vitesse des convois qui n'avancent que halés par des chevaux, ce qui, à 20 kilomètres par jour, donne à certains trajets une durée de deux à trois mois, d'où la nécessité de ravitailler en chemin les embarcations, ce que l'administration n'a évidemment pas prévu. 12 000 blessés et malades français, auxquels est joint un nombre indéterminé de prisonniers russes, également hors de combat, seront cependant ainsi acheminés en juin-juillet 1807. Pour le mois d'août, sur le seul canal de Bamberg, leur nombre atteindra 13 000.

1. En février 1808, l'intendant général de la Grande Armée l'exprime dans un rapport disparu des archives, mais que le général Pierron a publié dans son ouvrage *Défense des frontières de France; stratégie et grande tactique*, Paris, 1893.

Le 28 juillet 1807, le chirurgien est à Elbing où il compare rageusement la beauté du canal « couvert de superbes bâtiments marchands et bordé de magasins immenses » avec la manière dont sont traités les blessés évacués quotidiennement vers Dantzig par bateau. Après avoir brossé un tableau des blessés russes, manquant de tout, « réduits au pain et à un peu de bière, sans personne pour les assister », il en vient à la situation à peine meilleure des Français :

> « Les nôtres, relate-t-il, ne sont guère plus heureux et les chirurgiens qui accompagnent les malades et blessés souffrent beaucoup. Ces gens, ne voyant qu'eux, les accusent de leur misère. Souvent ils s'oublient jusqu'à la menace et on a toutes les peines du monde à leur faire comprendre que les chirurgiens sont aussi à plaindre qu'eux (...). Les bateaux partis dans la nuit n'ont pu obtenir ni vinaigre, ni vin, ni eau-de-vie. On ne leur a pas épargné le pain, mais le reste était peu de chose ».

Le 15 août, Percy se rend à Usch, sur la Netze, où se trouve un hospice permettant aux évacuations par bateau d'y faire escale.

> « C'est une pitié de voir les malades passer sur cette rivière, note-t-il. Ceux qui peuvent marcher courent les campagnes et se nourrissent. Les pauvres malheureux qui ne peuvent quitter le bateau y meurent de misère. Pas un commis, ni employé, ni infirmier ; on donne la feuille d'évacuation à un sous-officier évacué lui-même. ». Le lendemain, les choses, à l'en croire, ne vont que de mal en pis : « Les évacuations sur la Netze se font horriblement. Point de commis, ni de vivres, ni d'ordres. Ce sont des tombeaux ambulants que ces bateaux chargés de malades. »

Mais, en l'absence de bilans chiffrés, il faut admettre que les évacuations fluviales, même s'ils ne furent pas aussi largement utilisés qu'on aurait pu s'y attendre, ne laissèrent pas, au terme des campagnes de 1807 et 1808, un si mauvais souvenir. Au moment où il s'apprête à couvrir l'ensemble de l'Europe, Napoléon les a bien présents à l'esprit. En mai 1812, en route vers la Russie, il demande en effet à Mathieu-Dumas, successeur de Daru à la tête de l'intendance de la Grande Armée, un rapport lui donnant le point sur la navigation sur les rivières et canaux de la Prusse orientale. Le contre-amiral Baste, commandant la flottille de la Grande Armée, répond le 8 juin à l'intendant général que deux cents embarcations, dont certaines de fort tirage, sont déjà répertoriées, susceptibles de transporter chacune entre 800 et 2 600 quintaux et, au retour, d'évacuer jusqu'à une centaine de blessés ou malades. En complément de l'équipage local de cinq à six personnes — généralement le patron, sa femme et ses proches — cinq marins français seront affectés à chacune d'elles. Baste suggère, en outre, quelques améliorations à apporter différentes voies de navigation. Transmises à l'empereur, celui-ci, le 18 juin, prescrit à Mathieu-Dumas d'y faire procéder dans les meilleurs délais.

Aucune pièce d'archives ou autre document ne concerne le recours aux voies fluviales dans la débâcle russe. Les raisons en sont à la fois les rigueurs de l'hiver qui les rendirent impraticables, mais leur lenteur et les distances. Durant la campagne de 1813, la référence à des évacuations par eau réapparaît et Napoléon y revient plusieurs fois dans sa correspondance. C'est le moment où — c'est bien le moindre — l'empereur restitue, en la personne de Keraudren, un inspecteur général du service de santé à ces marins d'eau douce qui ne le sont qu'à leur corps défendant. La dernière année, du côté de la frontière espagnole, la marine fluviale lancera ses derniers feux, venant sensiblement en aide à nos troupes. Aussi, après la bataille d'Orthez plusieurs centaines de blessés furent ainsi évacués vers Dax. « Je ne dirai qu'un mot sur ces opérations [...], pas un malade transportable ne resta en arrière », observe Gama, par nature peu porté à l'indulgence.

Les Alliés, de leur côté, sont également convaincus de l'appoint qu'apporte ce mode d'évacuation, les anglais les premiers qui démontrent qu'ils savent aller au delà de la maîtrise des mers. Wellington, entrant lui-même en France par la frontière espagnole, écrit au même moment :

> « Dans les pays de vaste étendue et où la population est clairsemée (...), il est impossible de faire la guerre avec des troupes nombreuses, si l'on n'est pas maître du cours des rivières navigables. »

CHAPITRE VIII

LA GUERRE OMNIPRÉSENTE

ÉTUDIANTS OU SOLDATS ?

Durant vingt ans, la guerre quittera peu les esprits. Une coalition chasse l'autre. Le blocus, la lecture des bulletins de la Grande Armée, les délais qui s'écoulent entre les nouvelles d'un parent, la hantise du tirage au sort, les épidémies drainées par les convois de prisonniers rappellent sans cesse son existence plus ou moins proche. Pour ces derniers, dès 1806 et jusqu'à la fin du règne, les mises en garde inquiètes du ministre de l'Intérieur ne cessent de s'empiler sur les bureaux des préfets[1]. En dehors de la sphère militaire même, certaines activités sont plus concernées que d'autres, leur mode d'exercice s'en ressentant profondément, leur accès également. C'est, sur ces deux plans, le cas des professions de santé dont au moins l'orientation s'en trouve marquée. En 1802, le règlement de la chaire de clinique interne ouverte à l'hôpital de la Charité, alors encore hospice de l'Unité, place dans les préalables cette phrase qui en dit long. « Le professeur — il s'agit tout simplement de Corvisart — aura attention de prendre parmi les malades qui se présenteraient à l'hospice, ceux dont les affections se rapprocheraient le plus de celles qui sont communes dans les armées... »

Si l'attention du professeur est requise, celle des étudiants l'est bien davantage, car pour eux ce n'est qu'en fonction de l'individualité d'un

1. Chaque colonne de prisonniers, particulièrement ceux venant d'Espagne, faisait déjà systématiquement l'objet d'une note adressée par le préfet du département traversé au ministre de l'Intérieur.

départ à l'armée que peut se bâtir tout projet d'avenir. D'année en année, au rythme des besoins militaires l'hypothèque devient d'ailleurs plus lourde alors que se raréfient les critères d'exemption. Dans certains cas, il peut même paraître plus astucieux de prévenir la conscription et que le jeune médecin, juste sorti de la faculté, n'attende pas qu'elle s'abatte sur lui à un moment où il a déjà choisi le lieu de son installation.

Arrivant à Paris en 1810, Poumiès de La Siboutie, frais moulu de son lointain Périgord, est frappé par le nombre de ses camarades bossus, boiteux ou porteurs de quelque autre infirmité. « La même observation pouvait se faire, ajoute-t-il, dans toutes les classes de la société. La conscription, les engagements volontaires, les écoles militaires enlevaient les jeunes gens les plus forts, ne laissant dans les familles que ceux qui étaient faibles, petits, débiles, impropres au service[1] » Ils ne vont d'ailleurs pas y demeurer eux-mêmes bien longtemps, car assez vite la conscription ne sera plus très regardante. La nécessité prime et la correspondance des préfets, tant ceux de l'ancienne France que ceux des départements plus récemment adoptés, est sur ce point sans ambages[2]. Le 12 janvier 1812, le préfet des Bouches-de-l'Elbe signale, par exemple, qu'il n'a pu réunir que cent quatre « enfants trouvés », de quinze à dix-neuf ans, et non les cent quatre-vingt-neuf dont le ministère vient de lui faire parvenir la liste[3]. Par retour, Montalivet lui demande de compléter l'effectif par des « orphelins de quatorze ans ». En août, un autre préfet, celui de la Lippe, s'excuse auprès du ministère : « Il n'y a dans les hospices du département aucun enfant de plus de douze ans. »

« De quinze à dix-neuf ans... » : dans son impatience de boucler ses effectifs, Montalivet perd la tête, comme il perd de vue les termes de la loi sur le recrutement dont, dans l'été 1807, Larrey pouvait s'enorgueillir d'avoir arraché la limite d'âge inférieure à Napoléon. Cela s'était passé à Königsberg où, dans un rare moment de paix, l'empereur, regardant manœuvrer plusieurs unités du corps des fusiliers de la Garde, avait été frappé par le nombre de jeunes soldats, incorporés

1. Poumiès de La Siboutie, *Souvenirs d'un médecin de Paris, 1789-1863* Paris, 1910.
2. Archives Nationales, Conscription (Premier Empire).
3. Ibid.

depuis quelques mois à peine, qui claudiquaient lourdement ou au mieux tiraient la jambe. Larrey, qui n'était jamais bien loin, s'était aussitôt retrouvé sous une avalanche de questions. Tout était pourtant bien simple, avait alors expliqué le chirurgien, la plupart de ces militaires avaient dix-huit ans ou guère plus, âge auquel la consolidation osseuse n'était pas encore achevée, particulièrement au niveau des hanches, et ainsi ne pouvaient-il pas supporter les marches forcées, voire simplement les astreintes de la vie militaire. Et Larrey, au terme de son exposé, de faire observer que l'on comptait déjà des morts « parmi ces enfants »[1]. Au combat, la situation ne pourrait être que plus dramatique encore. Comme à son habitude, Napoléon n'avait pas bronché, demandant seulement au chirurgien de lui faire parvenir une note très complète. Celle-ci lui fut remise dans les jours suivants, avec en préambule un rappel de la sagesse de la Grèce antique, qui avait retenu l'âge de 20 ans pour le départ à l'armée. L'empereur ne revint pas sur la question, ni à Koenigsberg, ni ailleurs, mais quelques mois plus tard, un *senatus-consulte* se trouvait promulgué, qui faisait passer de 18 à 20 ans l'âge de la conscription. Malheureusement, cela n'avait duré qu'un temps et les levées avaient vite retrouvées des mauvaises habitudes d'âge du passé. Un autre problème aigu se pose alors, avec l'incorporation comme soldats des étudiants en médecine. Etre assidu à la faculté ne met nullement l'étudiant à l'abri de devoir partir un matin rejoindre la Grande Armée. C'est même une vieille histoire. Le 22 Fructidor an XI (1803), Chaptal, lui-même médecin, avait, comme ministre de l'Intérieur, transmis aux directeurs des trois écoles de santé la position particulièrement nette du Premier Consul. L'exemption en faveur des élèves en médecine, qui avait été sollicitée afin qu'ils ne fussent pas interrompus dans leurs études, était refusée et le ministre concluait : « Le gouvernement a, dans cette occasion, comme dans toutes les autres, manifesté sa volonté de ne faire aucune exception aux lois sur la conscription. »

Quitte d'ailleurs à créer une situation absurde. De jeunes chirurgiens sous-aides se trouvent alors à l'armée de leur propre chef, ayant préféré prévenir la conscription, mais aussi parce qu'ils considèrent que la pratique de la chirurgie de guerre est pour eux une exceptionnelle formation. C'est le raisonnement d'étudiants qui envisagent,

1. D.J. Larrey, *Mémoires de chirurgie militaire et campagnes*, Paris, 1812-1817.

une fois acquis ce bagage supplémentaire, de se consacrer, lors de leur retour à la vie civile, non à la chirurgie mais à la médecine — et non des moindres, tels Bichat, chirurgien surnuméraire à l'armée des Alpes en 1792; Moreau de la Sarthe, chirurgien de troisième classe en 1793; Corvisart, chirurgien de troisième classe à l'armée de l'Ouest en 1794, mais qui finalement sera dégagé de son engagement avant de l'avoir rejointe; Récamier, chirurgien de la marine à Toulon, en 1795; Laennec, en 1799, chirurgien de troisième classe à l'armée de l'Ouest; ou Piorry, chirurgien sous-aide à l'armée d'Espagne en 1813[1]. Il est bien évidemment celui des futurs chirurgiens. Roux, par exemple, sous-aide à l'armée de Sambre-et-Meuse en 1797, qui en sera marqué toute sa vie, au point de faire dire à Malgaigne, dans l'éloge qu'en 1830 celui-ci lui consacrera : « Sous la toge du professeur, sous les palmes de l'Institut, il triomphait d'avoir porté l'habit militaire. » Durant la période révolutionnaire même, ce détour par l'armée avait pour l'étudiant deux autres avantages : non seulement, pour lui, l'hôpital militaire se substituait, parfois même avantageusement, à l'enseignement civil tombé en charpie, mais il lui permettait aussi de manger à sa faim. Les écoles rétablies, l'habitude se poursuivit et c'était avec consternation qu'un étudiant en médecine, devenu chirurgien sous-aide, apprenait à son cantonnement, par une lettre affolée d'un parent ou d'un ami, que son nom venait d'être tiré à la conscription et que le sous-préfet l'avait couché dans la colonne des déserteurs. Car, si l'Administration pouvait fournir aux préfets la liste des enfants trouvés de leur département, elle n'était pas capable de leur adresser celle de chirurgiens sous-aides pourtant dûment intégrés au service de santé de la Grande Armée!

En 1809, à Dantzig, une délégation de ceux-ci conduite par Percy est reçue par l'empereur lui-même, qui témoigne, après les avoir écoutés, de la surprise du mécontentement.

Soixante-quatre jeunes chirurgiens, pourtant indispensables à leurs ambulances, s'apprêtaient — après cinq ou six campagnes à quitter l'armée en catastrophe pour regagner leurs villages où ils devaient, en

1. Jacques Moreau de la Sarthe (1771-1826), Joseph Récamier (1774-1852), René Théophile Laennec (1781-1826), Pierre Piorry (1794-1870), Philibert Roux (1780-1854), tous professeurs de la faculté de médecine à Paris et membres de l'Académie de médecine à sa création en 1820 (sauf Piorry qui sera élu en 1823).

effet, être incorporés comme soldats. Parmi eux, une vingtaine se trouvaient déjà condamnés par contumace comme réfractaires ou déserteurs et leurs parents, en attendant que le fugitif ait été « attrapé », avaient déjà dû verser une amende d'un minimum de 1.500 F.

Les entendant, Napoléon hausse les épaules et, apparemment, les choses ne devraient pas traîner. Une circulaire du 18 Brumaire an XIII (1805), déjà ancienne, prescrivait pourtant l'établissement trimestriel d'un état de présence et de mutation du personnel de santé aux hôpitaux ou aux ambulances de l'armée. Malgré un rappel en 1807, ces états étaient en 1809 toujours inexistants. Cette fois, il est décidé par note du ministre-directeur de l'administration de la guerre qu'ils devront être impérativement établis et tenus à jour. Les chirurgiens sous-aides qui y figurent, s'il leur arrive d'être tirés au sort, peuvent alors demeurer dans leur unité, où leur présence est déjà ancienne, et continuer à y servir. La nuance est qu'ils ne s'y trouvent plus comme volontaires et doivent y rester la durée même de la conscription, voire jusqu'à la fin du règne. C'est déjà la fin d'une absurdité, mais il faudra attendre 1813 pour que les étudiants en médecine atteints par la levée alors qu'ils se trouvent à la faculté soient directement incorporés comme médecins ou chirurgiens. Le 13 novembre, Napoléon le prescrit à Savary[1] ; à celui-ci toutefois de s'entourer de quelques précautions : « Faites-vous donner les états, faites venir les professeurs et prenez des renseignements sur les capacités de ces jeunes gens », conclut l'empereur. Mais nous verrons plus loin que son initiative était davantage dictée par l'urgence que par le souci d'employer rationnellement ces recrues.

> « Les longs trajets à pied, sous la pluie, dans les ornières, à la queue des colonnes; l'aubaine d'une patache ou d'un cheval emprunté; ces convois de blessés piétinant dans la neige; par bonheur, un bon lit partagé dans une ferme avec un chasseur à cheval; un baiser furtif rare, dans l'écurie, à la fille de son hôte; le lourd sommeil des haltes, sur un banc, sur une table; et des rêves d'amourettes, aux ambulances, entre les pots de cerat et les plumoneaux de

1. *Correspondance de Napoléon Ier*, t. XXVI, lettre n° 20939.

charpie. Tous l'envers de la gloire impériale, les joies simples, les misères triviales et le sentimentalisme du métier militaire[1]. »

confie à son carnet de route, d'une plume assez gaie, le pharmacien sous-aide Duriau, dont, durant la campagne d'Autriche, l'ambulance à laquelle il est rattaché parcourt l'Europe. D'un jeune sous-aide à l'autre, d'une page de carnet à une lettre à un parent, leur ton est souvent le même, à en juger par ces autres lignes, celles-là au chirurgien sous-aide Bénard, cheminant vers l'Espagne :

> « Pour la première fois, je me trouvais à voyager seul, à peine âgé de 23 ans, petit, fluet, flottant dans un frac bleu à collet, parement, plastron, revers de velours cramoisi brodés en or, chapeau tricorne Napoléon. Un demi espadon suspendu à ma ceinture battant sur ma jambe gauche, pantalon bleu, bottes à la russe armées d'éperons. Je me trouvais travesti. À mon passage, à chaque étape, il fallait présenter ma feuille de route au visa du commis des guerres, homme assez souvent brutal. Cette feuille visée, prendre à la mairie le billet de logement, mon billet de loterie[2]. »

Marcher à pied de concert pousse à la conversation. Ainsi, le médecin sous-aide Dufour[3], également en route vers l'Espagne, échange-t-il quelques propos avec un lieutenant d'infanterie de son âge, « bien planté, d'un blond-roux vif, figure gravelée » et qui, lui aussi, n'a ni le grade, ni l'âge, d'avoir une monture. Dufour est de Saint-Sever, l'officier y a une sœur mariée, ce qui crée des liens qui perdureront et plus tard, devenu professeur de botanique médicale à l'école de médecine de Rouen, l'ancien sous-aide pourra mêler à son cours sur les vertus de telle plante africaine l'opinion qu'en avait son « bien cher ami, le maréchal Bugeaud ». Que le service de santé soit entièrement inféodé à l'intendance et que le corps médical n'y détienne, en dehors de ses fonctions purement techniques, qu'un rôle vaguement consultatif joue vraiment peu au bas de l'échelle. Happés par la conscription, venus là

1. F. Duriau, *Carnets de route de mes campagnes*, Dunkerque, 1907.
2. Pierre Bénard (1788-1870) aura un parcours professionnel inattendu. Réformé en 1814, il renonce à la chirurgie, fait don Droit et achète une charge de greffier. Mais, retiré à la campagne à sa retraite en 1843, il redeviendra localement l'autorité médicale.
3. Léon Dufour (1780-1865), *Souvenirs d'un savant français,* (1888).

au contraire pour l'éviter, attrapés au collet ou rattrapés aux basques par un préfet, les médecins, chirurgiens ou pharmaciens « commissionnés », c'est-à-dire la quasi-totalité, ne sont ici que de passage. Même si, comme Villermé ou Lagneau, ce passage ne dure pas moins de dix ans, les affrontements entre leurs inspecteurs généraux et les commissaires des guerres les laissent largement indifférents. Jeunes, désinvoltes moins par légèreté que parce qu'ils sont revenus de tout, c'est la manière dont ils sont à même d'apprendre leur art qui fixe le meilleur d'eux-mêmes. Sur le terrain même à cause de la guerre ou plutôt, grâce aussi à elle qui leur donne les moyens d'accroître leur expérience à l'infini. « Peu lire, beaucoup voir et beaucoup faire ». La phrase de Fourcroy devenue pour cette génération un précepte, correspond certes aux hôpitaux, mais tellement plus aux ambulances militaires.

En 1813, en effet, après l'hécatombe de Russie, les besoins de l'armée en hommes font un bond prodigieux. À leur tour les boiteux, les bossus, les débiles, et de nouveau les enfants, vont passer l'uniforme. Dès le 12 janvier, un *sénatus-consulte* fixe à trois cent cinquante mille hommes le nombre des recrues que le ministère de la Guerre est autorisé à réunir dans les plus courts délais. Quelques mois plus tard, lors de la rupture avec la Prusse, une nouvelle levée portera sur cent quatre-vingt mille hommes. Tout le monde, à peu de chose près, est alors déclaré bon pour le service. En novembre, une note de Desgenettes le confirme s'il en est besoin. Interrogé durant le siège de Torgau par le général de Vaux, président du conseil de la place, qui s'inquiète de l'état sanitaire de la garnison, le médecin en chef de la Grande Armée répond simplement : « La gravité des maladies tient à la mauvaise constitution de la plupart des soldats... »[1]. Mais puisque, effet pervers, il suffit d'être chirurgien sous-aide présent dans une ambulance pour éviter de se retrouver, fusil sur l'épaule, dans l'unité combattante voisine, les candidatures affluent. L'appartenance momentanée au service de santé paraît, dans la petite bourgeoisie, moins risquée, en tout cas moins douloureuse qu'une mutilation volontaire, dans des moments où, de 500 F en 1802, le cours moyen d'un remplaçant passe à 3 000 F en 1807, 4 500 F en 1811 et 5 000 F en 1813.

1. Desgenettes, *Mémoires de R.D.G.*, Paris, 1836.

La chute de l'Empire surviendra avant que le ministère ait eu le temps de trouver la parade. C'est à ces chirurgiens « de pacotille », suivant l'expression de Percy, que Napoléon fait également allusion lorsqu'il suggère à Savary de prendre des renseignements sur les capacités des recrues.

L'exemption rêvée

Tous les jeunes médecins ne raisonnent pas comme Bichat, Récamier ou Laennec. Pour un certain nombre dont les noms ne sont pas moins illustres — Magendie ou les futurs barons Richerand — et Cloquet[1]—, rien ne vaut de se tenir loin des champs de bataille. Le premier sera incorporé en l'an XIII (1805). Sa fiche nous le décrit : « 1 mètre 66, cheveux et sourcils bruns, yeux bruns, front dégagé, nez gros, bouche moyenne, menton rond, visage ovale. » Mais le 10 fructidor, il est renvoyé dans ses foyers en raison d'« obstructions viscérales » qui ne paraissent pas l'avoir réellement beaucoup tourmenté. À la fin de 1813, nouvel appel. Le 26 février 1814, nouvelle exemption, signée par l'impératrice, reine et régente, ampliée par Montalivet, qui ne s'attarde pas sur les « obstructions viscérales » et commente plus honnêtement : « Vous devez cette marque de faveur aux succès que vous avez obtenus dans les sciences. Je ne doute pas que vous redoubliez d'efforts pour vous en rendre de plus en plus digne. » Ce faisant, le ministre ne se met pas en opposition avec Napoléon qui, en Égypte, avait laissé tomber, méprisant, au sujet des exemptés : « Je ne veux pas qu'ils masquent, par des maladies feintes, le motif réel de ne pas partager nos fatigues et nos périls; nous risquerions qu'ils partageassent notre gloire[2]. » Cela étant, se trouvant à Paris ou simplement informé, il aurait lui-même certainement retenu le « succès dans les sciences » de Magendie comme un motif réel, mais non moins réellement insuffisant. Richerand, pour sa part, est appelé dans l'an VII (1799). Si l'on sait que son ordre de mise en marche porte la signature

1. Non moins célèbres que leurs collègues cités en note 6, François Magendie (1783-1855), qui formera Claude Bernard, Anthelme Richerand (1779-1840), Jules Cloquet (1790-1883), tous professeurs à la faculté de médecine de Paris et membres de l'Académie de médecine à sa création en 1820.

2. *Correspondance de Napoléon Ier*, t. XXVI, lettre n° 3727.

de Bernadotte, l'on ignore le prétexte d'une exemption dont, vingt ans après, ses confrères ricanaient encore.

Dupuytren, n'en soyons pas surpris, affirmait en 1823 avoir reçu par la poste une épigramme anonyme dont se détachent ces quatre mauvais vers :

> « *Veux-tu par un seul mot désigner l'infamie...*
> *De la conscription, ce trafic exécrable*
> *Qui vend au poids de l'or le sang de son semblable...*
> *J'y suis, c'est Richerand.*[1] »

Quant à Jules Cloquet, c'est en août 1812, au moment où la Grande Armée s'engage dans le piège russe, que le ministre de l'Intérieur annonce au conseil des professeurs de la faculté de Paris qu'il est d'accord pour demander à l'Empereur son exemption. Il est dommage d'en ignorer la raison, mais sans doute était-elle plausible. Au sein du conseil qui semble, d'après la lettre du ministre, s'être au moins associé à cette démarche, en dehors même de Desgenettes et de Percy, figurent Pelletan et Richard, qui ont chacun un fils dans la Grande Armée. Fourcroy et Baudelocque sont alors décédés, mais leurs fils y servent également.

Parfois, les médecins ne trouvent pas de motifs valables. Il faut en revenir aux « obstructions viscérales » et atteintes du même ordre, mais il y a lieu pour eux d'être prudents, car si Marie-Louise est indulgente, les tribunaux, dans le droit fil des instructions impériales, n'y vont pas de main morte avec ceux qui se trouvent soupçonnés de faiblesse à l'égard des conscrits. Le 31 juillet 1807, le nommé Teisseire, étudiant en médecine, est condamné à deux ans de prison et 500 F d'amende pour avoir distribué à plusieurs d'entre eux une poudre susceptible de provoquer un larmoiement. À l'automne 1810, Desgenettes et Percy visitent eux-mêmes divers hôpitaux afin d'examiner de jeunes malades « qui geignent dans l'espoir d'être réformés ». Et relisons Flaubert : dans Madame Bovary, nous retrouvons une allusion au père de Charles, ancien aide-chirurgien-majoré « compromis vers 1812 dans des affaires de conscription et forcé vers cette époque

1. H. Mondor, *Dupuytren*, Paris 1945.

de quitter le service »[1]. Larrey, par sa position et son appétit de relations, est de tous les médecins militaires le destinataire privilégié des lettres d'intervention. Lui-même les conservait avec minutie[2], les classait, et on peut imaginer qu'il les relisait souvent. Son fils Hippolyte fit même relier l'ensemble dont, à parcourir les textes, on observe la diversité des tournures implorantes. Ainsi Bourdier, en mars 1811, sur son papier à lettres de médecin de l'impératrice, se contente d'un minimum de périphrases : « Vous me rendrez service si vous avez la complaisance d'examiner ce jeune militaire de la Garde avec soin et si, en lui rendant justice, vous pouvez lui donner la réforme qu'il sollicite... » Bourdois de La Mothe, à peine nommé médecin des Enfants de France en 1811, se complique davantage la tâche pour son protégé. « Il a été reçu élève externe à l'Hôtel-Dieu, au concours de 1809, écrit-il, et depuis ce temps a travaillé avec un zèle tout à fait méritoire. Malheureusement, sa constitution n'est pas aussi bonne qu'on pourrait le désirer. Sa poitrine est étroite et faible et il ne doit qu'à un cautère qu'il porte depuis quatre ans l'espèce de santé dont il jouit. Dans cet état, il redoute la conscription... » Gageons que, parmi les centaines de milliers de conscrits qui vont perdre la vie dans les trois ans qui suivent, beaucoup, au départ, auraient envié cette « espèce de santé ».

Regardons maintenant Dupuytren faire le gracieux. Le spectacle n'est pas courant et la lettre est si belle qu'elle mérite d'être citée en entier. Elle est du 9 février 1812. La Grande Armée venait de se constituer pour sa marche vers l'est. Le même jour, tous les membres du service de santé de la première division d'ambulances devaient se présenter au fort de Vincennes, avec un paquetage « dont le poids est réglé pour chaque grade », y être passés en revue le lendemain à midi et se considérer comme en situation de départ immédiat.

« Si une infinie estime pour vos talents, pour vos ouvrages et

---

1. Curieusement, seuls les officiers de santé — corps subalterne, donc aux yeux des pouvoirs publics fragile et corruptible — feront l'objet de décisions de justice. Aucun docteur en médecine ou en chirurgie ne sera compromis, du moins ouvertement, dans une des affaires pour lesquelles Napoléon demandait aux préfets et aux magistrats d'avoir la main lourde.

2. D.J. Larrey, *Correspondance,* BN, Manuscrits, Nouvelles acquisitions françaises. côtes 5873-5892 (5881 pour cette note).

pour votre caractère peut donner quelques droits à votre obligeance, je dois en avoir à la vôtre et j'ose la réclamer en faveur de M. Chissard fils, un de mes aides d'anatomie et l'un des chirurgiens qui servent sous vos ordres.

Ce jeune homme est habituellement incommodé d'une ophtalmie aux deux yeux et d'une varicocèle assez considérable et, à peine convalescent d'une maladie très grave, est sur le point de partir pour l'armée. Si vous avez la bonté de le désigner pour rester à l'hôpital de la Garde, cette faveur que vous pouvez lui accorder et que je demande justement pour lui serait vivement sentie par son père et par tous ceux qui, témoins du zèle et des dispositions de M. Chissard fils, savent qu'il ne lui manque pour devenir un homme distingué que le temps et les occasions favorables.

Je vous aurais en particulier, Monsieur, une obligation très grande de ce service rendu à M. Chissard fils et je serais flatté que ce service rendu à l'un de mes amis me permette de vous donner des témoignages publics d'une estime et d'une affection que ces circonstances dans lesquelles nous nous sommes trouvés ont fait gratitude. »

Cette lettre est un chef-d'œuvre. Quels sont les « témoins du zèle » de Chissard, sinon les professeurs de la faculté de médecine de Paris, à la porte de laquelle Larrey vient frapper en vain dès qu'une vacance de chaire se présente ? Et le signataire qui ne cherche qu'à lui donner « des témoignages publics d'affection », qui est-il, sinon celui qui est sur le point (16 février) d'être nommé professeur de médecine opératrice (ce que, le 9, tout le monde sait déjà) ?[1]

1813 : L'ÉTAU SE RESSERRE

Les événements se précipitant, les choses n'iront pas en s'arrangeant. Si le service de santé demeure le refuge convoité d'éventuels conscrits préférant le maniement du brancard à celui du fusil, l'appel à

1. Le concours pour la chaire de médecine opératoire vient de se terminer la veille (8 février) par la victoire de Dupuytrien (voir chap. V, p. 000). Larrey, candidat une fois de plus, s'était désisté en raison du départ pour la Grande Armée pour la Russie. Cette lettre est un engagement de soutien pour l'avenir.

l'armée pour un temps indéterminé, mais dont il est aisé d'escompter la durée, est en revanche une catastrophe pour les médecins ou chirurgiens installés depuis quelques années. Or, c'est justement eux que vise, en 1813, l'urgente restructuration de la médecine militaire. Sur les 1 300 membres du service de santé, se décomposant en 113 médecins, 824 chirurgiens et 360 pharmaciens, relevant de l'autorité de l'intendant général de la Grande Armée et répertoriés au fort de Vincennes, le 9 février 1812, par le général Mathieu-Dumas qui en prend les fonctions, à peine plus de 600 répondent à l'appel un an plus tard[1]. Parmi eux, les chirurgiens et les médecins ont été décimés dans les mêmes proportions. Sur 824 en 1812, 275 chirurgiens sont présents en 1813 et 34 médecins sur 113. Tous plus ou moins éclopés, dans leur tête sinon dans leurs membres, et bien incapables pour la plupart de repartir sur-le-champ.

Dès le début de l'année 1813, le renouvellement de l'effectif est donc fixé à sa quasi-totalité, soit à 120 médecins environ, un peu plus de 400 chirurgiens et un nombre approchant de sous-aides. Le temps qu'elles soient approuvées par l'empereur, et deux circulaires, l'une en avril concernant les médecins et chirurgiens, l'autre en mai relative aux sous-aides, partent vers les préfets, fixant pour chaque département une contribution identique, dont le total donne approximativement le chiffre désiré. Ainsi, si chaque préfet met en route 1 médecin, 4 chirurgiens et 3 sous-aides, c'est 118 médecins, 472 chirurgiens et 354 sous-aides qu'accueillerait à Mayence le Grand Quartier général. Sur les sous-aides, il est facile de mettre la main, les cueillant aux portes d'hôpitaux ou parmi les étudiants dont beaucoup pensent rejoindre le service de santé, à l'abri du risque de tirer, un jour ou l'autre, un mauvais numéro à la conscription. Mais, s'agissant de reconstituer la totalité du service, y compris l'essentiel de son encadrement, des étudiants, fût-ce en médecine, ne suffisent pas. Aussi les mesures visent-elles, cette fois, des praticiens confirmés dont l'âge doit approcher trente ans, si possible célibataires et ayant déjà servi à l'armée. Mais, au lendemain de la retraite de Russie, les réponses au ministre de l'Intérieur[2] traduisent assez bien le peu d'enthousiasme

1. Desgenettes, *Correspondance*, BN, Manuscrits Nouvelles acquisitions françaises, cotes 5873-5892 (5881 pour cette note).

2. Archives nationales, Agents sanitaires, médecins, chirurgiens, pharmaciens, 1800-1815.

des intéressés, et lorsque, çà et là, l'opération est menée rondement, seule la vigueur du préfet paraît devoir en être créditée.

Pour le baron de Bry, préfet du Doubs, pas de bavure : « Au moment de la réception de la lettre dont elle m'a honoré, j'avais déjà rempli les intentions de son Excellence. Ma désignation était faite et quatre des cinq personnes désignées étaient déjà en route pour Mayence. La cinquième partira le 24 », répond-il le 22 mai à la première circulaire, avant d'assurer le ministre d'un zèle dont il donne la meilleure illustration. Même réponse du baron Lagarde, préfet de Seine-et-Marne, qui fait mieux encore, considérant dès le 19 mai que « le médecin et les quatre chirurgiens doivent être en activité de service puisqu'ils sont partis de Melun depuis le 1er mai ». Sur les 120 préfets sollicités, ils seront les deux seuls à claironner. De plus, le dossier des Archives nationales ne contient qu'une quarantaine de réponses. Le calcul est simple : un mois après avoir reçue la circulaire, près de quatre-vingts préfets ne se sont pas encore manifestés. À lire celles qui sont parvenues, l'on constate que le ton tombe rapidement. « Nos officiers de santé, qui ont déjà servi, écrit d'Agen le baron de Villeneuve-Bargement, sont tous âgés, blessés, pères de famille et hors d'état de servir. Parmi les autres, le Gouvernement a désiré qu'on choisisse de préférence les célibataires et il en est si peu de capables que j'ai le regret de ne pouvoir me restreindre à cette classe ». À Rouen, le baron Savoye-Rollin tient le même langage : « Si les sept officiers de santé pouvaient être pris indistinctement parmi les élèves des hospices civils, il y aurait moins de problèmes, mais exerçant déjà, la désignation est plus laborieuse ». Laborieuse et incertaine, car, une fois rejoints et désignés, la plupart des intéressés se cabrent, nombre d'entre eux allant jusqu'à prendre le maquis. En 1813 ils ne sont pas seuls, si l'on juge que le chiffre des insoumis se gonflera dans les dernières années, jusqu'à atteindre deux cent cinquante mille au moment de la campagne d'Allemagne. « Tous se préparent, écrit sans conviction le 25 mai le baron de Rochemont, préfet de la Somme, à l'exception d'un seul à qui j'ai fait de nouveau intimer l'ordre de prendre sa feuille de route. » A Vesoul, le récalcitrant est plus leste. « Quatre se sont rendus à leur poste, constate le baron Hilaire, préfet de Haute-Saône, le cinquième a disparu sans que je sache où le trouver. » La liste du baron Hamond, à Clermont-Ferrand, est typique : sur les cinq retenus par le préfet du Puy-de-Dôme, trois échappent au critère essentiel, celui de l'âge, et trois n'ont pas la formation souhaitée :

> « Bayard Antoine, cinquante ans, médecin à Clermont-Ferrand; Grangeneuve Antoine, quarante-cinq ans, officier de santé à Augerolles; Deslandes Antoine, cinquante-trois ans, chirurgien à Vollore-Ville; Boutarel Jean-Baptiste, vingt-cinq ans, officier de santé à Prompsat; Boyer Hyacinthe, vingt-quatre ans, officier de santé à Giat. »

Soit donc deux quinquagénaires et, sur les quatre chirurgiens, un seul — et encore ne peut-on être formel — titulaire de ce titre. Mais deux autres préfets avancent l'argument qui paraît en l'occurrence déterminant :

> « Malgré que j'ai apporté le plus de soin possible pour ne désigner que des personnes qui se trouvent avoir le moins de charges et dont l'absence momentanée ne peut nuire à leur famille, tous ceux qui font partie de ma désignation ont réclamé contre, sous prétexte que leur départ va leur faire perdre un revenu assuré qu'ils ne trouveront plus à la paix. »

Cette position, que définit le Baron Corbigny, préfet du Loir-et-Cher, le baron de Rambuteau, préfet du Simplon, l'expose également :

> « Tous ceux que j'ai désignés ont fait valoir des moyens de réclamation en rapport avec leur état. Un docteur en médecine est seul candidat, mais il a cinquante six ans et sans doute quelques problèmes qui l'incitent à prendre de la distance avec le Loir-et-Cher. »

Sans doute tous les praticiens ne sentent pas, comme celui-là, le souffre. Mais c'est justement là toute la question et la correspondance civile de Larrey ne fait que le confirmer, les médecins installés, ne parlons pas même des médecins arrivés, n'ont que peu le souci d'abandonner — et pour quel délai ? — leur clientèle pour la vie des camps. Le nombre des médecins mis en route sera finalement insuffisant et cela semble bien la raison pour laquelle Napoléon, en novembre, promulgue à effet immédiat l'incorporation directe dans les ambulances des étudiants en médecine touchés par la conscription. Le principe en était admis depuis longtemps, mais ne se réalisait pas; en mai 1813, réorganisant les ambulances, l'Empereur n'y avait toujours pas mis la main.

Rarement, par ailleurs, les professionnels de la santé auront eu aussi peu que dans ces années-là l'âme belliqueuse. Napoléon le découvre, mais il n'avait qu'à regarder autour de lui pour s'en convaincre plus tôt. Corvisart, avons-nous vu, avait été un peu hâtivement appelé à Vienne dans les jours suivants la bataille de Wagram. Un matin, son impérial client le trouve bougonnant contre l'importance de ce déplacement inutile. « Restez ici, je vais incessamment relivrer combat, lui dit l'empereur, vous allez voir une grande bataille. — Sire, lui répond le premier médecin, je ne suis pas curieux. » Même attitude du Premier chirurgien, le baron Boyer, venu en Espagne, à Valence, opérer Suchet d'une fistule anale. Malgré la satisfaction d'avoir été préféré à tous les chirurgiens de l'armée et 80 000 F d'honoraires, Boyer vivra tout au long du parcours espagnol, à l'aller comme au retour, dans la hantise des guérilleros. Lorsque les chevaux de sa berline frapperont de nouveau le pavé parisien, le chirurgien se jurera une fois pour toutes que ce genre d'équipée est à jamais terminé. Le Premier pharmacien ne pouvait pas avoir une attitude bien différente de celle du Premier médecin ou du Premier chirurgien. La fonction était revenue à Deyeux, qui enseignait la chimie médicale à la faculté de médecine, après avoir durant des années tenu, rue du Four, la pharmacie la mieux achalandée de Paris. « Sire, dit-il à l'Empereur qui le recevait pour lui annoncer sa nomination, votre confiance me flatte, mais je mets à mon acceptation une unique condition : je n'irai pas à l'armée... » A cette attitude uniforme des chefs des trois composantes de « l'Art de guérir » au sein de son palais même, Napoléon pouvait sans effort ajouter d'autres noms. N'avait-il pas, pour ce seul motif, boudé des années son ami Bourdois de La Mothe.

Au saint des saints, à la Faculté, l'attitude n'est pas vraiment très différente. À la longue, la guerre permanente lasse. S'ils sont eux-mêmes à peu près à l'abri, les professeurs sont inquiets, qui pour un fils, qui pour un gendre. Même s'ils sont bien décidés, vers la fin du moins, à traverser ce régime comme ils en ont déjà traversé quelques autres, l'avenir les préoccupe. Aussi ne répondent-ils que distraitement aux sollicitations, même venues de haut. En 1813, les armées ont a presque davantage besoin de chevaux qu'elles n'ont besoin d'hommes. La cavalerie française n'existe plus. Près de 150 000 chevaux ont péri sur les routes défoncées de Russie : la moitié d'entre eux dès l'aller, dans la marche vers Moscou, gonflés par l'ingestion d'un fourrage trop vert et trop humide ; les autres au retour, dans l'enfer de glace de la retraite, fréquemment dépecés et dévorés debout. Mais il s'agit dans l'instant bien moins d'hypothétiques charges de cavalerie que des manœuvres mêmes de l'artillerie. Napoléon espère bien 10 000 chevaux du roi du Danemark[1], mais, même s'il les obtenait, la nouvelle armée serait bien loin de ses besoins. Chaque département va donc devoir en livrer un contingent qui, d'ailleurs, varie de l'un à l'autre. De 250 pour l'Oise, il atteint 600 pour l'Orne et près d'un millier pour la Manche, cela en dehors d'une taxe de 111 cavaliers que chaque département doit fournir en sus, montés et totalement équipés. Les concours privés et les personnalités morales sont également sollicités.

Le 27 janvier 1813, le conseil des professeurs de la Faculté de médecine de Paris se réunit, sur convocation expresse du doyen, « à effet de délibérer sur l'éventualité d'offrir à l'empereur un certain nombre de chevaux »[2], décide de ne rien décider et d'interroger les autres facultés. Finalement, c'est trois chevaux que la faculté de médecine offrira au gouvernement, mais sans les équipements que le préfet réclame aussitôt. La Faculté s'incline. L'équipement vaut 199,60 F, les trois 598,60 F, soit par professeur 24 F que le conseil prélèvera sur les traitements du mois. Le prix des chevaux ne figure nulle part, mais on peut l'établir autour de 1 300 F pour les trois, soit donc 54 F pour chaque professeur. Ainsi, au moment où le régime commence à donner sérieusement de la bande, l'effort de guerre d'un conseil où siègent, en dehors de deux inspecteurs généraux du service de santé, le Premier médecin, le Premier chirurgien et le Premier pharmacien de l'empereur, l'accoucheur de l'impératrice, trois autres membres de la Maison impériale, ne dépasse pas individuellement un don de 78,80 F, ce qui revient aux honoraires de quatre consultations au tarif de Corvisart, de six à celui de Hallé ou de Pinel.

1. *Correspondance de Napoléon Ier*, t. XXV, lettre n° 20050.

2. Archives nationales, Délibérations des professeurs de la Faculté de médecine de Paris, cote AJ 16 6230 (janvier 1811 à décembre 1813).

« Marie-Louise » et automutilations

Ces symptômes ne trompent pas, la fin n'est plus très loin. Mais comment reprocher à ces médecins si en vue de rêver au moment où ils goûteront les joies de leur belle réussite sociale, alors que les maréchaux chamarrés de lauriers dorés ne pensent pas à autre chose ? Et, toute proportion gardée, sont-ils bien différents, les états d'âme de ces trois cent cinquante mille *Marie-Louise*[1] mis par le *sénatus-consulte* du 11 janvier 1813 à la disposition du ministre de la Guerre et qui, sans le moindre entraînement préalable, gagnent la Saxe à marches forcées, un shako trop large leur tombant sur le nez, un fusil trop lourd leur pesant sur l'épaule, parfois encore en civil, arrachés à seize ans à leur famille, à leurs études, aux travaux des champs, ou à quatorze ans à l'hospice ? C'est d'eux que Pasquier dira :

> « En traînant sur les champs de bataille des hommes hors d'état de supporter les fatigues de la guerre, on augmentait les victimes », ajoutant : « Jamais, je crois, dans aucun pays, il ne s'est rien vu de semblable, jamais on n'a demandé à aucune nation de se laisser ainsi volontairement conduire en masse à la boucherie[2]. »

Survivre et retourner au village, c'est évident, mais comment ? La plupart seront tirés de leur morosité par les premiers engagements, qui les jetteront gaillardement au combat, mais pour un assez grand nombre cela tourne à l'obsession et leur donne de mauvaises idées. L'insoumission fait déjà courir un risque sérieux, mais pour la désertion, les choses sont simples : à peine retrouvée la trace du malheureux, c'est le peloton d'exécution. Mieux vaut donc, pour les désespérés ou les malins, tenter de s'en tirer au grand jour, la formule la meilleure, la seule même, étant alors de se rendre impropre au combat : au mieux, on les croira blessés dans le feu de l'action ; au pire, avec un minimum d'adresse, ils bénéficieront du doute.

À dire vrai, ces *Marie-Louise* étaient loin d'être les premiers à y avoir pensé. Les mutilations volontaires s'observent déjà dans les

---

1. L'expression vient du fait que ces conscrits, de plus en plus jeunes, étaient incorporés alors que Napoléon était en campagne et qu'il revenait ainsi à Marie-Louise, régente, de promulguer les senatus-consulte.

2. E.D. Pasquier, *Histoire de mon temps* (1893-1894), t. I.

armées romaines et les linguistes pensent même, avec une bonne vraisemblance, que le terme « poltron » tire son origine du latin *pollex truncatus* (pouce coupé), mutilation qui ne permettait plus le maniement de l'épée. Sans être jusqu'ici fréquents, les exemples n'en étaient néanmoins pas rares dans les annales de la Grande Armée, si l'on en juge par la création, dès 1806, de compagnies de pionniers où les conscrits mutilés intentionnellement devaient servir cinq ans ; de même par différentes lettres de Percy demandant que ces mutilés, plutôt que d'être mis à la disposition du génie, le soient à celle du service de santé, afin de renforcer les brancardiers. Ce qui prouve non seulement leur existence mais aussi que, avant que le commandement fût devenu de plus en plus nerveux au long des campagnes d'Allemagne et de France, nul ne songeait jusque-là à les fusiller.

> « Nous avons à l'armée plus de cinq cents soldats qui ont perdu ou se sont coupé un doigt, écrivait en 1807 Percy à Duroc. Dernièrement, il y en avait cent soixante-deux ainsi mutilés dans les hôpitaux de Posen. Il faudrait mettre ces gens-là à notre disposition pour en faire des servants de chirurgie. »

Même demande en 1809, en Espagne, cette fois adressée au major général Berthier : « Il est temps qu'on mette à notre disposition quatre cents de ces soldats mutilés volontairement. » Et, à ses correspondants, Percy exposait même assez gaiement la ruse qu'il avait mise au point pour confondre ces jeunes blessés un peu frustes :

> « Voilà la manière dont nous nous assurons qu'ils se sont volontairement privés d'un doigt. Quand nous les pansons, nous leur proposons une légère opération qui a le merveilleux avantage de faire repousser le doigt perdu. Ils s'y refusent, se cachent, se sauvent. D'où nous concluons que ces drôles-là se sont mis hors d'état de servir. »

Les lésions volontaires étaient généralement de deux sortes : la mutilation d'un ou plusieurs doigts de la main droite, mais aussi le bris des canines de la mâchoire supérieure, dont l'absence ne permettait plus de déchirer la cartouche.

Mais en mai 1813, au lendemain des batailles de Lutzen et de Bautzen, le ton bonhomme cesse brutalement d'être de mise. Pourtant, sur le plan militaire, la situation s'avère moins critique que l'empereur ne l'a craint un moment : malgré des pertes particulièrement élevées, le bilan des derniers combats n'est pas mauvais, même si, comme beaucoup le prévoyait, les *Marie-Louise*, dans leur baptême du feu, flottèrent un moment ou, plus exactement, demeurèrent cloués au sol.

> « Ces pauvres recrues, les décrit Ségur, assourdies, saisies de stupeur, au milieu des sifflements de cette grâle meurtrière, étaient incapables de mouvement. Leur général aurait voulu les abriter mais il craignit, au premier pas qu'il ordonnerait, de les voir tourbillonner et fuir en désordre. Tout ce qu'il put faire de mieux, aidé de leurs officiers et sous-officiers, fut de les maintenir immobiles.
>
> Quant à leur feu, il était nul : une part tirée machinalement en l'air, et l'autre se perdant dans la terre, la pesanteur de l'arme, quand ces trop faibles mains l'abattaient, emportant la plupart des coups dans cette inutile direction[1] ».

Mais progressivement, les *Marie-Louise* avaient paru se ressaisir et, encadrés de poignées de grognards rescapés de Russie, donner du moins l'apparence d'une certaine combativité.

« Pas un seul ne quitta les rangs, observe au niveau de sa compagnie le capitaine Jean-Baptiste Barrès. Il y en eut même qu'on avait laissés en arrière parce qu'ils étaient malades, qui arrivèrent pour prendre leur place[2] ». Toutefois, le nombre anormalement élevé de blessés aux doigts ne peut pas, au soir des combats, ne pas laisser le commandement très perplexe : près de trois mille, dit-on. Non loin de l'empereur, les maréchaux Soult et Oudinot ne cachent ni leur intime conviction, ni leur désir d'une sanction exemplaire. Interrogés, Desgenettes et Yvan ne s'embarrassent pas de faux-fuyants et donnent tous deux leur aval scientifique à l'hypothèse d'une vague de mutilations volontaires à laquelle, généraux et médecins sont d'accord, un châtiment aussi rapide que brutal doit couper court. Napoléon n'est pas long à se ranger à leur avis, et dès le 26 mai écrit à Berthier : « Donnez les ordres les plus formels pour qu'aucun homme blessé aux doigts ne soit réformé, ni renvoyé sur Dresde ou sur Mayence. » Et à Clarke : « On remarque qu'il y a beaucoup de soldats qui sont blessés

1. Philippe-P de Ségur, *Histoire et mémoires*, tome 5, Paris 1873.
2. J-B Barrès, *Souvenirs d'un officier de la Grande Armée* (préfacé par Maurice Barrès), Paris, 1923.

aux doigts. Donnez des ordres pour qu'aucun de ces blessés ne passe le Rhin et, sous quelque prétexte que ce soit, ne soit réformé. » Sans doute considérées comme inutiles pour le monument de l'empereur, ces deux lettres ne figurent pas dans la grande édition de la correspondance de Napoléon Ier réalisée sous le Second Empire, où toute l'affaire se résume à une phrase dans une lettre à Daru du 11 juin 1813 : « J'ai signé deux ordres du jour relativement aux mesures à prendre à l'égard de tous les hommes qui, blessés aux doigts ou à la main, peuvent être soupçonnés de s'être blessés volontairement[1] ». Parallèlement, Napoléon ordonne[2] que tous les militaires engagés dans les récentes opérations et qui en sont revenus « les doigts tronqués » ou les mains trouées par des balles « soient, par les soins de Desgenettes, rassemblés au camp de la douane, à proximité de Bautzen. Pour l'heure, les choses ne vont pas plus loin, l'empereur a d'autres priorités : le ler juin, les membres de la nouvelle coalition ont obtenu une suspension d'armes, et sans doute demanderont-ils bientôt l'armistice.

Le jury de la douane et ses conséquences

Les mutilés pour autant ne perdent rien pour attendre, alors que des rapports qui leur sont nettement défavorables ne cessent de parvenir au Grand Quartier général. Tel celui-ci, du chirurgien principal Lapiomont, chirurgien en chef du 12e corps d'armée, qu'Oudinot adresse à Berthier le 9 juin :

> « Je ne dois pas laisser ignorer à Votre Excellence que soixante hommes, au moins, étaient blessés à l'avant-bras et à la main droite par suite de mutilations volontaires que témoigne la combustion de l'habit dans les blessures de l'avant-bras et la noirceur et brûlure de la peau dans celles de la main. Je n'ai observé cela [...] que parmi les jeunes soldats. »

Dès son arrivée à Dresde, le 10, l'empereur convoque Larrey, alors

1. — *Correspondance de Napoléon Ier*, t. XXV, lettre n° 20112.
2. Décision impériale communiquée par Daru aux différents responsables concernés. L'exemplaire de Larrey figure dans sa correspondance (BN, Fonds Larrey, Nouvelles acquisitions françaises, cote 5886, Lettre 521).

chirurgien en chef, non plus de la Garde, mais de la Grande Armée, et, suivant l'habitude, le place sous un feu roulant de questions sur les différences qui existent entre les blessures provenant d'une cause extérieure et celles que l'on se fait soi-même. « Je répondis, confie Larrey à ses *Mémoires*[1], que, toutes choses égales d'ailleurs, nul médecin ne pouvait établir la moindre différence entre ces deux sortes de blessures. » Napoléon, qui attendait visiblement du chirurgien en chef une confirmation de l'opinion générale, demeura un instant silencieux avant de conclure sèchement : « Vous me ferez vos observations officiellement. » Puisqu'il en est ainsi, un jury sous la présidence de Larrey tranchera au cours d'un examen systématique des suspects, dont le nombre, initialement de 2 128, passait à 2 410 par l'arrivée de 282 mutilés venus du camp de Meissen. En fait, l'examen semble avoir porté sur 2 632 soldats. À quelques dizaines d'unités près, le chiffre global demeure imprécis. Larrey, dans ses *Mémoires*, parle de 2 350, auxquels s'ajoute un second lot de 282. Daru, dans ses lettres à Larrey, de 2182 auxquels les 282 ne s'ajouteront que le 24 juin, soit après la fin des opérations du jury.

Les choses ne traîneront pas. Le 13 juin, Maret écrit à l'ordonnateur en chef des hôpitaux pour lui demander de faire aménager la douane de Bautzen, alors que Daru, par courrier du même jour, demande à Larrey de lui faire connaître « quels sont ceux que vous croyez devoir désigner pour composer ce jury ». Les mutilés reconnus comme s'étant blessés eux-mêmes, précise la lettre, seront arrêtés sur-le-champ et adressés au Grand prévôt de l'armée pour être interrogés. Les intentions de celui-ci sont prévisibles et chacun, au Grand Quartier général, sait que l'empereur a dès le 11 adressé une note à Clarke précisant : « Tout soldat qui serait convaincu de s'être blessé volontairement pour se soustraire au service, sera condamné à mort[2] ».

La lettre de Daru[3], conservée avec soin par Larrey, est alors essentielle pour suivre le cheminement de la pensée de Napoléon. Entre le 11 et le 13, la nécessité de ce qui ne peut être qu'une hécatombe ne paraît plus évidente. En un premier jet, Daru avise Larrey que « ceux

1. D.J. Larrey, *Mémoires, op.cit.*
2. A. Soubiran, *Le Baron Larrey, op. cit.*
3. D.J. Larrey, Correspondance, B.N. Fonds Larrey, Nouvelles acquisitons françaises, côte 5886, lettre 523.

des mutilés reconnus pour s'être blessés eux-mêmes » seraient donc adressés au grand prévôt, puis la phrase est raturée. Il ne s'agit plus que d'en envoyer « deux choisis parmi ceux des mutilés qui... ». *« Deux choisis parmi... »*, trois mots qui bouleversent le contexte. Ainsi, avant même que le tribunal ne soit réuni, il n'est plus question de voir, au milieu de leurs frères d'armes, deux à trois mille soldats, dont une large majorité d'enfants, tomber sous les balles des pelotons d'exécution, mais au plus une demi-douzaine, ce qui est tout de même différent. En outre, précise la deuxième rature, en aucun cas les victimes expiatoires ne devront être désignées « parmi les sous-officiers, ni parmi les anciens soldats ». Le lendemain, Larrey accepte ses fonctions. « Je m'empresserai de remplir autant que mon devoir le comporte les intentions de Sa Majesté et les dispositions de la lettre de son Excellence... », répond-il à Daru. « Autant que mon devoir le comporte ... ». Deux ratures dans la lettre de Daru, une petite phrase dans celle-ci, voilà vraiment une correspondance qu'il faut lire entre les lignes!

Le 16 juin à 5 heures du matin, entouré d'Eve, chirurgien principal, et de Charmes, Thébault et Becœur, chirurgiens-majors, Larrey commence l'examen des deux milliers de militaires réunis à cet effet. Les opérations d'expertise dureront sans interruption jusqu'au 29 à midi, se déroulant en présence d'un officier de l'Etat-Major et d'un officier de gendarmerie représentant le général Radet, Grand prévôt de l'armée. À son arrivée, cet officier avait apporté une lettre par laquelle ce dernier l'accréditait, mais dans laquelle il précisait :

> « Je vous prie, Monsieur le Baron, de livrer (à cet officier) au moins quatre des plus coupables et qui, soit sur la physionomie, soit sur des rapports particuliers, vous paraîtront instigateurs de mutilations ou mauvais sujets; mais ces quatre hommes doivent être du même corps d'armée et de plusieurs divisions; la même quantité est indispensable pour chaque corps d'armée afin que l'exemple soit donné selon les instructions de l'Empereur. »

Et le général Radet[1] terminait en assurant Larrey de « ses senti-

1. Une coquille, sous la plume de P. Triaire, dans son ouvrage, *Dominique Larrey* (1902) transforme Radet en Pradel. Depuis, on est frappé par le nombre d'historiens qui introduisent le général Pradel dans l'épisode. Aucun général ne portait là ce nom et il s'agit bien du Grand prévôt.

ments affectueux ». Fraternels même, mais certainement trop gourmands et non conformes aux instructions de l'empereur. Daru avait bien précisé qu'il s'agissait de deux hommes par corps, et non quatre comme le revendique Radet. Mais, deux ou quatre, le chirurgien, semble-t-il, a déjà ses idées, « sans redouter la disgrâce qui paraissait devoir accompagner le jugement que mes lumières et ma conscience me dictaient à l'avance »[1].

Chaque blessé donnant matière à un rapport distinct, les chirurgiens répéteront au moins 2 350 fois les mêmes investigations, affectant de se pencher pour chacun sur trois points : « le caractère des blessures et des infirmités qui en résultent; les causes qui ont produit les blessures et la manière d'agir de ces causes; les circonstances qui ont accompagné ou précédé ces blessures ». On ne connaît pas la disposition de la salle d'examen de la douane de Bautzen. Manquait-elle d'aération, l'officier de gendarmerie éprouva-t-il le besoin d'aller seulement se dégourdir les jambes. Mais mal lui en prit de s'éclipser. Trouvant l'occasion trop belle, Larrey se saisit d'une feuille de papier et écrivit sur-le-champ au Grand prévôt :

> « J'ai vu avec le plus grand plaisir le parti que vous aviez pris d'envoyer un officier pour assister à l'opération importante dont j'ai été chargé par l'Empereur. Cet officier paraît ne pas avoir rempli vos intentions puisqu'il n'a pas cru devoir céder à l'invitation que je lui ai faite d'assister à tout mon travail.
>
> Je vous prie de bien vouloir ordonner à cet officier ou à tout autre de se rendre demain de très bonne heure à la maison retranchée pour y assister sans interruption à la visite qui sera faite de tous les blessés. J'ai à cœur de prouver par tous les moyens possibles que je remplis avec zèle et impartialité l'honorable mission qu'il a plu à Sa Majesté de me confier[2] ».

L'envolée est belle mais gratuite : le nez du gendarme sur les plaies n'aurait pas changé grand-chose à ce que tramait le jury. Au terme des examens, celui-ci prononce :

> « 1 — que presque toutes les plaies ont été faites par des corps

1. D.J. Larrey, Correspondance, BN. Fonds Larrey. *loc. cit.*
2. D.J. Larrey, *loc. cit.*

contondants poussés par des armes à feu et un petit nombre par armes blanches, dirigées contre ceux qui en ont été atteints,

2 — que la majeure partie des blessés a présenté en même temps d'autres blessures en divers points de la surface du corps, ou des déchirures plus ou moins multipliées de vêtements, faites par le passage des balles,

3 — Que « le petit nombre des blessés chez qui les circonstances précitées ne se sont pas offertes d'une manière aussi évidente se compose précisément d'anciens soldats. du dévouement desquels il n'est guère permis de douter ».

Le troisième paragraphe frise un humour grinçant dont Larrey pourtant n'est pas coutumier. À l'évidence, le souci de l'Empereur d'exclure ses grognards de la sanction capitale n'était pas tombé dans l'oreille d'un sourd. Puisqu'après avoir rappelé l'impossibilité qu'il a déjà exposée à Napoléon de se prononcer avec certitude sur l'origine intentionnelle d'une blessure, Larrey conclut :

« Le jury. en se résumant, proteste qu'il est physiquement impossible d'établir la moindre preuve qu'aucun des militaires visités par lui se soit mutilé volontairement et il pense que la lecture des états circonstanciés qu'il a fait dresser de tous les blessés soumis à sa visite, en expliquant les motifs du nombre si grand en apparence des mutilations, contribuera (...) à dissiper l'opinion défavorable répandue sur le compte de ceux qui les ont énoncées[1]. »

Mais tout n'est pas joué. Il faut maintenant convaincre l'empereur d'entériner les conclusions du rapport. L'audience aura lieu quelques jours plus tard au palais Marcolini, résidence d'été des rois de Saxe où Napoléon s'était installé. Le début de l'entretien est plutôt froid : « Eh bien, monsieur, persistez-vous toujours dans votre opinion ? — Je fais plus, sire, je viens la prouver à Votre Majesté : cette brave jeunesse était indignement calomniée. Je viens de passer beaucoup de temps à l'examen le plus rigoureux et je n'ai pas trouvé un coupable. Il n'y pas un des ces blessés qui n'ait son procès-verbal individuel, des ballots me suivent, Votre Majesté peut en ordonner l'examen. » Si elle était extraite des Mémoires de Larrey. cette belle introduction supposerait d'être

1. D.J. Larrey, *Mémoires...*, *op. cit.*

lue avec prudence. Venant du *Mémorial de Sainte-Hélène*, il n'y a pas lieu de la mettre en doute. Puis le chirurgien, sans reprendre son souffle, se lance dans son explication : le fusil de 1802 — en fait, celui de 1777 : légèrement révisé — ne pesait pas loin de cinq kilos et supposait, en l'absence de hausse, un calcul au jugé de l'angle de tir. Les jeunes recrues, totalement inexpérimentées, le tenaient pour la première fois entre leurs mains. Tout au plus leur avait-on dit : « Tirez au chapeau à deux cents mètres, au genou à cent mètres, et visez un peu plus bas en raison du recul. » Comment, dans ces conditions, s'étonner que les soldats des deuxième et troisième rangs blessent aux mains ceux du premier, au moment où ceux-ci procédaient aux quelque dix-huit mouvements nécessaires pour recharger leurs armes ? À Bautzen, à Lutzen, les charges avaient été menées par l'infanterie sur les flancs des collines. Venant des sommets, les balles rencontraient d'abord les doigts qui faisaient saillie sur les fusils. Et Larrey de rappeler à l'empereur d'autres charges, en Pologne et en Espagne, où le même phénomène s'était produit, entraînant les mêmes soupçons alors écartés.

Après avoir arpenté en silence plusieurs fois la pièce, Napoléon revient brusquement vers le chirurgien et lui serre chaleureusement la main, avec ce seul commentaire : « Adieu, Monsieur Larrey, un souverain est bien heureux devoir à faire à un homme tel que vous ! On vous portera mes ordres. » Le soir, le chirurgien en chef reçoit à son cantonnement le portrait de l'empereur enrichi de diamants, six mille francs en or et une pension de trois mille francs. « Sans exclusion, lui est-il précisé pour cette dotation, de toute autre récompense méritée par ses grades, son ancienneté et ses services futurs. » Mais il y a lieu pour Larrey de prendre quelques précautions au niveau de la Grande Armée ; l'état-major ne dissimule pas sa mauvaise humeur et Daru, le 2 juillet, enjoint à l'ensemble des chefs de corps de faire procéder à une classification des blessés et des malades. Il ne faudrait pas que, dans une brigade isolée, des blessés risquent d'être les victimes d'un général plus impulsif que l'empereur et qui n'aurait en face de lui qu'un chirurgien timoré ou soucieux de ne pas lui déplaire. Aussi, le 13 juillet, adresse-t-il une note à tous les chirurgiens principaux de l'armée :

> « Vous appellerez t'attention de vos collaborateurs sur la chirurgie légale et à cette occasion je dois vous faire observer que quels que soient les soupçons établis sur les mutilations volontaires, le

chirurgien ne peut se prononcer, attendu qu'il n'existe aucun signe certain de distinguer une blessure faite par le blessé lui-même et celle qui serait la conséquence d'une influence étrangère.

Cet objet est étranger aux devoirs que le chirurgien légiste est chargé par la loi et la nation de remplir. C'est au juge criminel; d'interroger la conscience des accusés et l'anatomie ne nous donne aucune connaissance de la nature de cette conscience, ni de la manière de l'interroger.

Le médecin est et doit être l'ami de l'humanité. En cette qualité, il doit toujours parler et agir en sa faveur. Vous devez toujours panser le coupable comme l'innocent et vous ne devez voir que l'organisme malade. Le reste ne nous regarde pas. Inspirez ces idées à vos collaborateurs et faisons que jamais nous n'ayons à nous reprocher la mort d'un seul homme innocent.

C'est ce qui arriverait indubitablement si, comme quelques médecins et chirurgiens le pensent, nous nous prononcions à leur exemple sur la différence de la manière d'agir des puissances [qui mettent en mouvement les corps vulnérants]. Ces opinions dépendent presque toujours de l'ignorance »[1].

Par son labeur infatigable, son courage, son dévouement, par delà ses gasconnades, ses désarticulations parfois précipitées et quelques travers irritants, Larrey se situe déjà parmi les tout premiers des chirurgiens de l'Empire. Mais, par cette lettre, il justifie que ce soit lui que la postérité ait finalement retenu pour incarner la chirurgie de son temps. Quant au but désiré, il était atteint sans qu'un peloton du général Radet ait eu à tirer un coup de feu : aucun soldat n'eut envie de se retrouver dans l'antichambre d'un nouveau jury. Nul, toutefois, n'aura été réellement dupe.

Comment en dehors des intéressés eux-mêmes, l'armée assimile-t-elle l'aventure des mutilés de Bautzen ? La troupe avec soulagement, d'autant que le but recherché était atteint sans effusion de sang : aucun soldat n'eut envie de se retrouver dans l'attente d'un nouveau jury. Mais les gradés le prirent plutôt mal.

« Pendant l'armistice, le maréchal [Marmont] se fit présenter

1. Un exemplaire de cette note figure au fonds Larrey (BN, Nouv. Acq. Fr, 5875).

tous les hommes mutilés, écrit le capitaine Barrès, c'était vraiment affligeant. Il y en avait plus de vingt dans le bataillon et peut-être plus de quinze mille dans toute l'armée [...]. Quand Monsieur Larrey, chirurgien en chef de l'armée, assurait l'Empereur que le fait était faux, il le trompait sciemment. Il n'y avait pas un officier dans l'armée qui en doutât, car cela se passait pour ainsi dire sous leurs yeux[1] ».

Les généraux se jugeaient désavoués. Ils avaient senti la nécessité de faire des exemples et la plupart d'entre eux ne pardonnèrent pas sa « ruse » au chirurgien, Soult en particulier qui, nous le verrons, le poursuivra encore trente ans plus tard de sa vindicte.

Et l'empereur? À Sainte-Hélène, dans l'éloge décerné à Larrey, le jury de Bautzen était certainement présent. Les pelotons d'exécution constituaient un moyen d'agir dont il ne rejetait pas, çà et là, l'opportunité. Ni le nombre des exécutions — en Égypte, mille deux cents en une seule journée —, ni leur sexe — des femmes à Caen en 1811[2] — ne le faisaient changer d'avis. Mais, ne serait-ce que pour la constitution de la légende, il valait aussi bien qu'il n'ait pas eu à faire fusiller ses propres soldats. Sur le moment, nous le voyons, grâce aux ratures de Daru, passer — et c'est la phase essentielle de l'affaire — de l'extermination de plus de deux mille hommes à l'exécution d'une demi-douzaine. Nous le voyons également choisir pour présider ce jury, le chirurgien qui vient de lui exposer la quasi-impossibilité qu'il y a à distinguer les blessures intentionnelles, puis lui laisser le soin de composer lui-même son équipe. Sans doute, Larrey est-il le chirurgien en chef de l'armée, mais si Napoléon l'avait voulu, rien, vraiment rien, ne l'empêchait de confier le soin de constituer, puis d'orienter le jury à un chirurgien plus malléable. Il semble bien qu'à un moment donné, l'empereur n'ait plus souhaité aller jusqu'au bout. Dès lors que les suspects étaient innocentés, mais que l'opinion avait simultanément enregistré qu'il n'aurait pas hésité à les faire passer par les armes, si le verdict avait été autre, quelle importance cela avait-il de faire fusiller six malheureux bougres. Ceux-ci n'en devaient pas moins la vie à Larrey.

---

1. Jean-Baptiste Barrès, *op. cit.*
2. J. Tulard, Napoléon, Paris 1977.

L'armistice fut vite rompue et la guerre remobilisera les esprits. Les enfants, les débiles et les bossus réépaulèrent leurs fusils. Il ne manquait que les infirmes des précédents combats. Pas pour longtemps. En Avril 1814, Napoléon demandera à Clarke s'il ne lui était pas possible de trouver aux Invalides et de mettre en marche « 7 à 800 individus dont les blessures sont guéries »[1].

1. Correspondance de Napoléon Ier, t. XXVII, lettre n° 21078.

CONCLUSION

La médecine moderne est-elle née par Napoléon ou sous Napoléon ? Qui penserait que la Révolution de la médecine aurait pu se dérouler durant près de vingt ans à proximité même de lui et qu'il serait demeuré le nez plongé dans ses cartes ? Ce n'est guère son style. Ou la révolution de la médecine allait au panier ou l'empereur admettait que ce qui n'était encore — suivant sa propre expression — qu'un art *conjecturel* portait en soi le germe d'une science positive, discipline d'intérêt public qui plus est. Il lui donnera alors les moyens de son irréversibilité et de son accélération. C'est ce qui va se produire, l'effondrement des structures de l'Ancien Régime permettant à une médecine nouvelle de faire sur leurs décombres ses premiers pas et, toute conjecturelle qu'il la juge, non seulement Napoléon lui fait franchir le cap difficile de la première enfance, mais il la dote richement. Dès lors, elle est bien plus redevable à l'empereur qu'à la Convention. « (C'est) le premier homme des temps modernes » disait de lui Chateaubriand. Le rôle que « le premier homme des temps modernes » aura tenu dans la création de la médecine moderne est bien de nature à renforcer cette opinion.

Aussi, dans la mesure où, durant des décennies, médecine moderne et clinique se confondront, est-ce justice d'accoler cette dernière au nom de Napoléon, dédiant à celui-ci ce passage d'un discours prononcé en 1807 par Dumas, doyen de la Faculté de Montpellier, qui, en dix-huit points, entreprend de détailler aux étudiants en médecine ce que la société est désormais en droit d'attendre d'eux.

> « Démêler le principe et la cause d'une maladie à travers la confusion et l'obscurité des symptômes; connaître sa nature, ses formes, ses complications; distinguer au premier coup d'œil tous ses caractères et toutes ses différences; se parer d'elle au moyen d'une analyse prompte et délicate tout ce qui lui est étranger; prévoir les événements avantageux et nuisibles qui doivent survenir pendant le cours de sa durée; gouverner les moments favorables que la nature suscite pour en opérer la solution; estimer les forces de la vie et l'activité des organes; augmenter ou diminuer au besoin leur énergie; déterminer avec précision quand il faut agir et quand il convient d'attendre; se décider avec assurance entre plusieurs méthodes de traitement qui offrent toutes des avantages et des inconvénients; choisir celle dont l'application semble permettre plus de célérité, plus d'agrément, plus de certitude dans le succès; profiter de l'expérience; saisir les occasions; combiner toutes les chances, calculer tous les hasards; se rendre maître des malades et de leurs affections; soulager leurs peines, calmer leurs inquiétudes; deviner leurs besoins; supporter leurs caprices; ménager leur caractère et commander à leur volonté, non comme un tyran cruel qui règne sur des esclaves, mais comme un père tendre qui veille sur la destinée de ses enfants ».[1]

Nul ne reprochera à Dumas, au terme de cette longue envolée — « solennelle et bavarde » comme la juge Foucault[2] — d'avoir oublié quoi que ce soit. Tout ce chacun pourra désormais espérer de son médecin est là, tant sur le plan pratique que moral. Mais si le rôle de l'empereur aura été déterminant pour donner son envol à la Révolution de la médecine, rien ne serait plus absurde que de peindre son intervention aux couleurs de la philanthropie, ou à celles de l'enthousiasme scientifique. L'empereur est avant tout gestionnaire de la nation et chef de guerre. Lorsque dans les dernières campagnes, il aura à choisir entre affecter le peu de chevaux qui lui reste aux ambulances ou à l'artillerie, il n'hésitera pas une seconde en faveur de celle-ci. C'est une chose d'ordonner qu'à l'hôpital chaque

1. Cité par Michel Foucault, *Naissance de la clinique, une archéologie du regard médical*, Paris, 1963.
2. *Op. cit.*

malade ait son propre lit, mais c'en est une autre d'admettre que le ramassage des blessés puisse durant l'action gêner les mouvements de troupes. Dissimulé par l'admirable dévouement de Desgenettes, Larrey ou Percy, l'asservissement du Service de Santé militaire aux commissaires des guerres, maintenu contre bien des avis par Napoléon, est certainement une erreur majeure que ce service traîne encore aujourd'hui, mais, dans l'ordre des priorités qui se bousculaient sur sa table, ce n'était pas la plus urgente. D'autre part, puisque les médicaments qu'il connait parfaitement, à la surprise souvent de ses interlocuteurs, Percy par exemple, ne guérissent pas encore —ils ne commenceront à le faire vraiment que dans bien longtemps, autour de 1930 — la démarche lui paraît tomber sous le sens. En attendant le moment où l'on sera à même de guérir les maladies, il faut s'arranger pour les déjouer, ruser avec elles. On retrouve en lui le stratège. Tomber malade est, pour Napoléon, de la même aune qu'être blessé ou se retrouver aux mains de l'ennemi. Trois situations face auxquelles il prescrira du bout des lèvres de tenter ce qu'il est possible, mais pour lui il y a mieux à faire. Durant tout son règne et rétrospectivement à Sainte-Hélène, sa sympathie va visiblement à ceux qui savent les éviter.

Dans ce qui, sous sa plume ou dans ses propos, ressemble déjà beaucoup à l'ébauche d'une politique de santé et qu'on ne rencontre guère dans les préoccupations des autres souverains et chefs militaires, ses contemporains —à l'exception de l'archiduc Charles, la prévention et l'hygiène occupent une place de premier plan. Mais en dépit de ses mises en garde, toutes deux n'en sont encore qu'au stade de la mise en place, alors que les maladies frappent toujours, partout et souvent très fort. Face à elles, la première réaction de Napoléon est alors d'essayer de comprendre. Comprendre, par exemple, la diphtérie (le croup), quand celle-ci emporte en 1807 le jeune Napoléon-Louis dont il voulait faire son héritier, comme il a déjà compris dans sa jeunesse le paludisme ou la variole et cela bien avant nombre de médecins. Comprendre, pour lui, est la phase où se prépare la contre-attaque. D'où, la nécessité, en vue de celle-ci, de s'appuyer sur des troupes solides, en l'occurrence un corps médical organisé et dont chaque membre a bien assimilé les dix-huit commandements du doyen Dumas. Si le temps lui avait été donné, il aurait même sans doute été plus loin, le fonctionnarisant, voire le militarisant.

Mais, entre l'enseignement hospitalo-universitaire qu'il développe pour la médecine civile et l'évacuation des blessés qu'il entrave, au mieux qu'il ne facilite pas, la différence est fondamentale. Dans un cas, c'est à la médecine de demain qu'il va donner les moyens d'exister; dans l'autre c'est sur le champ qu'il devrait agir, dans le désordre même du combat, alors qu'il sait ne pas disposer des moyens nécessaires. Cette réforme là, il la remet à plus tard. Mais, à Sainte-Hélène, il tiendra sur le sujet de bien intéressants propos[20], justifiant d'avoir écarté les médecins militaires l'administration des hôpitaux, afin de leur conserver le rôle d'avocats des soldats. Si l'on considère la façon dont ceux-ci se comporteront vis-à-vis d'eux durant la retraite de Russie, il faut admettre que Napoléon n'est pas le seul à penser ainsi. Si l'on analyse également les propos qu'il tient sur la manière dont un praticien doit conserver secrètes les confidences de celui qui fait appel à lui, c'est à la fois un rappel de son rôle dans la rédaction du code pénal et l'accent mis sur l'un des points cardinaux de l'éthique médicale, dans le moment encore bien nébuleuse.

Là aussi, il est en avance sur son époque et, seul, le temps lui aura manqué. Nous avons vu les réactions engendrées par la place des médecins dans la bien innocente classification de Lalande, chez les militaires, elle est nettement moins bonne et il ne vient encore à l'idée de personne de protester. Traversant, durant la brève présence des français à Moscou, la salle à manger du Kremlin, le futur maréchal de Castellane s'apitoie :

> « Pauvre salle à manger, à quoi étais-tu destinée! Ce ne sont plus l'empereur Alexandre et sa famille dînant dans ton sein; Ce sont des officiers d'ordonnance, des aides de camp d'aides de camp, des officiers de garde, des ménins, des pages, des payeurs, des médecins, chirurgiens, apothicaires de Napoléon[1] ».
>
> Desgenettes, Larrey, après les aides de camp d'aides de camp ...

Mais l'absence de temps dont disposa l'empereur et l'aveuglement de ses proches n'excluent pas, *in fine*, de mettre l'accent sur ce que furent l'abnégation, le dévouement, mais aussi l'imagination de ces

1. Castellane (M^{al} de) *Mémoires*, tome I, Paris, 1880.

chirurgiens qui furent tout sauf « de pacotille ». De tous, c'est encore Briot qui l'expose le mieux :

« Si le génie consiste à faire de grandes choses avec de petits moyens, on peut dire que jamais la chirurgie n'en a montré davantage que dans les dernières guerres. Manquant souvent des objets les plus indispensables, le chirurgien militaire savait, sur le champ de bataille, changer en moyens de guérison tout ce qui se présentait à lui : il avait bientôt converti le premier morceau de linge qui tombait sous sa main en charpie, en bandes, en compresses : un simple bistouri lui servait à faire toute espèce d'incision et presque d'opération, pour découvrir, quelquefois pour extraire les balles, les esquilles, les portions d'armes, de vêtements et autres corps étrangers. (...). De simples bandes, artistement disposées et placées, remplissaient quelquefois plusieurs indications en même temps. L'eau était le seul topique avec lequel on lavait, fomentait, et conduisait souvent à une entière guérison des plaies même assez graves, et en peu de temps. Aidé de son génie seul, le chirurgien militaire voyait et jugeait en même temps d'un coup d'œil quel était le nombre des blessés, celui qui réclamait les secours les plus prompts, le genre de secours le plus approprié à son état, et comment il pouvait se les procurer. À défaut de charpie et de linge, il se servait de mousse, d'herbes, de feuilles : à défaut de viande ordinaire, il employait celle du cheval pour faire du bouillon, qu'à défaut de sel il salait avec la poudre à canon. Il faisait la chirurgie comme le soldat faisait la guerre. »

Briot venait de décerner là à ses confrères, sans penser le moins du monde à les mettre en valeur, le seul éloge qui comptait pour Napoléon : ils auront fait la chirurgie « comme le soldat faisait la guerre ». À cet hommage, il convient de mêler les noms de deux penseurs militaires qui ont profondément réfléchi aux péripéties colorant l'épopée, deux généraux, le prussien Clauzewitz[1] et le français Foy. Le premier est autant préoccupé des marches et de la forme physique qu'elles requièrent que Napoléon l'est du « mauvais air » et tous deux adresseront un salut appuyé au Service de santé français, mais c'est le second qui ira le plus loin :

« La patrie doit une reconnaissance sans bornes aux services

1. C. Von Clauzewitz, De la guerre, Paris, 1955.

modestes des officiers de santé », écrit-il. Placée entre la cupidité des administrateurs et l'ambition des militaires, cette classe respectable de citoyens a donné l'ensemble d'un dévouement dont aucun calcul n'altéra la pureté[1] ».

On en revient à la question : l'empereur a-t-il créé ou plus simplement installé la médecine moderne? La médecine qui était encore celle des années 1950 où « le coup d'œil » primait toujours et qui n'est plus celle d'aujourd'hui, sans aucun doute. Il revient à Ackerknecht d'avoir trouvé la meilleure formule : « Si ce n'est pas la médecine moderne qui naît à Paris à ce moment là, c'est au moins une médecine moderne[2] ». On évolue avec aisance parmi les livres de médecine publiés à Paris en 1809, dont seulement trois sur cent cinq[3] sont encore en latin. La plupart d'entre eux aurait pu paraître sous le même titre en 1895 ou 1930. En revanche, ils n'auraient pu le faire en 1790, soit dix ans avant que ne débute l'ère napoléonienne.

Tel est le véritable bouleversement qui, quelle qu'en soit la facette, remonte toujours à Napoléon, pour le meilleur — facultés, hôpitaux, médicalisation des campagnes, vaccinations, égouts — et pour le moins bon, le service de santé militaire. Inspirateur? animateur? l'un et l'autre à la fois et nettement plus que moins. En 1832, Balzac jetait sur le papier quelques notes en vue d'un roman qu'il envisageait d'intituler : « la Bataille » :

> « Faire un roman nommé « la Bataille », où l'on entend à la première page gronder le canon et, à la dernière, le cri de victoire et pendant la lecture duquel le lecteur croit assister à une véritable bataille, comme s'il la voyait du haut d'une montagne, avec tous les accessoires, uniformes, blessés, détails. La veille de la bataille et le lendemain, Napoléon dominant tout cela »[4].

Le fracas de « la Bataille » — qui n'a jamais été écrite — et le tumulte d'une révolution, fut-ce de la médecine, c'est un peu de pareil au même. Une bataille dont les généraux furent Fourcroy, Cabanis, Chaptal, Corvisart, Desgenettes, Larrey, Percy et Girardot

---

1. Général Foy, Histoire de la guerre de la Péninsule, Paris, 1827, t. 1.
2. E. Ackerknecht. *La Médecine hospitalière à Paris*, Paris, 1986, (trad. française).
3. Annuaire médical, Paris, 1810 (voir annexe 4 page 333).
4. M. Bouteron, « l'Amitié de Balzac et de Stendhal », *Revue des Deux Mondes*, juillet 1941.

capitaine, peut-être chef d'escadron... Empruntons à Balzac sa dernière phrase : « La veille de la bataille et le lendemain, Napoléon dominant tout cela ».

« Napoléon dominant tout cela », c'est bien, dans la substitution de la médecine moderne au gothique art de guérir, ainsi que se passèrent les choses.

ANNEXES

ANNEXE I

LOI DE VENTÔSE AN XI, RELATIVE À L'EXERCICE DE LA MÉDECINE

Titre I. — Dispositions générales

Art. 1er. — À compter du 1er vendémiaire de l'an XII, nul ne pourra embrasser la profession de médecin, du chirurgien ou d'officier de santé, sans être examiné et reçu comme il sera prescrit par la présente loi.

Art. 2. — Tous ceux qui obtiendront, à partir du commencement de l'an XII, le droit d'exercer l'art de guérir, porteront le titre de docteurs en médecine ou en chirurgie, lorsqu'ils auront été examinés et reçus dans l'une des six écoles spéciales de médecine, ou celui d'officiers de santé, quand ils seront reçus par les jurys dont il sera parlé aux articles suivants.

Art. 3. — Les docteurs en médecine et les chirurgiens reçus par les anciennes facultés de médecine, les collèges de chirurgie et les communautés de chirurgiens, continueront d'avoir le droit d'exercer l'art de guérir comme par le passé. Il en sera de même pour ceux qui exerçaient dans les départements réunis, en vertu des titres pris dans les universités étrangères, et reconnus légaux dans les pays qui forment actuellement ces départements.

Quant à ceux qui exercent la médecine ou la chirurgie en France, et qui se sont établis depuis que les formes anciennes de réception ont cessé d'exister, ils continueront leur profession, soit en se faisant recevoir docteurs ou officiers de santé, comme il est dit aux articles 10 et 21, soit en remplissant simplement les formalités qui sont prescrites à leur égard à l'article 23 de la présente loi.

Art. 4. — Le gouvernement pourra, s'il le juge convenable, accorder à un médecin ou à un chirurgien étranger et gradué les universités étrangères, le droit d'exercer la médecine ou la chirurgie sur le territoire de la République.

Titre II. — des examens et de la réception des doctrines en médecine ou en chirurgie.

Art. 5. — Il sera ouvert, dans chacune des six écoles spéciales de médecine, des examens pour la réception des docteurs en médecine ou en chirurgie.

Art. 6. — Ces examens seront au nombre de cinq, savoir : — le premier, sur l'anatomie et la physiologie ; — le deuxième, sur la pathologie et la nosologie ; — le troisième, sur la matière médicale, la chimie et la pharmacie ; — le quatrième, sur l'hygiène et la médecine légale ; — le cinquième, sur la clinique interne ou externe, suivant le titre de docteur en médecine ou de docteur en chirurgie que l'aspirant voudra acquérir. — Les examens seront publics ; deux d'entre eux seront nécessairement soutenus en latin.

Art. 7. — Après les cinq examens, l'aspirant sera tenu de soutenir une thèse qu'il aura écrite en latin ou en français.

Art. 8. — Les étudiants ne pourront se présenter aux examens des écoles qu'après avoir subi, pendant quatre années, l'une ou l'autre d'entre elles, et acquitté les frais d'études qui seront déterminés.

Art. 9. — Les conditions d'admission des étudiants aux écoles, le mode des inscriptions qu'ils y prendront, l'époque et la durée des examens, ainsi que les frais d'étude et de réception, et la forme du diplôme à délivrer par les écoles aux docteurs reçus, seront déterminés par un règlement délibéré dans la forme adoptée pour tous les règlements d'administration publique ; néanmoins, la somme totale de ces frais ne pourra excéder mille francs ; et cette somme sera partagée dans les quatre années d'étude et dans celle de la réception.

Art. 10. — Les médecins et chirurgiens qui, ayant étudié avant la suppression des universités, facultés et collèges de médecins et de chirurgie, et n'ayant pas pu subir d'examen par l'effet de cette suppression, voudront acquérir le titre de docteur, se présenteront à l'une des écoles de médecine avec leurs certificats d'études ; ils y seront examinés, pour recevoir, pour recevoir le diplôme ; et ils ne seront tenus d'acquitter que le tiers des frais d'examen et de réception.

Art. 11. — Les médecins ou chirurgiens non reçus comme ceux de l'article précédent, mais qui ont été employés en chef ou comme officiers de santé de première classe, pendant deux ans, dans les armées de terre ou de mer, se présenteront, s'ils veulent obtenir le titre de docteur en médecine ou en chirurgie, avec leur brevets ou commissions certifiées par les ministres de la guerre ou de la marine, à l'une des écoles de médecine, où ils seront tenus de subir le dernier acte de réception seulement, ou de soutenir une thèse. Il leur sera délivré un diplôme ; et ils ne paieront que les frais qui seront fixés par la thèse.

Art. 12. — Ceux des élèves qui, ayant étudié dans les écoles de médecines instituées par la loi du 14 frimaire an III, ont subi des examens et ont fait preuve de capacité dans ces écoles, suivant les formes qui y ont été établies, se pourvoiront à celles de ces écoles où ils auront été examinés, pour y recevoir le diplôme de docteur. Ils seront tenus d'acquitter la moitié des frais fixés par les examens et la réception.

Art. 13. — Les élèves nationaux admis par le concours des lycées ou des prylanées aux écoles spéciales de médecine, d'après l'article 35 de la loi du

11 floréal an X, seront seuls dispensés de payer les frais d'étude et de réception.

Art. 14. — Le produit des études et des réceptions dans chaque école de médecine sera employé au traitement des professeurs et aux dépenses de chacune d'elles, ainsi qu'il sera réglé par le gouvernement; sans néanmoins que les sommes reçues dans l'une des écoles puissent être affectées aux dépenses des autres.

Titre III. — DES ÉTUDES ET DE LA RÉCEPTION DES OFFICIERS DE SANTÉ.

Art. 15. — Les jeunes gens qui se destineront à devenir officiers de santé ne seront pas obligés d'étudier dans les écoles de médecine; ils pourront être reçus officiers de santé, après avoir été attachés, pendant six années, comme élèves, à des docteurs, ou après avoir suivi pendant cinq années consécutives, la pratique des hôpitaux civils ou militaires. Une étude de trois années consécutives dans les écoles de médecine leur tiendra lieu de résidence de six années chez les docteurs, ou de cinq années dans les hospices.

Art. 16. — Pour leur réception des officiers de santé, il sera formé, dans le chef-lieu de chaque département, un jury composé de deux docteurs domiciliés dans le département, nommés par le premier consul, et un commissaire pris parmi les professeurs des six écoles de médecine, et désigné par le premier consul. Ce jury sera nommé tous les cinq ans; ses membres pourront être continués.

Art. 17. — Les jurys des départements ouvriront, une fois par an, les examens pour la réception des officiers de santé. — Il y aura trois examens : — l'un sur l'anatomie, — l'autre sur les éléments de la médecine, — le troisième sur chirurgie et les connaissances les plus usuelles de la pharmacie. — Ils auront lieu en français, et dans une salle où le public sera admis.

Art. 18. — Dans les six départements où seront situées les écoles de médecine, le jury sera pris parmi les professeurs de ces écoles; et les réceptions des officiers de santé seront faites dans leur enceinte.

Art. 19. — Les frais des examens des officiers de santé ne pourront pas excéder deux cent francs. La répartition de cette somme entre les membres du jury sera déterminée par le gouvernement.

Art. 20. — Le mode des examens faits par les jurys, leurs époques, leur durée, ainsi que la forme du diplôme qui devra être délivré aux officiers de santé, seront déterminés par le règlement dont il est parlé à l'article 9.

Art. 21. — Les individus qui se sont établis depuis dix ans dans les villages, les bourgs, etc., pour y exercer la chirurgie, sans avoir pu se faire recevoir depuis la suppression des lieutenances du premier chirurgien et des communautés, pourront se présenter au jury du département qu'ils habitent, pour y être examinés et reçus officiers de santé. Ils ne paieront que le tiers du droit fixé pour ces examens.

Titre IV. — DE L'ENREGISTREMENT ET DES LISTES DES DOCTEURS ET DES OFFICIERS DE SANTÉ

Art. 22. — Les médecins et les chirurgiens reçus suivant les anciennes formes supprimées en France, ou suivant les formes qui existaient dans les départements réunis, présenteront, dans l'espace de trois mois après la publication de la présente loi, au tribunal de leur arrondissement et au bureau de leur sous-préfecture, leurs lettres de réception et de maîtrise. — Une inscription sur une liste ancienne légalement formée, ou, à défaut de cette inscription ou de liste ancienne, une attestation de trois médecins ou de trois chirurgiens dont les titres auront été reconnus, et qui sera donnée par voie d'information devant un tribunal, suffira pour ceux des médecins et des chirurgiens qui ne pourraient pas retrouver et fournir leurs lettres de réception et de maîtrise.

Art. 23. — Les médecins ou chirurgiens établis depuis la suppression des universités, facultés, collèges et communautés, sans avoir pu se faire recevoir, et qui exercent depuis trois ans, se muniront d'un certificat délivré par les sous-préfets de leur arrondissement, sur l'attestation du maire et de deux notables des communes où ils résident, au choix des sous-préfets : ce certificat, qui constatera qu'il pratiquent leur art depuis l'époque indiquée, leur tiendra lieu de diplôme d'officier de santé; ils le présenteront, dans le délai prescrit par l'article précédent, au tribunal de leur arrondissement et au bureau de leur sous-préfecture. — Les dispositions de cet article seront applicables aux individus mentionnés dans les articles 10 et 11, et même à ceux qui, n'étant employés ni en chef ni en première classe aux armées de terre ou de mer, et ayant exercé depuis trois ans, ne voudraient pas prendre le titre et le diplôme de docteur en médecine ou en chirurgie.

Art. 24. — Les docteurs ou officiers de santé reçus suivant les formes établies dans les deux titres précédents seront tenus de présenter, dans le délai d'un mois après la fixation de leur domicile, les diplômes qu'ils auront obtenus, au greffe du tribunal de première instance et au bureau de la sous-préfecture de l'arrondissement dans lequel les docteurs et officiers de santé voudront s'établir.

Art. 25. — Les commissaires du gouvernement près les tribunaux de première instance dresseront les listes des médecins et chirurgiens anciennement reçus, de ceux qui sont établis depuis dix ans sans réception, et des docteurs et officiers de santé nouvellement reçus suivant les formes de la présente loi et enregistrés aux greffes de ces tribunaux; ils adresseront, en fructidor de chaque année, copie certifiée de ces listes au grand-juge ministre de la justice.

Art. 26. — Les sous-préfets adresseront l'extrait de l'enregistrement des anciennes lettres de réception, des anciens certificats et des nouveaux diplômes dont il vient d'être parlé, aux préfets, qui dresseront et publieront les listes de tous les médecins et chirurgiens anciennement reçus, des docteurs et officiers de santé domiciliés dans l'étendue de leurs départements. Ces listes seront adressées par les préfets au ministre de l'intérieur, dans le dernier mois de l'année.

Art. 27. — À compter de la publication de la présente loi, les fonctions de médecins et de chirurgiens jurés appelés par les tribunaux, celles de médecins et chirurgiens en chef dans les hospices civils ou chargés par des autorités administratives de divers objets de salubrité publique, ne pourront être remplies que par des médecins et des chirurgiens reçus suivant les formes anciennes, ou par des docteurs reçus suivant celles de la présente loi.

Art. 28. — Les docteurs reçus dans les écoles de médecine pourront exercer leur profession dans toutes les communes de la République, en remplissant les formalités prescrites par les articles de la précédente.

Art. 29. — Les officiers de santé ne pourront s'établir que dans le département où ils auront été examiné par le jury, après s'être fait enregistrer comme il vient d'être prescrit. Ils ne pourront pratiquer les grandes opérations chirurgicales que sous la surveillance et l'inspection d'un docteur, dans le lieux où celui-ci sera établi. Dans le cas d'accidents graves arrivés à la suite d'une opération exécutée hors de la surveillance et de l'inspection prescrites ci-dessus, il y aura recours à indemnité contre l'officier de santé qui s'en sera rendu coupable.

Titre V. — DE L'INSTRUCTION ET DE LA RÉCEPTION DES SAGES-FEMMES

Art. 30. — Outre l'instruction donnée dans les écoles de médecine il sera établi dans l'hospice le plus fréquenté de chaque département un cours annuel et gratuit d'accouchement théorique et pratique, destiné particulièrement à l'instruction des sages-femmes. — Le traitement du professeur et les frais du cours seront pris sur la rétribution payée pour la réception des officiers de santé.

Art. 31. — Les élèves sages-femmes devront avoir suivi au moins deux de ces cours, et vu pratiquer pendant neuf moins ou pratiqué elle-mêmes les accouchements pendant six mois dans un hospice ou sous la surveillance du professeur, avant de se présenter à l'examen.

Art. 32. — Elles seront examinées par les jurys sur la théorie et la pratique des accouchements, sur les accidents qui peuvent les précéder, les accompagner et les suivre, et sur les moyens d'y remédier. — Lorsqu'elles auront satisfait à leur examen, on leur délivrera gratuitement un diplôme dont la forme sera déterminée par le règlement prescrit par les articles 9 et 20 de la présente loi.

Art. 33. — Les sages-femmes ne pourront employer les instruments dans les cas d'accouchement laborieux, sans appeler un docteur, ou un médecin ou chirurgien anciennement reçu.

Art. 34. — Les sages-femmes feront enregistrer leur diplôme au tribunal de première instance, et à la sous-préfecture de l'arrondissement où elles s'établiront et où elles auront été reçues. — La liste des sages-femmes reçues pour chaque département sera dressée dans les tribunaux de première instance et par les préfets, suivant les formes indiquées aux articles 23 et 26 ci-dessus.

Titre VI. — DISPOSITIONS PÉNALES

Art. 35. — Six mois après la publication de la présente loi tout individu qui continuerait d'exercer la médecine ou la chirurgie, ou de pratiquer l'art des accouchements, sans être sur les listes dont il est parlé aux articles 25, 26 et 34, et sans avoir de diplôme, de certificat ou de lettre de réception, sera poursuivi et condamné à une amende pécuniaire envers les hospices.

Art. 36. — Ce délit sera dénoncé aux tribunaux de police correctionnelle, à la diligence du commissaire du gouvernement près ces tribunaux. — L'amende pourra être portée jusqu'à 1000 francs pour ceux qui prendraient le titre et exerceraient la profession de docteur ; — à 500 francs pour ceux qui se qualifieraient d'officiers de santé et verraient des malades en cette qualité ; — à 100 francs pour les femmes qui pratiqueront illicitement l'art des accouchements. — L'amende sera double en cas de récidive ; et les délinquants pourront, en outre, être condamnés à un emprisonnement qui n'excédera pas six mois.

ANNEXE II

STATISTIQUE INDIVIDUELLE DE PARIS (1809)[1]

590	COUEDE 31, rue des Mathurins	Médecin et propriétaire	40 à 50 000 F	Célibataire
1935	WENZEL 18, rue Charlot	Baron, propriétaire et oculiste de S.M. l'Empereur	6 000 F	Moralité excellente. Très considéré tant par ses mœurs que par son art dont il tire un revenu assez considérable.
1983	DIDIER 338, rue Saint-Denis	Chirurgien des prisons	Décédé il a six mois, n'a laissé aucune fortune.	
1995	JEANROY 25, rue Saint-Martin	Médecin	15 000 F + 40 000 F	Probe, humain, grande réputation. Outre ses 15 000 F, se fait de son état 40 000 F

1. Archives nationales, F^7 2532 et 2532. (1er vol. : 1 à 595 ; 2e vol. : 1868 à 2769.)

2034	BERTIN 25, rue Saint-Merri	Médecin-chef hospice		8 000 F
2266	ANDRY	Médecin	aisé	Honnête homme.
2298	LEDRU 2, rue Neuve-Saint-Paul	Médecin	16 à 18 000 F	Bien famé.
2322	LE PREUX 10, rue Chanoinesse	Médecin		
2394	BOYER 7, rue de Grenelle	Premier chirurgien de S.M. l'Empereur du produit de son art	40 000 F	Honnête homme, tout occupé de son art. Il est attaché au gouvernement.
2456	BOYVEAU LAFFECTEUR 10, rue de Varenne	Médecin	30 000 F de son art	Très attaché au gouvernement.
2535	CORVISART 87, rue Saint-Dominique	Médecin de l'Empereur	50 000 F	N'est pas de première moralité dans l'ordre des mœurs, mais ne donne point de scandales. A de très bonnes opinions qu'il professe d'un ton très franc et très indépendant.

ANNEXE III

LES PROFESSIONNELS DE SANTÉ PARMI LES 424 MEMBRES DES COLLÈGES ÉLECTORAUX D'ARRONDISSEMENTS DU DÉPARTEMENT DU MONT-BLANC (1805)

Arrondissement	*Canton*	*Membre du collège*	*Capital ou revenus*
Annecy	*Annecy (Nord)*	*Anthonioz Claude 51 ans, médecin*	*20 000 F (capital)*
	Annecy (Sud)	*Amolet Gaspard 39 ans, chirurgien*	*6 000 F (revenus)*
	Favergues	*Delacheval Pierre 70 ans, officier de santé*	*35 000 F (capital)*
		Revel Claude 43 ans, officier de santé	*12 000 F (capital)*
	Rumilly	*Gantin Antoine 52 ans, officier de santé*	*600 F*
		Sautier Jean 37 ans, officier de santé	*700 F (pension)*
Chambéry	*Biolle*	*Rosset Joseph 40 ans, chirurgien*	
	Chambéry (Nord)	*Daquin Claude 72 ans, médecin*	*« Vit de son art »*
		Bonjean Jacques 62 ans, pharmacien	*36 000 F (revenus)*
	Chatelard	*Bouchet J.B. 54 ans, officier de santé*	*18 000 F (capital)*
	Les Échelles	*Bardin Nicolas 26 ans, officier de santé*	*30 000 F (capital)*
	St-Geniès	*Decamp Emmanuel 47 ans, chirurgien*	*700 F (pension)*
	L'Hôpital	*Falguet Albert 53 ans, médecin*	*30 000 F (capital)*
	Montmélian	*Falloud François 62 ans, officier de santé*	*15 000 F (capital)*

		Richard Paul 40 ans, chirurgien	*12 000 F (capital)*
	Pierre d'Albigny	*Milloz Humbert 38 ans, chirurgien*	*30 000 F (capital)*
	Yenne	*de Menthon J.B. 45 ans, officier de santé*	*15 000 F (capital)*
St-Jean de Maurienne	*St-Jean de Maurienne (Sud)*	*Borgé Laurent 54 ans, chirurgien et maire*	*15 000 F (capital)*
Moustiers	*Beaufort*	*Bouchet Michel 52 ans, officier de santé*	*10 000 F (capital)*
	Conflans	*Mamiot Claude 63 ans, officier de santé*	*12 000 F (capital)*

• Soit 19 médecins, chirurgiens ou officiers de santé et 1 pharmacien sur 424 membres des collèges cantonaux, issus de 16 cantons sur les 39 du départements.

• Au niveau du collège départemental lui-même, le pourcentage est plus faible encore, soit 5 sur 194. Quant à la liste des 100 habitants de Chambéry les plus imposés en 1808, elle ne contient que 2 représentants des professions de santé : le pharmacien Bonjean et un médecin qui ne figure pas parmi les membres des collèges d'arrondissements de 1805, le Dr Jacques Demaisons. Sur les 100 notables, on compte 25 avocats ou avoués.

• On notera le peu d'informations sur les revenus des intéressés. Ceux du pharmacien Bonjean sont particulièrement importants, correspondant aux appointements de Corvisart, premier médecin de l'Empereur.

ANNEXE IV

LA BIBLIOTHEQUE DU MÉDECIN DANS L'*ANNUAIRE MÉDICAL* DE 1809

Jean Pierre Maygrier, accoucheur de talent, marquera surtout la période par la publication en 1809 et 1810 d'un annuaire professionnel comme il n'en existait pas encore. Entre autre informations, il indique dans l'édition de 1809 les 105 livres publiés par les éditeurs français en 1808 (75 le seront en 1809). Cette liste livre une série de repères importants, dont les moindres ne sont pas la classification retenue et son désordre apparent. Trois observations sautent aux yeux : seuls, trois livres sont encore rédigés en latin, ils auraient été largement majoritaires vingt ans plus tôt; pour une grande partie d'entre eux, les titres des volumes pourraient correspondre à des publications du début du XXe siècle. La section « thérapeutique et médicaments » est, en revanche, inexistante.

Anatomie et physiologie :

Exposition de la structure de l'encéphale et du cerveau.
Considération physiologique sur le pouvoir de l'imagination maternelle durant la grossesse, par J.B. Demangeon.
Manuel de l'anatomiste, par J.P. Maygrier.
Traité de la nécrose, par J.P. Weidmann.
Les anastomoses dans les vaisseaux, par M. Araldi.
Essai sur les irritations, par Marandel.
Recherches sur la physique des mammifères, particulièrement les marmottes, par J.A. Sassy.
Physiologie intellectuelle ou développement de la doctrine du professeur Gall, par Demangeon.
Mémoire sur l'analogie entre les os et les muscles du tronc des animaux, par C. Dumeril.
Guide de l'anatomie humaine, par Fattori.
Traité d'anatomie et de physiologie, par M. Guilio.
Essai sur les prédominances organiques dans les différents âges, par H.F. Ranque.

Nouvelle théorie de la vie, par A.L. Guillouté.
Table synoptique des humeurs, ou fluides animaux, par M. Chaussier.
Introduction au cours de physiologie du cerveau du docteur Gall.
Traité de la nouvelle physiologie du cerveau, ou exposition de la doctrine du docteur Gall, par J.B. Nacquart.
La cranomancie du docteur Gall, anéantie au moyen de l'anatomie et de la physiologie de l'âme, par J. Verdier de la Sarthe.
Recherche sur le système nerveux et le cerveau, mémoire présenté à l'Institut de France, par le docteur Gall.
— *Zoonomie*, par Erasme Darwin.

Médecine :

Les mauvais traitements de la gale, par F. Placial.
Observation sur la fièvre nerveuse, par Hufeland.
Observations médicales faits à Auch, par M.V. Fourgais.
Dissenteria, par Redemacher.
Les fièvres intermittentes et le quinquina, par M. Rubini.
Observations sur les laits répandus, par F. Pelissot.
Traité d'accouchement, de maladies des femmes, par C.N. Gardien.
Nouvelle méthode pour reconnaître les maladies internes de la poitrine par la percussion de cette cavité, par Avonbrugger, traduit du latin commenté, par J.N. Corvisart.
Pyretoligia medica, par Ph. Petit-Radel.
Manuel de vaccination, par J.M. Socquet.
Mémoire sur le croup, par M. Des Essartz.
Mémoire sur l'hydropisie aiguë du ventricule du cerveau, par A.M. Bouvier.
La constitution des trois premiers mois de 1806 et les maladies qui ont régné à Tarascon, par F.J. Richard.
Nouvelle technique de Brown réfutant le système du spasme, par Brown.
L'ami de la santé, pour tous les sexes et tous les âges, par P. Perrier.
Tableau historique des maladies internes qui ont infligé la Grande Armée dans la campagne de Prusse et de Pologne durant les années 1806 et 1807.
Considération sur la nature et le traitement des maladies héréditaires ou de famille, par Portal.
Observation sur un fait relatif à la vaccine, par E. Sainte-Marie.
Traité analytique de la folie et les moyens de la guérir, par Amard.
Prix proposé par l'Académie de Dijon en 1802 : les fièvres catarrhales, par Lafont-Gouzi.
Relations des maladies qui ont régné dans les différentes contrées de France depuis 1757 jusqu'en 1807.
Manuel sur le croup, par D. Latour.
Les Pronostics dangereux et mortels sur les différentes maladies de l'homme pour servir à MM. les curés.

Observations relatives au croup publiées conformément aux ordres de son Excellence le ministre de l'Intérieur.
Synopsis des fièvres, par M. Demercy.
Journal d'observations de médecine chirurgie et pharmacie, par M. Denis.
Traité de l'inflammation et de ses différentes terminaisons, par J.F. Chortet.
Monographie des dégénérations skirrheuses de l'estomac fondée sur un grand nombre d'observations, par F. Chardel.
Les maladies observées dans l'Hôtel-Dieu de Marseille en 1807, par J.G. Niel.
Manuel de médecine et de chirurgie pratique, par Wancard.
Le rhumatisme chronique dans la ville de Lyon, par Rodamel.
Les signes que peut fournir la langue, par J.F. Hernandez.
Traité de la plique polonaise, par Defontaines.
Traité de la rougeole, par G. Roux.
De la nature des fièvres, par Heurteloup.
Traité des hémorragies, par J. Lordat.
Manuel de médecine pratique militaire, par D.A. Hecker.
Histoire des phlegmasies ou inflammations chroniques fondées sur de nouvelles observations de clinique et d'anatomie pathologie, par F.V. Broussais.
De la vaccine et de ses effets, par C.A. Barrey.
Le guide des bonnes mères, par J.F. Montain.
De apoplexia, par F.E. Foderé.
Traité contre la saignée, par J.A. Guy.
De mania animadversiones medico-philosophicae, par J.B. Lauterd.
Actes de chirurgie de l'Université de Wilna, par J. Frank.

Chirurgie

Éléments de médecine opératoire, par F. Rossi.
Nouveaux procédés pour la confection des dents, par D. Foucou.
L'art du dentiste, par Audibran-Chambly.
Traité des bandages et appareils à l'usage des chirurgiens des armées, par J.B. Thillaye.
Diverses méthodes de traiter la maladie vénérienne, par L.V. Lagneau.
Manuel de l'oculiste ou dictionnaire ophtalmologique, par M. de Winzel.
Recherche historique sur l'art du dentiste chez les anciens, par J.R. Duval.
Manuel des personnes incommodées de hernie, par Pipelet.

Matieres médicales et pharmacie

Observations sur les substances vénéneuses, par Chansarel.
Nouveaux éléments de thérapeutique, suivis d'un essai sur l'art de formuler, par Alibert.
Des eaux minérales d'Aix, par J. Daquin.

Chimie botanique et histoire naturelle

Cours analytique de chimie, par J. Mogon.
Traité élémentaire de chimie et de physique, par J.B. Jumelin.
Théories des couleurs et des corps inflammables, par Opoix.
Table raisonnée des annales de chimie, par Biatt.
Démonstration botanique, par M.L. Richard.
Tables analytiques de la nouvelle édition de l'histoire naturelle de Buffon, par C.S. Sonini.
Plantes usuelles, par J. Roque.
Traité historique, graphique, culinaire et médical des champignons, par Paulet.
Cours de chimie, par J.E.B. Bouillon-Lagrange.
Histoire naturelle des animaux, par Pline, traduction de J.C.B. Jieroult.
Les maladies des plantes, par P. Ré.
Les eaux sulfureuses et thermales d'Acqui, par Mogon.
Les maladies des vers à soie, par P. Nysten.
Histoire naturelle appliquée à la chimie, par S. Morelot.
Conchytiologie systèmatique, par D. de Montfort.
Phytographie encyclopédique, par V. Wlellemet.
Les lilliacées, par P.J. Redouté.

Hygiene, physique médicale et médecine légale

Essai sur les eaux des Bains, par Thiriat.
Manuel d'autopsie cadavérique, par Marc.
Fragments d'hygiène générale pour les maladies chroniques, par J.B. Ochier.
La constitution médicale observée dans l'Indre-et-Loire, par J.F. Bouriat.
De la nuit, de son influence sur les maladies, par Moricheau-Beauchamp.
Du magnétisme animal, par A.M. Chastenet de Puyssegur.

Varietes médicales

Observation sur les lois relatives à l'art de guérir, par M. Mouquet.
Éloge de Barthes, chancelier de l'Université de Montpellier, par Baumes.
Éloge de Henri Fouquet, par C.L. Dumas.
Vie littéraire de Spallanzani, par J. Tourdes.
Le thé est-il nuisible qu'utile?, par C.L. Cadet.
Tableaux de la nature ou considérations sur les déserts, par A. de Humboldt.
Recueil de mémoires sur l'epizootie, par Barberet.
Est-*il vrai que le médecin puisse rester étranger à toutes les sciences, à tous les arts qui n'ont pas pour but d'éclairer sa pratique?*, par Bouvier.
— instruction sur les moyens de suppléer le sucre, par Parmentier.
Mon journal de 1807, ou les gens du XVIIIe siècle et la vaccine, par Parfait.

Méthodes analytiques appliqu'es à toutes les branches de la médecine, par J.P. Maygrier.
Précis de l'état actuel des hôpitaux et hospices de Paris, par Duchanoy.
Aperçu sur le département des Alpes-Maritimes, par A.B. Revolat.

ANNEXE V

LA SANTÉ DES TROUPES DANS LA CORRESPONDANCE DE NAPOLEON IER

Sur quelque vingt-deux mille lettres dictées par l'Empereur et publiées sous le Second Empire, environ cinq cents ont directement trait aux problèmes de santé. À peu d'exceptions près, il s'agit de l'organisation des ambulances, de l'évacuation des blessés, mais surtout de l'hygiène des troupes en marche. C'est le choix retenu pour la liste ci-dessous. Aussi, par exemple, n'y figurent pas, ni l'arrêté par lequel Napoléon nomme Corvisart médecin du Gouvernement (n° 5635), ni la lettre dans laquelle il souligne le rôle éducatif des pièces d'anatomie florentines (n° 707), ni celles relatives au concours international sur le croup (n^{os}1259, 12608, 12609, 12611, 12612, 12636, 12713 et 12717).

Voici, au sein de cette correspondance, la localisation des lettres les plus intéressantes pour les vingt-huit premiers volumes (les volumes XXIX à XXXII étant consacrés à Sainte-Hélène).

Volume I

N° 105, 30.3.96, à Berthier : nourriture des troupes — N° 162, 14.4.96, à Lambert : ambulance de 100 lits — N° 360, 8.5.96, à Lambert : traversée du Pô par les ambulances — N° 362, 8.5.96, à Lambert : hôpital de Plaisance — N° 581, 5.6.96, Hôpitaux de Vérone... — N° 593, 8.6.96, à Lambert : se méfier des marécages — N° 59, 8.6.96 : admission aux hôpitaux — N° 779, 21.7.96 : idem; malades dans les couvents — N° 795, 28.7.96 : au provéditeur de Venise, malades dans les couvents — N° 804, 29.7.96, à Gaultier : évacuer les malades vers Milan — N° 808, 30.7.96, au commissaire des guerres à Bruscia : *idem* — N° 871.872, 12.8.96, au Provéditeur : 2000 malades dans les couvents — N° 923, 25.8.96, au Directoire : état sanitaire — N° 951, 1.9.96, au commissaire en chef d'hôpitaux.

Volume II

N° 1039, 28.9.96, à Berthier : organisation des services de santé à Mantoue — N° 1064, 3.10.96, à Denniée : transfert des blessés à Lyon — N° 1265, 11.12.96, à Berthier : visites aux hôpitaux — N° 1266, 11.12.96, à Denniée : état des blessés — N° 1592, 17.3.97 : O.J[1], place des ambulances au combat.

Volume III

N° 1858, 2.6.97, à Bernadotte : le « mauvais air » — N° 1866, 4.6.97, à Berthier : traitement des galeux — N° 2066, 1.8.97, à Duphot : payer les infirmiers — N° 2134, 1.9.97, au Directoire : désordre dans les hôpitaux — N° 2174, 9.9.97 : O.J; réquisitions pour les ambulances — N° 2210, 15.9.97 : O.J; transport rapide des médicaments.

Volume IV

N° 2429, 5.3.98, au Directoire : hôpital de 500 lits à Ajaccio — N° 2467, 2.4.98, à Baraguey d'Hilliers : embarquement de médecins et chirurgiens — N° 2468, 2.4.98, à Berthier : médecins appelés à Gènes — N° 2606, 23.5.98, au Directoire : courriers à dispenser de la quarantaine — N° 2835, 24.7.98, ordre : établissement d'hôpitaux — N° 2861, 27.7.98, à Berthier : enterrer les cadavres — N° 2873, 28.7.98, à Merlin : établissement d'hôpitaux au Caire et à Gizeh — N° 2893, 30.7.98, à Sucy : établissement d'hôpitaux — N° 2901, 30.7.98, à Zajondiek : hôpital de 50 lits à Hensuf — N° 2908, 31.7.98, à Sucy : fonds nécessaires aux hôpitaux — N° 2836.2837, 2.8.98, ordre : formation d'une commission de salubrité — N° 2953, 3.8.98, à Sucy : hôpital du Grand Caire — N° 2954, 3.8.98, à Dupuy : requérir 2 moines pour l'hôpital — N° 3081, 22.8.98, à Sucy : médecins et chirurgiens aux arrêts — N° 3101, 24.8.98, à Sucy : renseignements sur un hôpital au Caire — N° 3108, 25.8.98 : O.J; dépôts d'armes dans les hôpitaux — N° 3119, 26.8.98 : ordre; pain plus soigné pour les hôpitaux — N° 3171, 29.8.98 : ordre-Lazaret du Caire — N° 3212, 1.9.98, ordre : administration sanitaire — N° 3219, 3.9.98, à Berthier : visite des salles d'armes des hôpitaux — N° 3237, 4.9.98, ordre : hôpital pour convalescents aux environs du Caire — N° 3274, 12.9.98, à Le Roy : sommes pour l'administration sanitaire — N° 3291, 13.9.98, à Kléber : retour en France, par mer, des blessés — N° 3294, 13.9.98, arrêté : organisation des Lazareths — N° 3316, 15.9.98, ordre : Lazaret du Caire.

1. O.J : ordre du jour.

Volume V

N° 3399, 29.9.98, arrêté : bureau de santé et salubrité au Caire — N° 3557, 29.10.98, à Berthier : recommandations sanitaires — N° 3558, 29.10.98, *idem* : Visite à l'hôpital du Vieux Caire — N° 3620, 14.11.98, à Beissières : logement pour Beissière malade — N° 3641, 16.9.98 : décision sur un rapport Desgesnettes; eaux croupissantes, salubrité — N° 3653, 21.9.98, à Berthier :embarquement d'aveugles et de blessés — N° 3654, 21.9.98, ordre : projet d'hôpital civil au Caire — N° 3677, 25.11.98, au directoire exécutif : bâtiment à dispenser de la quarantaine — N° 3679, 25.11.98 : O.J; règlement pour les immondices — N° 3727, 8.12.98, à Berthier : reproches aux officiers de santé, certificats de rapatriement de complaisance — N° 3728, 8.12.98 : O.J; quarantaine non respectée — N° 3789, 21.12.98 : O.J; musique pour les malades — N° 3818, 8.1.99 : O.J; peine contre les officiers de santé; punition d'un chirurgien — N° 3861, 16.1.99, à Marmont : punir de mort le refus de soin aux pestiférés — N° 3866, 16.1.99 : O.J; transport des blessés — N° 3904, 26.1.99 : ordre; conseil d'administration des hôpitaux — N° 3905, 26.1.99 : cimetière de l'armée — N° 3908, 28.1.99, à Marmont : instruction contre la peste — N° 3912, 21.1.99, à Berthier : départ de 200 aveugles — N° 3915, 29.1.99, à Berthier : quarantaines — N° 3985, 21.2.99, à d'Aure : soins aux blessés — N° 4003, 27.2.99, Ordre : hôpital à Ramlen — N° 4042, 19.3.99, à Cannes : hôpital à Chafâ-A'mr — N° 4051, 22.3.99, à d'Aure : dénuement de l'hôpital — N° 4053, 23.3.99, à Berthier : deux hôpitaux à Chafâ-A'mr — N° 4059, 25.3.99, au commandant à Chafâ-A'mr : escorte des blessés — N° 4066, 30.3.99 : O.J; moyen de transport pour les hôpitaux — N° 4072, 2.4.99, à d'Aure : transport de blessés — N° 4085, 10.4.99, à Larrey : officier de santé pour la tranchée — N° 4144, 17.5.99, à Cannes : escorte des blessés — N° 4145, 19.5.99, à Leturcq : évacuation des malades — N° 4147.4148.4149, 21-22.5.99, à Dommartin : transport des blessés — N° 4150, 24.5.99, à Boyer : itinéraire des 600 blessés en état de marcher — N° 4154.4157, 25-27.5.99, à Berthier : convois de blessés et fiévreux — N° 4170, 9.6.99, ordre : quarantaine contre la fièvre à bubons — N° 4213, 25.6.99, à d'Aure : visite d'un hôpital par le général en chef — N° 4216, 26.6.99, à Desaix : rendre une fille enlevée par un chirurgien — N° 4360, 15.8.99 : O.J; gratifications à des chirurgiens à Aboubir.

Volume VI

N° 4721, 19.4.1800, à Kléber : rappel des lois sanitaires à propos du retour de l'armée d'Orient — N° 4762, 6.5.1800, à Lawei : sommes pour les estropiés d'Égypte — N° 5150, 27.10.1800, à Berruyer : manufactures aux Invalides — N° 5247, 31.12.1800, à Berthier : demande d'un rapport sur les blessés de l'armée d'Italie, à Lyon.

Volume VII

N° 5381.5382, 15.2.01, à Berthier : réforme des hôpitaux militaires — N° 5581.5583, 21.5.01, à Berthier et à Bruix : remplacer des soldats atteints d'épidémie — N° 5610, 17.6.01, à Forfait : sœurs de la charité dans les hôpitaux de Toulon — N° 5708, 26.8.01, à Berthier : contre un hôpital militaire à Besançon — N° 6217, 29.7.02 : décision; soins aux déserteurs étrangers malades.

Volume VIII

N° 6431, 17.11.02, à Berthier : militaires blessés envoyés au Val de Grâce — N° 6464, 1.12.02 : décision; demande de paiement des ex-régisseurs des hôpitaux militaires — N° 7100, 12.9.03, à Soult : santé des troupes port Ambleteuse — N° 7125, 21.9.03, à Davout : mauvais air; Ostende, Nieuport, Flessingue.

Volume IX

N° 7139, 28.9.03, à Davout : troupes malades dans les îles de Cadzand et de Walcheren — N° 7149, 1.10.03 : décision sur un projet d'organisation du service de santé — N° 7179, 8.10.03, à Dejean : mauvais état des hôpitaux à Boulogne — N° 7180, 8.10.03, à Soult : inconvénients de l'évacuation des malades à Boulogne — N° 7186, 11.10.03, à Soult : nombre de malades rentrés à leurs corps, évacués ou morts — N° 7206, 15.10.03 : arrêté ordonnant d'établir à Boulogne, Ostende et Montreuil dépôts de convalescents — N° 7231, 30.10.03 : décision sur les améliorations à l'hôpital du Val-de-Grâce — N° 7319, 24.11.03 : décision; bienveillance envers les anciens chirurgiens — N° 7672, 6.4.04, à Berthier : troupes à retirer des endroits malsains en Italie et Hollande; ordre à Saint-Cyr et Marmont — N° 8012, 10.9.04, à Berthier : conscrits non inspectés — N° 8014, 10.9.04, à Decrès : suppression hôpitaux de la marine; service de santé fait par ambulances et hôpitaux de l'armée de terre.

Volume 10

N° 8146, 27.10.05, à Soult : augmentation des malades — N° 8574, 12.4.05, à Marmont : lieux malsains — N° 8683, 4.5.05, à Berthier : décrets pour établir hôpitaux à Alexandrie — N° 8749, 17.5.05, à Portalis : sœurs hospitalières — N° 8860, 3.5.05, à Portalis : sœurs de la Charité dans les hôpitaux du Piémont — N° 8863, 4.5.05, à Berthier : hôpitaux à Alexandrie.

Volume XI

N° 9089, 18.8.05, à Champagny : conserver les hôpitaux du Val de Grâce et de St Denis — N° 9105, 22.8.05, à Jourdan : mauvais air — N° 9550, 7.12.05, 33e bulletin de la Grande Armée : Austerlitz; relevé des pertes — N° 9559, 11.12.05, 35e bulletin : officiers français morts ou blessés.

Volume XII

N° 9821, 15.2.06, à Dejean : budget et hospitalisation -
N° 9996, 20.3.06, au prince Eugène : soins pour les malades — N° 10010, 23.3.06, au prince Eugène : malades en Italie — N° 10232, 13.5.06, à Eugène : dysenteries division d'Istrie — N° 10246, 17.5.06, à Decrès : hôpital de l'île d'Aix — N° 10260, 23.5.06 : décision; mauvais air à Flessingue — N° 10282, 26.5.06, à Dejean : réforme des soldats impropres au service — N° 10283, 27.5.06, au prince Eugène : lits à remplacer par des hamacs.

Volume XIII

N° 10571, 30.7.06, à Eugène : hôpitaux en Italie — N° 10602, 5.8.06, à Dejean : militaires admis à l'hôtel des invalides — N° 10709, 30.8.06, au prince Eugène : nombre de malades — N° 10740, 4.9.06, à Eugène : ordre d'établir un dépôt à Ancône pour malades des régiments devant se rendre à Naples — N° 10758, 10.9.06, à Berthier : ambulances de la compagnie Breidt — N° 10768, 12.9.06, à Bessières : ambulances de la Garde — N° 10797, 16.9.06, à Berthier : organiser les ambulances — N° 10807, 17.9.06, au Roi de Naples : malades abandonnés à Pescara — N° 10890, 29.9.06, à Dejean : inspection des régiments pour en retirer les hommes estropiés — N° 11009, 15.10.06, 5e bulletin : pertes de l'armée française à Iéna — N° 11256, 14.11.06, conseil d'administration de l'Armée : hôpitaux à Magdebourg.

Volume XIV

N° 11409, 8.12.06, à Daru : organisation des hôpitaux — N° 11412, 8.12.06, à Clarke : soldats fatigués — N° 11414, 8.12.06, à Dejean : hommes réformés — N° 11448, 12.12.06, à Berthier : hôpitaux de Posen — N° 11451, 12.12.06, à Daru : réorganisation de l'administration des hôpitaux de l'armée — N° 11452, 12.12.06, à Daru : ambulances — N° 11507, 21.12.06, à Daru : véhicules pour suppléer les ambulances — N° 11508, 21.12.06, à Daru : organisation des ambulances — N° 11595, 9.1.07, à Daru : hôpital pour malades russes — N° 11663, 19.1.07, à Berthier : hôpitaux — N° 11678, 22.1.07, 53e bulletin : faux bruits sur la santé des troupes

— N° 11783, 6.2.07, à Daru : hôpitaux à Thorn — N° 11191.92.93, 9.2.07, à Combacérès, à Clarke, à l'impératrice : pertes à Eylau — N° 11795, 9.2.07 : réponse à Hautpoul, blessé — N° 11796, 9.2.07, 58e bulletin : pertes à Eylau — N° 11800, 12.2.07 : notes sur les pertes à Eylau — N° 11802, 12.2.08, à Talleyrand : pertes à Eylau — N° 11804, 12.2.07, à Daru : hôpitaux — N° 11813, 14.2.07, à l'impératrice : importance des morts et blessés — N° 11815, 14.2.07, 59e bulletin : Eylau d'après les Russes — N° 11819, 17.2.07, à Fouché : « boucherie » d'Eylau — N° 11827, 18.2.07, 61e bulletin : pertes des Russes à Eylau — N° 11860.67, 23.2.07, à Fouché, au roi de Naples : français aveugles revenant d'Egypte — N° 11907, 28.2.07, 63e bulletin : pertes à Eylau — N° 11912, 2.3.07, à l'impératrice : santé de l'Empereur — N° 11917, 2.3.07, 64e bulletin : pertes à Eylau — N° 11919, 3.3.07, à Duroc : visite des blessés — N° 11900, 11.3.07, à Cambacéres : pertes à Eylau — N° 11991, 11.3.07, à Daru : blessés à Thorn — N° 11992, 11.3.07, à Duroc : blessés à Eylau — N° 12048, 15.3.07, à Daru : officiers de santé — N° 12049, 15.3.07, à Lemarois : rapports sur les malades et blessés — N° 12063, 17.3.07, à Daru : achat de médicaments — N° 12066, 17.3.07, à Lemarois : stopper évacuation des blessés — N° 12067, 17.3.07, à Lemarois : soldats qui sortent des hôpitaux — N° 12090, 19.3.07, à Lemarois : hôpitaux intermédiaires — N° 12102, 20.3.07, au prince Jérôme : bien traiter les malades — N° 12103, 20.3.07, à Daru : rappel des médecins de l'arrière — N° 12117, 22.3.07, à Talleyrand : argent aux blessés — N° 12136, 23.3.07, à Eugène : cantonnement dans pays sain — N° 12141, 24.3.07, à Daru : évacuation des hôpitaux — N° 12149, 24.3.07, à Lemarois : convalescents — N° 12167, 25.3.07, au prince Jérôme : évacuation des malades.

Volume XV

N° 12268, 2.4.07, à Daru : hôpitaux à établir — N° 12272, 2.4.07, à Rapp : hommes isolés maladifs — N° 12292, 4.4.07, à Daru : hôpital pour les galeux — N° 12334, 9.4.07, à Lemarois : chirurgiens pour régiments polonais — N° 12355, 12.4.07, à Berthier : hôpitaux et convalescents — N° 12359, 12.4.07, au prince Eugène : air malsain à Venise — N° 12361, 13.4.07, à Fouché : pertes à Eylau — N° 12496, 29.4.07, à Soult : évacuer les malades — N° 12627, 22.5.07, à Berthier : nombre des malades — N° 12818, 24.6.07, à Daru : blessés à Dantzig — N° 12824, 25.6.07, à Rapp : blessés — N° 12906, 13.7.07, à Berthier : officiers supérieurs blessés — N° 12907, 13.7.07 : note ; évacuation des états prussiens — N° 12943, 22.7.07, à Eugène : santé des troupes — N° 13006, 7.8.07, à Soult : malades non évacués.

Volume XVI

N° 13159, 15.7.07 : décision; état des hôpitaux — N° 13165, 16.9.07, à Eugène : croissance des malades en Italie — N° 13260, à Clarke : mauvais air à Alexandrie — N° 13374, 4.12.07, à Eugène : rapatriement des Invalides d'Italie — N° 13451, 12.1.08, à Lacuée : hommes aux hôpitaux — N° 13462, 15.1.08, à Dejean : dépense des hôpitaux — N° 13693, 27.3.08, à Daru : ambulances — N° 13707, 31.3.08, à Daru : ambulances — N° 13723, 6.4.08, à Eugène Napoléon : prix journée hôpital.

Volume XVII

N° 13762.63, 18.4.08, à Eugène, à Joseph : camps dans des lieux sains — N° 13766, 19.4.08, à Eugène : éviter Mantoue — N° 13770, 21.4.08, à Daru : ambulances — N° 13939, 19.5.08, à Joachim : aération des tentes — N° 14058, 3.6.08, à Jérome : malades maltraités — N° 14121, 20.6.08, à Eugène : éviter les lieux malsains — N° 14267, 22.8.08, à Dejean : hôpitaux.

Volume XVIII

N° 14447, 7.11.08, à Berthier : mise en état des hôpitaux — N° 14451, 8.11.08; N° 14547, 11.12.08 à Berthier : dépôts et hôpitaux en Espagne — N° 14495, 20.11.08, à Cretet : hôpitaux de Parme — N° 14513, 26.11.08, à Clarke : acclimatation revues — N° 14738, 24.1.09, à Dejean : quinquina — N° 14748, 27.1.09, à Camille Borghèse : repos soldat — N° 14767, 11.2.09, à Dejean : hôpitaux à Bayonne, à Mont de Marsan et à Pau — N° 14962, 28.3.09, à Clarke : hôpitaux de Biscaye — N° 14965, 28.3.09; N° 14975, 30.3.09 : ordres; hôpitaux pour l'armée d'Allemagne.

Volume XIX

N° 15368, 17.6.09; N° 15380, 19.6.09 à Eugène : blessés -

N° 15390, 20.6.09, à Lubienski : blessés — N° 15443, 26.6.09, à Berthier : rations de riz — N° 15540, 16.7.09, à Berthier : blessés — N° 15543, 17.7.09, à Berthier : pas d'évacuation sans ordre de l'Empereur — N° 15585, 24.7.09, à Berthier : blessés à Vienne — N° 15663, 15.8.09 : décret; dotations aux blessés — N° 15667, 16.8.09, à Fouché, Walcheren — N° 15669, 16.8.09, à Decrès, Walcheren — N° 15776, 9.9.09, à Fouché, Walcheren — N° 15783, 10.9.09, à Daru : hôpitaux — N° 15792, 12.9.09, à Clarke : le mauvais air — N° 15950, 14.10.09, à Daru : malades.

Volume XX

N° 16124, 9.1.10, à Clarke : hôpitaux.

Volume XXI

N° 16833, 27.8.10, à Lacuée : hôpitaux.

Volume XXII

N° 17578, 6.4.11, à Lacuée : service santé en Allemagne — N° 17624, 18.4.11, à Lacuée : infirmiers — N° 17632, 19.4.11, à Davout : galeux — N° 17726, 15.5.11, à Lacuée : ambulances — N° 17675, 30.4.11 ; N° 17931, 19.7.11 à Lacuée : mortalité élevée à Middelburg — N° 17981, 3.8.11, à Clarke : mortalité à Ré — N° 18041, 16.8.11 ; N° 18089, 27.7.11 à Davout : insalubrité de Stettin — N° 18110, 3.9.11 ; N° 18170, 8.10.11 à Davout : éviter les lieux malsains — N° 18220, 3.10.11, à Davout : malades à Munster.

Volume XXIII

N° 18352, 20.12.11, à Davout : état des malades dans l'armée — N° 18355, 21.12.11, à Bessières : ambulances dans la Garde — N° 18436, 14.1.12, à Daru : caissons d'ambulance — N° 18439, 15.1.12, à Davout : trop de militaires malades — N° 18457, 27.1.12, à Daru : caisson d'ambulance régimentaire — N° 18467, 30.1.12, à Lacuée : galeux à Oléron — N° 18473, 2.2.12, à Lacuée : hôpital de Munster — N° 18522, 24.2.12, à Berthier : malades dans les hôpitaux — N° 18554, 7.3.12, à Lacuée : caissons d'ambulance — N° 18563, 10.3.12, à Lacuée : état sanitaire des hôpitaux — N° 18707, 21.5.12, à Berthier : ordres aux chirurgiens — N° 18737, 28.5.12, à Berthier : hôpitaux à Danzig — N° 18741, 31.5.12, à Berthier : ambulances — N° 18759.62, 4.6.12, à Berthier : hôpitaux à Thorn — N° 18792, 14.6.12, à Berthier : hôpitaux à Koenigsberg — N° 18799, 15.6.12, à Eugène : hôpital à Rastenburg.

Volume XXIV

N° 18917.19, 7.7.12, à Berthier : transfert des hôpitaux — N° 18979, 19.7.12 : établir un hôpital — N° 18983, 20.7.12, à Berthier : ambulances à Gloubokoïé — N° 19024, 31.7.12, à Maret : malades de Vilna — N° 19040, 3.8.12, à Davout : évacuation des blessés — N° 19042, 4.8.12 : ordre ; vin pour les hôpitaux — N° 19050, 6.8.12, à Eugène : malades — N° 19095, 12.8.12, à Davout : hôpitaux à Smolensk — N° 19103, 19.12.12, à Berthier : évacuation d'hôpitaux — N° 19106, 20.12.12, à Berthier : ambulances — N° 19126, 24.12.12, à Berthier : ordres aux chirurgiens — N° 19178, 3.9.12, à Lacuée : manque d'organisation et ignorance des chirurgiens — N° 19189, 10.9.12, à Berthier : hôpital — N° 19202, 12.9.12, à Berthier : blessés de la Moskova — N° 19217, 21.9.12, à Berthier : blessés légers — N° 19246, 5.10.12, à Clarke : appel de 200 chirurgiens — N° 19250, 5.10.12; N° 19251.54, 6.10.12, à Berthier : évacuation des blessés sur Smolensk et rapport — N° 19260, 6.10.12, Hautpoul : hôpitaux de Moscou — N° 19273, 14.10.12, à Berthier : évacuer le plus de blessés possibles — N° 19307, 26.10.12; N° 19308, 28.10.12; N° 19309, 30.10.12, à Berthier : évacuation des blessés — N° 19359, 27.11.12, à Berthier : blessés — N° 19442, 11.1.13, à Lacuée : ambulances — N° 19476, 22.1.13, à Eugène : hôpitaux — N° 19542 6.2.13, à Lacuée : ambulances du corps de l'Elbe — N° 19551, 8.2.13; N° 19591, 17.2.13, à Lacuée : ambulances — N° 19586, 15.2.13, à Eugène : prix de journée dans les hôpitaux.

Volume XXV

N° 19635, 2.3.13, à Clarke : accélérer les réformes — N° 19692, 11.3.13, à Clarke : service de santé à Francfort — N° 19693, 11.3.13 : décision; refus de l'épaulette aux officiers des Compagnies d'infirmiers — N° 19695, 11.3.13, à Lauriston : ambulances au corps de l'Elbe — N° 19712, 13.3.13, à Eugène : malades à Erfurt — N° 19714, 13.3.13, à Ney : ambulances — N° 19721, 15.3.13, à Eugène : malades à Wesel — N° 19810, 5.4.13, à Bertrand; N° 19813, 6.4.13, à Lacuée : ambulances — N° 19903, 25.4.13, à Duroc : hôpitaux à Erfurt — N° 19933, 30.4.13, à Eugène. : hôpitaux à Merseburg — N° 19975, 6.5.13, à Ney : hôpitaux à Leipzig — N° 20022, 18.5.13, à Berthier : place des hôpitaux — N° 20050, 26.5.13, à Daru : organisation d'ambulances — N° 20112, 11.6.13, à Daru : dénuement des hôpitaux de Dresde — N° 20137.39.42, 17.6.13, à Berthier, à Davout, à Daru — N° 20180, 24.6.13, à Davout : riz contre la dysenterie — N° 20190.91, 28.6.13, à Daru : hôpitaux — N° 20219, 3.7.13, à Daru : état des hôpitaux — N° 20222, 4.7.13, à Berthier : blessés — N° 20266, 12.7.13, à Daru : blessés et hôpitaux — N° 20321.22, 31.7.13, à Clarke, à Kellermann : hôpitaux à Mayence — N° 20323, 31.7.13, à Daru : hôpitaux de Dresde.

Volume XXVI

N° 20363, 12.8.13, à Mouton : hôpital à Torgau — N° 20371, 13.8.13, à Berthier : hôpital de Pirna — N° 20377, 14.8.13, à Berthier : état des convalescents — N° 20402, 18.8.13, à Berthier : hôpitaux de Würzburg — N° 20481, 27.8.13, à Berthier : ambulances — N° 20710, 6.10.13, à Daru :

évacuer hôpitaux de Dresde — N° 20939, 24.11.13, à Savary : élèves médecins dans l'armée — N° 20976, 6.12.13, à Daru : réorganisation du service de santé — N° 20986, 8.12.13, à Daru : hôpitaux à établir.

Volume XXVII

N° 20060, 3.1.14, à Kellermann : ambulances de la Garde — N° 21164, 1.2.14, à Marchant : hôpitaux à Sézanne et château Thierry — N° 21171, 3.2.14, à Berthier : malades à Nogent — N° 21221, 9.2.14, à Berthier : ambulances Sézanne — N° 21234, 12.2.14, à Savary : hôpitaux à Paris — N° 21259, 15.2.14, à Berthier : blessés dirigés sur Paris — N° 21270, 15.2.14, à Daru : hôpitaux nécessaires à Paris — N° 21319, 20.2.14, à Joseph. : répartir blessés sur Versailles, Rouen, Chartres — N° 21568, 10.5.14 : ordres sur le service de santé à l'île d'Elbe.

Volume XXVIII

N° 21845, 27.4.15, à Davout : formation d'ambulances — N° 21903, 14.5.15, à Davout. : ambulances de la jeune et vieille garde — N° 21914, 16.5.15, à Davout : hôpitaux vers Soissons — N° 22053, 14.6.15 : ordres aux ambulances.

Trois de ces lettres méritent d'être citées *in extenso.*

La première (n° 1041) à Davout le 16 août 1811, parce que Napoléon, en une phrase brève, dénonce sa hantise des cantonnements choisis à la légère.

Mon Cousin,

je vous envoie une lettre d'un soldat de la garnison de Stettin. Il dit qu'il a beaucoup de malades : j'ai cru que Stettin était en bon air. Damm, au contraire, est malsain. Faites vérifier cela. Ayez bien soin que mes troupes soient placées dans des lieux où elles n'aient point à craindre de maladies. Il vaut mieux donner la bataille la plus sanglante que de mettre ses troupes dans un lieu malsain. *Souvenez-vous de ce qui est arrivé à la division Morand après la bataille de Wagram.*

Napoléon.

La deuxième (n° 18563), adressée à Lacuée de Cessac en date du 10 mars 1812, n'est que la lecture par l'Empereur d'une banale situation d'hôpitaux et où, d'un poste à l'autre, il démontre sa maîtrise des chiffres les plus ingrats.

Monsieur le Comte de Cessac,

je reçois la situation des hôpitaux au 1er février. J'y vois que les malades sont au nombre de 49 000 au 1er février, et qu'il n'y en avait que 42 000 au

1er janvier; ce qui ferait donc une augmentation de 7 000 malades pendant janvier. Ce premier résultat m'a d'abord effrayé; mais, en y regardant de plus près, je vois que la 32e division est portée pour 6 400 malades au 1er février, et qu'elle était portée pour zéro au 1er janvier; que Dantzig est compris pour 1 500 malades dans l'état de février, et qu'il figurait pour zéro dans l'état de janvier : voilà donc une différence de 8 000 qui provient de la manière de disposer les chiffres. Ainsi le nombre des malades a été à peu près même dans les deux mois de janvier et de février; ils ont diminué en Italie, en Illyrie, dans les îles Ioniennes; ils ont augmenté de 100 hommes dans la 5e division militaire; ils ont diminué dans la 8e division, dans la 10e et dans la 11e division, quoiqu'il ait passé beaucoup de prisonniers; ils ont également diminué dans la 12e, dans la 16e division, dans la 17e division militaire; enfin ils ont diminué presque partout. Votre résultat n'est donc pas exact; il y a eu moins de malades en février qu'en janvier, malgré les mouvements extraordinaires de troupes et l'augmentation de 20 000 prisonniers espagnols qui sont entrés dans le pays. »

Napoléon.

La troisième (n° 19693) adressée à Lacuée en date du 11 mars 1813, est une réponse lapidaire à une suggestion de son ministre.

Le ministre de la guerre propose à l'Empereur d'accorder l'épaulette aux officiers des compagnies d'infirmiers comme elle a été accordée à ceux des équipages militaires.

Décision : Refusé, et même ne pas armer les soldats, fut-ce seulement avec un sabre.

Napoléon.

ANNEXE VI

SERVICE MÉDICAL DE LA MAISON IMPÉRIALE EN 1811

MÉDECINS
Premier médecin :
Baron CORVISART (1755-1821)
Médecin ordinaire :
Chevalier HALLE (1754-1822)
Médecin ordinaire de l'Impératrice :
BOURDIER (1757-1820)
Médecin ordinaire des Enfants de France :
Chevalier BOURDOIS DE LA MOTHE (1754-1835)
Médecins par quartier :
Chevalier LANEFRANQUE (1770-1812)
LERMINIER (1770-1836)
BAYLE (1774-1816)
FOUREAU (1774-1848)
GUILLONNEAU (17..-18..)
Médecins consultants :
LEPREUX (1739-1816)
PINEL (1745-1826)
ANDRY (1741-1829)
MALOUET (17..-18..)

CHIRURGIENS
Premier chirurgien :
Baron BOYER (1757-1833)
Chirurgien ordinaire :
Baron YVAN (1765-1839)
Chirurgien accoucheur de l'Impératrice :
Baron Antoine DUBOIS
(1756-1837)
Chirurgien ordinaire des Enfants de France :
Chevalier AUVITY (1754-1821)

Chirurgiens par quartier :
HOREAU (17..-1841)
Chevalier VARELIAUD
(1776-1846)
RIBES (1765-1845)
LACOURENE (1762-1849)
Chirurgiens consultants :
PELLETAN (1747-1829)
PERCY (1745-1825)
SABATIER (1732-1811)
Chirurgien-dentiste :
Étienne-Claude DUBOIS (1764-1827)
Chirurgien bandagiste :
ROUSIL (17..-18..)

PHARMACIENS
Premier pharmacien :
DEYEUX (1745-1837)
Pharmacien ordinaire :
Chevalier CADET DE GASSICOURT (1769-1821)
Pharmaciens par quartier :
CLARION (1779-1844)
ROUYER (1769-1831)

ANNEXE VII

PROJET DU CORPS DE CHIRURGIE DE BATAILLE PROPOSÉ PAR PERCY EN 1807

« J'ai l'honneur de proposer à Votre Majesté le projet d'une institution dont elle a eu la première pensée, qui, déjà sous une autre forme, a fait ses preuves et qui en peu de temps, à peu de frais et sans efforts, peut avoir lieu, parce que tous les éléments en sont tous à l'armée, et qu'il ne s'agit que de les rassembler et modifier.

Il n'est point de service aussi compliqué et plus mal organisé que celui des hôpitaux, et dans l'état où il est, et dans les circonstances où nous sommes, rien ne serait plus long que de l'établir.

Votre Majesté aura plus tôt fait d'en créer un particulier pour l'armée active et de laisser l'autre tel qu'il est, pour ce qu'elle appelle le territoire de l'armée.

Et oui ! je propose à Votre Majesté ses propres idées, ses propres expressions. Elle a elle-même divisé de cette manière le service de santé ; c'est elle qui, en parlant des chirurgiens, a dit : « ils ne sont pas moins nécessaires sur le territoire que les médecins et pharmaciens qui ne doivent jamais aller au delà ; mais ils appartiennent plus spécialement à l'armée qui se rend sur le terrain pour se battre, et ils doivent l'y suivre comme dans ses camps et ses bivouacs ».

C'est donc une chirurgie toute militaire qu'il faut avoir en avant, en la nommant chirurgie de bataille. Votre Majesté fixera son usage et préviendra toute jalousie, toute provocation de la part des autres officiers de santé qui, ne partageant ni ses périls ni ses travaux, ne peuvent se plaindre d'être associés à ses prérogatives.

Mais cette chirurgie de bataille doit être tellement composée qu'elle se suffise à elle-même en tout et partout, qu'elle puisse se charger de tout ce qui concerne la chose sanitaire de l'armée active, qu'elle ait son administration indépendante et qu'elle soit pourvue de soldats infirmiers assez bons et en assez grand nombre pour escorter les évacuations et les blessés, garder les parcs et voitures d'ambulances, relever les blessés sur le champ de bataille, faire enterrer les morts, soigner les malades dans les hospices de campagne, exécuter les ordres relatifs à l'assainissement, la propreté, la salubrité des camps, hôpitaux, etc.

En établissant ainsi la chirurgie de bataille, Votre Majesté sera sûre de conserver dans la ligne tous les soldats, qui ne pourront plus quitter le feu sous le prétexte trop souvent invoqué de conduire leurs camarades blessés à l'ambulance. Elle fera disparaître cette confusion, ce désordre que le concours de plusieurs administrations, la pluralité et le conflit d'autorités différentes jettent dans un service qui, pour bien marcher, doit avoir ses chefs naturels, être soumis à une seule volonté et formé de parties similaires agissant sous un même guide et par une impulsion directe et immédiate. Dans le sein de la chirurgie, de cette chirurgie ennoblie par vos bontés, illustrée par vos honorables récompenses, vous trouverez, Sire, des hommes qui, à des grands talents dans leur état, joignent le caractère et les qualités nécessaires pour conduire avec succès et administrer avec ordre la nouvelle chirurgie de bataille. Mais, pour en tirer tout le parti convenable et l'élever au degré de considération qui lui est nécessaire, je crois qu'il est à la fois juste et indispensable d'en former un corps tout à fait militaire, à l'instar du génie. »

Après cette longue présentation, le projet lui-même, en 8 articles, est plus succinct :

Art.1 : La chirurgie des armées sera formée en corps militaire sous le titre distinctif de *Corps militaire de chirurgie des armées.*
Art. 2 : Le corps militaire de chirurgie des armées sera composé : d'un chirurgien-major général des armées.
Art. 3 : De 3 chirurgiens-majors inspecteurs généraux du service de santé des armées.
Art. 4 : De 16 chirurgiens-majors supérieurs ayant rang de lieutenant-colonel.
Art. 5 : De 260 chirurgiens-majors ayant rang de chef de bataillon ou capitaine de 1re, 2e et 3e classe selon l'ancienneté de leurs services qui, à partir du premier grade qu'ils auront eu légalement, seront comptés par cinq années.
Art. 6 : De 260 chirurgiens aides-majors ayant rang de lieutenant de 1re ou 2e classe selon l'ancienneté de leurs services qui, à partir de leur commission légale, seront comptés par cinq années.
Art. 7 : De 800 chirurgiens sous-aides ayant rang de sous-lieutenant et de 400 aspirants qui seront enrôlés militairement avec le rang d'adjudant sous-officier, auxquels il ne sera attribué des appointements qu'en temps de guerre et à mesure qu'ils deviendront sous-aides.

Art. 8 : Les chirurgiens, autres que ceux des deux premiers grades, composant le corps militaire de chirurgie des armées, seront distribués dans les armées, les régiments, les hôpitaux, places fortes, etc. Ils seront sous la police des officiers et commandants et sous la direction et la surveillance immédiate de leurs chefs respectifs.

ANNEXE VIII

PLACE DES AMBULANCES DANS UN PLAN DE BATAILLE (MAL NEY)

« (...) Tous les grenadiers des brigades, divisions de l'armée, seront réunis pour former des corps de réserve, et décider le sort de la bataille par un coup de vigueur. Cette disposition est également nécessaire, soit que le champ de bataille se trouve dans un pays de plaine, soit qu'il existe dans un pays entrecoupé de fossés, garni de bois et d'autres obstacles, etc.

Toutes les troupes seront inspectées rigoureusement avant le combat, si les circonstances le permettent; et les généraux les harangueront afin que chacun soit animé à remplir ses devoirs; ils feront valoir la récompense que le gouvernement décerne aux braves qui se distinguent, et invoqueront la justice de la cause dans l'entreprise qui doit les faire triompher de l'ennemi. (...)

Les bagages, équipages, fourgons de vivre, etc., seront réunis en arrière du corps de réserve, pendant le temps que durera l'action : dans ce moment, les détachements armés tirés du camp rentreront à leurs corps respectifs, et la réserve y suppléera. Le parc d'artillerie, les équipages de ponts et autres attirails de guerre ne quitteront jamais la réserve; mais si elle devait marcher à l'offensive, le commandant de cette réserve laisserait un bataillon et un escadron de cavalerie pour lui servir de garde de sûreté, et aurait soin d'en prévenir le général en chef, par un officier monté.

Les ambulances seront réparties sur la droite, le centre et la gauche, de manière à pouvoir recevoir les hommes blessés, que les officiers de santé, attachés aux divisions de l'armée enverront après avoir fait les premiers pansements. Si le nombre des blessés s'augmentait, au point que l'ambulance ne suffit pas, le commandant de la réserve donnerait une garde suffisante au directeur-général de l'ambulance, à l'effet de pouvoir rassembler en toute diligence une quantité de voitures du pays, suffisante pour y suppléer. Les évacuations doivent se faire lentement et avec le plus grand soin.

Les hommes morts sur le champ de bataille seront de suite enterrés et éloignés de la vue du soldat. Mais si la bataille était de longue durée, et que la perte en morts fût sensible, il serait convenable, après la victoire, de faire une pompe funèbre pour l'enterrement des braves qui ont succombé, ou même d'ériger des monuments en souvenir de la bataille, pour rendre mémorable une semblable circonstance. Rien ne constitue davantage la force et la confiance d'une armée, que la conviction où est le soldat que, s'il est blessé, on aura pour lui les plus grands soins, et que s'il succombe, on honorera sa mémoire par une cérémonie funèbre, on lui rendra les honneurs qu'on accorde à ceux qui périssent sur le champ de bataille.

Jamais, dans aucun cas, le soldat ne pourra quitter son rang à moins d'être grièvement blessé. La réparation des armes est souvent un prétexte pour s'éloigner du champ de bataille. Les officiers et serre-files y porteront la plus rigoureuse attention : ils pourront remplacer les armes hors de service par celles des hommes tués ou blessés.

Chaque régiment aura une ou plusieurs voitures pour réunir les armes à réparer et celles prises sur l'ennemi. Les armuriers mettront les unes en état dès la première halte du régiment, les autres seront envoyées à l'état-major général. Il vaudrait mieux les briser que de les laisser à la disposition du pays conquis, qui souvent les rendrait à l'ennemi, où même les emploierait contre l'armée, si on mettait de la négligence à les ramasser, qu'on ne les chargeât pas sur des voitures.

Les ordres les plus rigoureux seront donnés pour que les soldats blessés ne soient pas transportés, par leurs camarades, plus loin que la première ambulance : deux hommes suffisent pour une fracture, et un pour une blessure légère.

Les galeux et vénériens des divisions seront traités aux ambulances à la suite du Quartier-Général en chef.

Les colonels auront l'attention de remettre avec pompe les armes d'honneur que le gouvernement aurait décernées aux sous-officiers ou soldats qui se seront distingués à la guerre : ils réuniront le régiment en armes et feront un discours analogue à la circonstance : ce véhicule produit des prodiges de valeur.

Les dégradations pour fait de lâcheté exigent également un appareil frappant. Si un officier, sous-officier ou soldat, s'en est rendu coupable, il doit être publiquement dégradé, la troupe assemblée sans armes ; le discours du colonel doit être court et énergique, afin de stimuler les sentiments de gloire et repousser avec horreur la lâcheté qui fait la honte et le déshonneur des armées et de la nation. (...)

La musique du régiment, durant le combat, sera réunie en arrière du régiment, et jouera des airs guerriers pendant le combat ou la bataille. Les trompettes sonneront des fanfares. Les tambours et fifres seront envoyés à la droite et en arrière de leurs bataillons respectifs, afin d'exécuter les batteries que le colonel jugerait convenables. Les sapeurs seront réunis à la droite du régiment, pour être employés partout où les circonstances l'exigeront. (...)

Après la bataille, les colonels feront une inspection rigoureuse, tant pour les présents aux drapeaux que sur la situation des armes, petit et grand équipement. Les hommes restés quatre jours absents du régiment, sans cause légitime, seront mis à la salle de discipline du camp, et perdront leur prêt pendant leur temps de détention; le produit de ce prêt servira à l'entretien des objets du petit équipement pour tout le régiment. Les colonels adresseront au chef de l'état-major divisionnaire, et ceux-ci au Quartier-Général en chef, la situation exacte de la perte des prisonniers de guerre, blessés et morts, des prises de l'ennemi, etc., etc. Ils feront leur possible pour que de semblables rapports soient bien circonstanciés et embrassent l'ensemble des événements et manœuvres, changements de position, attaques de vive force, retraites, enfin tous les mouvements qui auront été exécutés pendant la bataille (...) »

ANNEXE IX

LES QUATRE CLASSES DE L'ARMÉE[1]

Première classe (gloire et richesse)

Elle comprend les maréchaux d'empire et les généraux. Ils moissonnent dans les champs de Mars et les trésors de la fortune s'ouvrent à leur voix. Plusieurs ne pensaient qu'à la gloire, il est juste d'en convenir. Mais ces exceptions étaient trop rares pour infirmer la règle. Ces illustres seigneurs cueillent des lauriers d'une main et de l'autre ils font rafle de quadruples : autant d'argent que de gloire, tel est le résultat de leurs campagnes. La balance a penché plus d'une fois du côté de l'argent.

Deuxième classe (gloire sans richesse)

La plus grande quantité des militaires appartient à cette deuxième classe. Les officiers subalternes trouvent encore à glaner dans les champs de gloire, mais la fortune leur dénie ses faveurs. Ils attrapent par-ci par-là quelques décorations et de petites pensions, s'ils sont assez heureux pour échapper aux balles, aux boulets qui les attrapent à leur tour. On les considère beaucoup à l'armée. Ils retournent dans leurs foyers avec une assez bonne somme de palmes et de cicatrices, mais légers d'argent.

Troisième classe (richesse sans gloire)

... En avant commissaires des guerres, employés du trésor, des vivres, des hôpitaux et généralement tous ceux qui tiennent une comptabilité ; il reste toujours quelque chose à celui qui reçoit les espèces. Les garde-magasins

1. Ce texte du pharmacien sous-aide Sébastien Blaze est souvent cité de façon tronquée (la quatrième classe). Le voici dans son ensemble, intégré par Napoléon Ney, petit-fils du maréchal, dans sa préface aux « *Mémoires d'un aide-major* » (S. Blaze), Paris, 1896.

mettent du foin dans leurs bottes et largement ; ils ne font pas mystère de leurs déprédations, que leur administration rend quelquefois obligatoires. Lorsqu'un chef envoie ses employés dans une petite ville pour en assurer le service et veiller à tous ses détails, il leur fait donner quittance des appointements qu'ils devraient toucher pendant la durée de ce service, et le chef confisque cette somme à son profit. Les employés sont ainsi autorisés à mettre de la paille dans l'orge, du son et du sable dans la farine, de l'eau dans le vin, pour rattraper d'abord leurs honoraires et les tripler ensuite, s'il n'est pas trop facile d'organiser le vol. Cela se pratiquait ainsi de notre temps.

... lorsqu'un mince propriétaire, un avocat sans cause, un petit commerçant retournait dans son village avec une cassette garnie de cent mile francs, qu'il avait acquis en siégeant à la Convention nationale, un hourra général s'élevait contre lui. Toute la contrée criait au voleur. Bonnes gens, ne vous plaignez plus maintenant ! Ce système ignoble et révoltant s'est écroulé sous le poids de votre indignation. Grugeons, Forfait et Rapinat sont bien loin de vous. La singulière association des noms de ces trois commissaires chargés de vider les coffres de l'Helvétie, ne vous fournit plus une source inépuisable de quolibets. Le vol existe toujours il est vrai, mais les progrès de la civilisation ont ennobli ses formes.

... Comme dans les autres industries, on y travaille en grand. Vingt, trente millions extorqués à la nation entourent un voleur d'une considération qui fera place au respect, lorsque les titres et les décorations viendront parer le coupable. Il aura ses remords. Et soyez certains que, quand l'Excellence avec ménagements chassée comptera ses richesses, elle regrettera de n'avoir pas doublé la dose. Il en est de l'or comme du galon, quand on en prend, on n'en saurait trop prendre.

Quatrième classe (ni gloire, ni richesse)

... Les officiers de santé, médecins, pharmaciens, chirurgiens, les autres non-combattants qui n'ont pas de comptabilité, sont les infortunés que l'on range dans cette dernière classe. Les officiers de santé, en général, partagent bien souvent les dangers des militaires et n'ont pas leur gloire. Ils prennent leur part du dédain attaché à la condition de non-combattant et n'en ont pas les bénéfices. Ils sont bien plus exposés que les autres non-combattants, et pour le moins autant que les soldats. Ils peuvent être tués ou blessés en donnant des secours pendant l'action ; lorsque le combat finit, le péril cesse pour les militaires, il recommence pour les officiers de santé. Toute proportion gardée, l'expérience a prouvé que le nombre des officiers de santé qui périssent dans les hôpitaux, excède celui des officiers qui meurent sur le champ de bataille.

Les officiers de santé sont trop maltraités sous le rapport du paiement et de la considération....

... Les inspecteurs généraux du service de santé ont formé plusieurs fois le projet de relever ce corps si respectable et si peu respecté ; mais leurs efforts n'ont produit aucun résultat.

... En 1814 on proposa de changer leur uniforme et de leur donner l'épaulette. Malheureusement ce projet fut rejeté. Je dis malheureusement, parce que cette faveur les aurait satisfaits bien plus qu'une augmentation de solde. L'épaulette leur eût donné cette considération dont ils sont privés, et qui pour eux est d'un grand prix.

Il existe une infinité d'officiers sans troupes qui portent l'épaulette, les officiers des centeniers qui ne commandent que des infirmiers, ceux du train qui ont des charretiers sous leurs ordres, les quartiers-maîtres et les officiers du génie. On dira, sans doute, que ces derniers sont d'une plus grande utilité pour l'armée, et que leurs fonctions ont un rapport plus direct avec le service militaire. Soit, il ne m'appartient pas de décider de la question ; je la proposerais à un général ou, si l'on veut, à un maréchal de France. Demandons-lui s'il pense que les officiers de santé doivent porter l'épaulette. Il répondra négativement, il ajoutera même que ce sont des gens inutiles dans une armée, il les enverra à tous les diables... s'il se porte bien.

ANNEXE X

LES MÉDECINS DE SAINTE-HÉLÈNE

Britanniques :

ARNOTT Archibald (1771-1855), chirurgien militaire, appelé en consultation auprès de Napoléon par Antonmarchi en 1821, assiste à l'autopsie.
BAXTER Alexandre (1777-1841), Las Cases lui donne le titre de « docteur militaire en chef ». En fait, chef du service de santé de l'île et conseiller médical du gouverneur.
BURTON Francis (1784-1828), médecin militaire au 20e régiment, assiste à l'autopsie de Napoléon.
HENRY Walter (1791-1860), chirurgien militaire, assiste à l'autopsie.
LIVINGSTONE Matthew (+ 1821), chirurgien de la Compagnie des Indes, assiste à l'autopsie.
MITCHELL Charles (1813-1856), médecin du navire-amiral *Vigo*, appelé en consultation auprès de Napoléon, assiste à l'autopsie.
O'MEARA Barry Edward (1786-1836), chirurgien du Bellerophon, puis médecin de Napoléon à Sainte-Hélène jusqu'en 1818.
RUTLEDGE George (1789-1833), médecin adjoint au 20e régiment d'infanterie, assiste à l'autopsie.
SHORTT Thomas (1788-1843), succède à Baxter, appelé en consultation auprès de Napoléon, assiste à l'autopsie.
STOKOE John (1775-1852), chirurgien de la Marine, ancien de Trafalgar. Assure l'intérim entre O'Meara et Antonmarchi.
VERLING James (1787-1857), chirurgien du détachement d'artillerie arrivé à Sainte-Hélène sur le *Northumberland*, désigné après le départ d'O'Meara par Hudson Lowe pour soigner Napoléon qui refuse de le recevoir.
WARDEN William (1777-1849), chirurgien major du *Northum berland*, soigne quelques membres de la suite impériale. Converse avec Napoléon. Part en 1816.

Florentin :

ANTONMARCHI Francesco (1780-1838), envoyé par la famille impériale auprès de Napoléon en septembre 1819. Payé par l'Empereur, mais en contact permanent direct ou indirect avec Hudson Lowe. Procède à l'autopsie.

ANNEXE XI

BIBLIOGRAPHIE

ACKERKNECHT (E.H.), La médecine hospitalière à Paris, 1794-1848, Johns Hopkins Press. Trad. française, Payot, Paris, 1986.

ANNALES (Léonard (J.), Goubert (J.-P.), Bergeron (L.) et autres), Médecins, médecine et société en France aux XVIIIe et XIXe siècles, n° 5, 1977.

ASTRUC (P.), La genèse et les débuts de la Société Médicale d'Émulation de Paris, Semaine des Hôpitaux, 1936.

AUDIN-ROUVIERE (J.-M.), Essai sur la topographie physique et médicale de Paris, Paris, an II.

BAILLY (P.-B.), Souvenirs d'un élève des Ecoles de Santé de Strasbourg et de Paris pendant la Révolution, Strasbourg, 1924

BARAILLON (J.-F.), Rapport sur la partie de police qui tient à la médecine, 8 germ. an VI, Paris, an VI.

— Opinion sur le projet de la commission d'Instruction publique relatif aux Écoles de Médecine, 7 germ. an VI, Paris, an VI.

BARRAL (G.), La santé de Napoléon, Chronique Médicale, tome VII, 1900.

BARRAS (V.), LOUIS-COURVOISIER (N.) (Les Lumières), Tout autour de Tissot, Genève, 2001.

BAYLE (G.-L.), Recherches sur la phtisie pulmonaire, Paris, 1810.

BEGIN (L.-J.), Études sur le service de santé militaire en France, son passé, son présent, son avenir, Paris, 1849.

BELLIER (F.), Fodéré, sa vie, son œuvre. Thèse, Lyon, 1930.

BERCE (Y.-M.), Le chaudron et la lancette, Paris, 1984.

BERGERON (L.) L'Épisode napoléonien, aspects intérieurs (1799-1815), Paris, 1972.

BERTRAND (Grd Mal.), Cahiers de Sainte-Hélène, 3 vol, Paris, 1959.

BICHAT (X.), Anatomie générale appliquée à la physiologie et à la médecine, Paris, 1801.

— Anatomie pathologique, Paris, 1825.

— Recherches physiologiques sur la vie et la mort, Paris, an VIII.

— Traité des membranes, Paris, 1807.

BICHAT (Entretiens de), Napoléon et la Médecine. Catalogue de l'exposition (dans lequel : Godlewski (G.), Napoléon et la médecine; Ganière (P.), Napoléon et les médecins; Hassenforder (L.), Napoléon et la médecine militaire), 1954.

— Au temps de Bichat et de Laennec. Catalogue de l'exposition, 1968.

BIRABEN (J.N.), Essai sur la statistique des causes de décès en France sous la Révolution et le Premier Empire dans « Hommage à Marcel Reinhard », Société de démographie historique, Paris, 1973.

BLANDIN (J.-A.), Dissertation pratique sur les amputations. Thèse, Strasbourg, 1803.

BLAZE (E.), La vie militaire sous le premier Empire, Paris, s.d.

BLAZE (S.), Mémoires d'un apothicaire sur la guerre d'Espagne pendant les années 1808 à 1814, Paris, 1828.

BOISSIER DE SAUVAGES (Fr.), Nosologie méthodique, Lyon, 1772.

BONNETTE (P.), Broussais, Paris, 1939.

BOUILLAUD (J.), Dissertation sur les généralités de la clinique, Paris, 1831.

— Traité clinique ou expérimental des fièvres dites essentielles, Paris, 1830.

BOULLE (L.), La médicalisation des hôpitaux parisiens dans la première moitié du XIXe siècle, in GOUBERT, 1982.

BOURRIENNE (L.A. de), Mémoires de M. de Bourrienne sur Napoléon (...) (10 vol.), Paris, 1829.

BOURGEOISE (F.T.M.), Vademecum du jeune médecin, Paris, 1817.

BOUVET (M.), Les origines de la pharmacie militaire, Paris, 1932.

BRICE et BOTTET, Le corps de santé militaire en France, Paris, 1913.

BORCKLISS (L.), JONES (C.), The Medical World of Early Modern France, Oxford, 1997.

BROGLIE (Duc V. de), Souvenirs, Paris, 1953.

BROUSSAIS (F.-J.-V.), Histoire des phlegmasies ou inflammations chroniques, Paris, 1808.

— Leçons sur la phlegmasie gastrique, Paris, 1819.

— Examen des doctrines médicales, Paris, 1821.

— Cathéchisme de médecine physiologique, Paris, 1824.

BRUTE (S.-G.), Essai sur les avantages des institutions cliniques. Thèse, Paris, an XI (1803).

BUSQUET (P.), « Les biographies médicales », Paris, 1928, tome I. (Alibert, Bourdois, Broussais, Chaussier, Hallé).

BUSQUET (P.) et GENTY (M.), « Les biographies médicales », Paris, 1931, tome II. (Béclard, Bichat).

BYNUM (W.F.), PORTER (R.), Medicine and the five Senses, Cambridge, 1993.

CABANES (A.), Au chevet de l'Empereur, Paris, 1924.

— Lettres de Sainte-Hélène (Correspondance de W. Warden), Paris, 1901.

— Napoléon et l'hygiène, Ac. Roy. Méd. Belgique (Extrait), Bruxelles 1922.

CABANIS (P.-J.-G.), Œuvres, Paris, 1956.

— Observations sur les hôpitaux, Paris, 1789.
— Du degré de certitude de la médecine, Paris, 1803, (regroupe plusieurs écrits de l'auteur).
CADET DE GASSICOURT (C.-L.), Voyage en Autriche, en Moravie et en Bavière, Paris, 1828.
CARON (J.-F.-C.), réflexions sur l'exercice de la médecine, Paris, 1804.
CATTET (J.-J.), Essai sur la contagion, Paris, an II.
CHAMBON DE MONTAUX (N.), Moyens de rendre les hôpitaux plus utiles à la nation, Paris, 1787.
CHAUFFARD (H.), Traité sur les fièvres prétendues essentielles, Paris, 1825.
CHAUSSIER (F.), Table générale des méthodes nosologiques, Paris, s.d.
CHOMEL (C.), Histoire des corps vétérinaires militaires en France, Paris, 1887.
CHUQUET (A.), Études d'histoire, 7 vol., Paris, s.d.
CLAVAREAU, Mémoire sur les hôpitaux civils de Paris, Paris, 1805. Comité d'histoire du Service de Santé, Histoire de la médecine aux armées, Paris, 1982.
CORVISART (J.-N.), Essai sur les maladies et lésions du cœur et des gros vaisseaux, Paris, 1806.
COSTE (J.-F), Notice sur les officiers de Santé de la Grande Armée morts en Allemagne, Argsbourg, 1806.
— De la Santé des troupes à la Grande Armée, Strasbourg, 1806.
COURY (C.), Introduction à la réédition de l'édition par Corvisart de l'œuvre de Auenbrugger, Paris, 1965.
CRONIN (V.) Napoléon, Londres 1972, (trad.), Paris, 1979.
CULLEN (W.), Institutions de médecine pratique, ouvrage traduit par Pinel, Paris, 1785.

DAIGNAN (G.), Ordre du service des hôpitaux militaires, Paris, 1785.
DAMAS-HINARD, Dictionnaire-Napoléon recueil des opinions et jugements de l'Empereur Napoléon, Paris, 1854.
DANEY (P.), Du médecin et de l'officier de santé, Paris, 1824.
DARMON (P.), La longue traque de la variole : les pionniers de la médecine préventive, Paris, Libr. Acad. Perrin, 1985.
DAUNOU (P.-C.), Rapports sur les Écoles spéciales, Paris, an V.. Découverte (Palais de la), Colloque Laënnec, Paris, 1981 (dans lequel : Ackerknecht (E.), Dausset (J.), Grmek (M.), Huard (P.), Lemaire (J.F.), Valentin (M.) et autres).
DELAUNAY (P.), La vie Médicale aux XVIe, XVIIe et XVIIIe siècles, Paris, 1933.
— Les médecins, la Restauration et la Révolution de 1830, (tiré de Médecine Internationale), Paris, 1932.
— Rapports intellectuels Franco-Européens dans le monde médical sous (...) le 1er Empire, Paris 1954.
DESGENETTES (R.), Souvenirs de la fin du XVIIIe siècle et du commencement du XIXe ou mémoires de R.D.G. Paris, (très incomplet), 1836.

— Histoire médicale de l'armée d'Orient, Paris, 1802.
DEZEIMERIS (J.-E.), Aperçu rapide des découvertes en anatomie pathologique, Paris, 1830.
DHOMBRES (N. et J.), Naissance d'un nouveau pouvoir : Sciences et Savants en France 1793-1824, Paris, 1989.
— (N.), Les Savants en Révolution, Paris, 1989.
DOBO (N.), et ROLE (A.), Bichat, Paris, 1989.
DOPPET (A.), Mémoires, Paris, 1824.
DOUBLE (F.-J.), Séméiologie générale ou Traité des signes et de leur valeur dans les maladies, Paris, 1811-1822.
DU LAURENS (J.), Moyens de rendre les hôpitaux utiles et de perfectionner les médecins, Paris, 1787.
DUFFIN (J.), To see with a Better Eye (...) Laennec, Princetown, 1998.
DUFOUR (L.), Souvenirs d'un savant français. À travers un siècle, 1780-1865, Paris, 1888.
DUMAS (M.), Souvenirs du lieutenant général comte Mathieu Dumas, de 1770 à 1836, Paris, 1839.
DUPIC (A.), Les petits carnets d'Antoine Dubois. Thèse, Paris, 1907.
DUPUYTREN (G.), Discours prononcé à la mémoire de Corvisart à la séance publique de la faculté de médecine de Paris, Paris, 1821.
DURAND (G.), Cabanis, sa vie, son œuvre médicale, Thèse de médecine, Paris, 1939.
DURAND (Générale), Mes souvenirs sur Napoléon, Paris, 1819.
DURET (F.-J.-J.), Tableau d'une classification générale des maladies, Paris, 1813.
DURIAU (F.), Carnet de route, dans les Mémoires de la Société dunkerquoise, 1907.
DUVIVIER (P.-H.), De la médecine considérée comme science et comme art, Paris, 1826.

ERCKMANN-CHATRIAN, Histoire d'un conscrit de 1813. Rééd. Paris, 1962.

FAIN (A.), Mémoires, Paris, 1908.
FAURE (E.), Napoléon (dans « œuvres complètes »), Paris, 1964.
FAURE (O.), Les Français et leur médecine au XIXe, Paris 1993.
FAURE (R.), Souvenirs du Nord ou la guerre, la Russie et les Russes ou l'esclavage. Paris, 1821.
FEE, Souvenirs de la guerre d'Espagne, Paris, 1856.
FLAHAUT (J.), Charles-Louis Cadet de Gassicourt (1769-1821), Paris, 2001.
FODERA (M.), Histoire de quelques doctrines médicales comparées à celles de M. Broussais, Paris, 1818.
FODERE (F.-E.), Traité de médecine légale... adaptée aux codes de l'Empire français, 6 vol. Paris, 1813.

FORESTIER (J.B.A.G.), Nouvelles considérations sur l'état actuel de l'art de guérir, Paris, 1822.
FOUCAULT (M.), Naissance de la clinique : une archéologie du regard médical, Paris, 1963.
FOURCROY (A.-F.).
— L'art de connaître et d'employer les médicaments, Paris, 1785.
— Rapport sur l'enseignement libre des sciences et des arts, Paris, an II.
— Rapport sur les Écoles de Médecine, frimaire an III, Paris, an III.
— Discours sur le projet de loi relatif à l'exercice de la médecine, 19 ventôse an XI, Paris, an XI.
FRANK (J.), Voyage à Paris et à Londres en 1804. Traduction Brièle (archives AP), s.d.
FREMEAUX (P.), Les derniers jours de l'Empereur, Paris, 1908. La chambre de Napoléon mourant, Paris, 1910. Napoléon prisonnier, (Journal du Dr Stokoe), Paris, 1901.
FRUGIER (J.-R.), Napoleon, essai médico-psychologique, Paris, 1985.

GALERANT (G.), Médecine de campagne, Paris, 1988.
GAMA (J.-P.), Esquisse historique du service de santé militaire en général et spécialement du sercice chirurgical, depuis l'établissement des hôpitaux militaires en France.
GANIERE (P.), La formation d'un grand chirurgien. Le milieu et l'époque dans l'œuvre de Dupuytren, Paris, 1933.
— Napoléon à Sainte-Hélène, Paris, 1960.
— Corvisart, Médecin de l'Empereur, (rééd.), Paris, 1985.
GASC (J.C.), et BRESLAU (H.), Épidémie de 1813 et 1814 (typhus), s.l.n.d.
GAZEL (L.), Le Baron Desgenettes, Thèse, Notes biographiques, Paris, 1912.
GELFLAND (T.), Gestation of the Clinic Medical History, 25, 1981.
GENTY (M.), « Les biographies médicales », Paris, tome III, (Chaptal) 1934, tome IV, (Cabanis) 1936.
GERVAIS (R.), Histoire de l'hôpital Necker (1778-1885), Paris, 1885.
GILBERT (N.-P.), Les théories médicales modernes comparées entre elles, Paris, an VII.
— Les théories médicales modernes comparées entre elles et rapprochées de la médecine d'observation, Paris an VII.
GILBRIN (E.), « La lignée médicale des Pinel, leur aide aux prisonniers politiques sous la Terreur et pendant la Restauration », Hist. des Sc. Méd., 1977.
GIRARD (Colonel), Cahiers, Paris, 1951.
GODLEWSKI (G.), Des médecins et des hommes, Paris, 1972.
GOSSE (A.)
GOUBERT, (J.P.) et autres, La médicalisation de la société française à la fin de l'Ancien Régime, Spring et Sommer 1982.
GOURGAUD (Gal), Journal de Sainte-Hélène, Paris, 1944.

GUEDJ (O.), La Révolution des Savants, Paris, 1789.
GUINDANT (T.), La nature opprimée par la médecine moderne, Paris, 1768.

HANNAWAY (C.), The Paris clinical school of the XIXe century (in) Clio Medica vol. 25, 1994.
HEREAU (J.), Napoléon à Sainte-Hélène, opinion d'un médecin, Paris, 1825.
HILDENBRAND (J.-V.), Du typhus contagieux, Paris, 1811.
HILLEMAND (P.), Pathologie de Napoléon, Paris, 1970.
HUARD (P.), Sciences, médecine et pharmacie de la Révolution à l'Empire 1789-1815, Dacosta, Paris 1970.

IMBAULT-HUART (M.J.), L'école pratique de dissection de Paris de 1750 à 1822, ou l'influence du concept de médecine pratique et de médecine d'observation dans l'enseignement médico-chirurgical au XVIIIe siècle et au début du XIXe siècle, thèse de lettres, Paris I, 1973.
IMBERT (J.), Le droit hospitalier de la Révolution et de l'Empire, Paris, 1954.

JACOB (P.-I.), Journal de dix années de campagne, Revue d'Hist. de la Pharm., 1996.
JOEGER (M.), HUARD (P.), Les papiers de Tenon, Actes du XIXe Congrès Intern., Hist. Méd., Bâle 1964.

KAEMPFEN (A.), Souvenirs du docteur Kaempfen de Brigue, (dans Valésia), 1962.
KEEL (O.), L'avènement de la médecine clinique (...) en Europe (1750-1815), Montréal 2001.
KERKHOVE (J.-R.) Histoire des maladies observée dans la grande armée (1812-1813), Anvers, 1836.

LA BERGE (A.), FEINGOLD (N.), French Medical Culture in the Nineteenth Century, Clio Medica 25, 1994.
LABRUNE (Ch.), Les malades et les médecins. Études sur l'enseignement et l'exercice de la médecine en France au XIXe siècle, Paris, 1859.
LAËNNEC (R.), Traité de l'auscultation médiate, Paris, 1819.
LAGNEAU (L.-V.), Journal d'un chirurgien de la Grande Armée (1805-1811), Paris, 1913.
LAMARE-PICQUOT (F.-V.), Nos anciens à Corfou, souvenirs de l'aide-major Lamare-Picquot (1807-1814), Paris, 1918.
LANDRE-BEAUVAIS (A.-J.), Séméiotique ou traité des signes des maladies, Paris, 1810.
LANZAC DE LABORIE (L. de), Paris sous Napoléon, 5 vol. 1908.
LA ROCHEFOUCAULD (J.-D. de) (et autres), Le duc de La Rochefoucauld-Liancourt, Paris, 1980.

LARREY (D.-J.), Mémoires de chirurgie militaires et campagnes, Paris, 1812-1817.
LAS CASES, Mémorial de Sainte-Hélène, (réédition Pleiade) Paris, 1957.
LEBORGNE (G.), Le médecin, 2 vol. Paris, 1846.
LEDUC (P.), La vie et l'œuvre anatomique de Vicq d'Azyr, 1748-1794, Thèse de médecine, Rennes, 1977.
LEMAIRE (J.-F.),
LEMAITRE (E.), Exposé des abus qui existent dans l'exercice de la médecine, et moyens d'y remédier, Paris, 1825.
LEONARD (J.), La médecine entre les pouvoirs et les savoirs, Aubier, Paris.
— Les médecins de l'Ouest au XIXe siècle, 3 vol. Thèse, Paris, Lille, 1978.
— La France médicale au XIXe siècle, Paris, 1979.
LEPECQ DE LA CLOTURE (L.), Collection d'observations sur les maladies et constitutions épidémiques, Rouen, 1778.
LEROY-LADURIE (E.), GOUBERT (J.-P.), MEYER (J.) et autres, Médecins, climats et épidémies à la fin du XVIIIe siècle, Paris, 1972.
LEROUX (J.-J.), Discours prononcé le 30 juillet 1806, pour l'inauguration des salles de clinique.
— Cours sur les généralités de la médecine, Paris, 1818.
— Cours sur les généralités de la médecine pratique et sur la philosophie de la médecine, Paris, 1825.
LEROUX (J.-J.) et DUPUYTREN (G.), Mémoire et plan d'organisation pour la médecine et la chirurgie, Paris, 1816.
LEROUX (F.-M.), Opposition aux erreurs de la science médicale, Paris, 1817.
LUCAS-DUBRETON (J.), La France de Napoléon, Paris, 1981.
LUDWIG (E.), Napoléon, (rééd. en Français), Paris, 1960.

MADELIN (L.), Histoire du Consulat et de l'Empire (16 vol.), Paris, 1937-1954.
MARQUAIS (J.-Th.), Rapport au Roi sur l'état actuel de l'enseignement de la médecine et de la chirurgie en France, et sur la nécessité d'une réforme dans l'étude, Paris, 1814.
MARTINEAU (G.), Napoléon à Sainte-Hélène, Paris, 1981.
MASSON (F.), Autour de Sainte-Hélène, tome III (les médecins), Paris, 1912.
— Napoléon chez lui (rééd.), Paris, 1977.
MAYGRIER (J.-P.), Annuaire médical, Paris, 2 vol. 1809 et 1810.
MENURET (J.-J.), Essai sur les moyens de former de bons médecins, Paris, 1791.
MERCY (de), Demande du rétablissement d'une chaire d'Hippocrate, Paris, 1821.
MILLELIRI (J.-M.), L'hygiène des armées pendant la campagne d'Egypte. Thèse, Lyon, 1986.
MONTESQUIOU (A. de), Souvenirs sur la Révolution, l'Empire (...), Paris, 1961.

MOREL DE RUBEMPRE (attribué à) : Biographie des médecins français vivants et des Professeurs des Écoles par un de leurs Confrères, docteur en médecine, Paris, 1826.
MORVAN (J.), Le soldat impérial, 2 vol., Paris, 1904.
MOSCATI (P.), De l'emploi des systèmes dans la médecine pratique, Strasbourg, an III.
MOUGINS-ROQUEFORT (J. de), Napoléon prisonnier, vu par les anglais, Paris, 1978.
MUNARET (Dr), Le médecin des villes et des campagnes, Paris, 1862.

NAPOLEON Ier, Correspondance et œuvres de Sainte-Hélène, 32 vol., Paris, 1858-1869.
— Correspondance inédite conservée aux archives de la guerre (strictement militaire), 5 vol., Paris, 1912-1915.
NUTTON (V.), Medicine at the courts of Europe, Londres, 1990.

O'MEARA, Napoléon en exil ou l'écho de Sainte-Hélune, Paris, 1822.
OULIEU (S.), Les pharmaciens de la Grande Armée. Thèse, Lyon, 1986.

PARISET, Histoire des membres de l'Académie royale de médecine, Paris, 1845.
PASTORET (A.-D., marquis de), De Witebsk à la Bérésina, (dans la Revue de Paris), 1902.
PASTORET (C.-E.), Rapport sur un mode provisoire d'examen pour les officiers de Santé, 19 thermidor an V, Paris, an V.
PELLOT (J.), Mémoire sur la campagne de l'armée française dite des Pyrénées, en 1813 et 1814. Bayonne, 1818.
PETIT (M.-A.), Traité de la fièvre entéro-mésentérique (Paris, 1813).
— Sur l'influence de la Révolution sur la santé publique, 1796.
PEYSSE, La Médecine et les médecins, Paris, 1857.
PICARD (G.-A.), La Réglementation des études médicales en France. Son évolution de la Révolution à nos jours, Paris, 1967, n° 112.
PINEL (Ph.), Nosographie philosophique ou la méthode de l'analyse appliquée à la médecine, Paris, 1798.
PONTIER (R.), Souvenirs du chirurgien Pontier sur la retraite de Russie, Brive, 1967.
PORCHER (G.-C.), Opinion sur la résolution du 19 fructidor an V, 16 vendémiaire an VI, Paris, an VI.
POUMIES de la Siboutie (F.-L.), Souvenirs d'un médecin de Paris, 1789-1863, Paris, 1910.
PREVOST (A.), La Faculté de médecine de Paris, ses chaires, ses annexes et son personnel enseignant de 1794 à 1900, Paris, 1900.
— L'École de santé de Paris, 1794-1809, Poitiers, 1901.
— Les études médicales sous le Directoire et le Consulat, Paris, 1907.
PRUNELLE (CL.-V.), Des Écoles de Médecine, de leurs connexions et de leur méthodologie, Paris, 1816.

— Règlement relatif à l'exercice de la Médecine, proposé au roi, Lyon, 1815.
PUYBUSQUE (L.-G. de), Souvenirs d'un invalide pendant le dernier demi-siècle, par M. de Puybusque, Paris, 1841.

RAMBUTEAU (Cte de), Mémoires, Paris, 1905.
REICHARDT (J.-F.), Un hivers à Paris sous le Consulat (1802-1803) trad. Paris, 1896.
REIS (P.), Étude sur Broussais et sur son œuvre, Paris, 1869.
REGNAULT (J.-B.), Considérations sur l'état de la médecine en France depuis la Révolution jusqu'à nos jours, Paris, 1819.
REMUSAT (Mme de), Mémoires, Paris, 1880. Lettres, Paris, 1881.
RENOULT (A.-J.), Souvenirs du docteur Renoult, Paris, 1862.
RIBES (Fr.), L'organisation du service de Santé de la maison de l'Empereur, (tome 3 de ses Mémoires), Paris, 1835.
— De l'anatomie pathologique considérée dans ses vrais rapports avec la science des maladies, Paris, 1834.
RICHERAND (A.), Des officiers de santé et des jurys médicaux chargés de leur réception, Paris, 1834.
— Réflexions sur un ouvrage ayant pour titre « traité des membranes » (extrait du Magasin encyclopédique, tome 6), Paris an VIII.
— Des erreurs populaires relatives à la médecine, Paris, 1812.
RIST (E.), La jeunesse de Laënnec, Paris, 1956.
ROBIQUET (J.), La vie quotidienne au temps de Napoléon, Paris 1946.
ROCHARD (C.-C.-T.), Programme de cours sur les maladies épidémiques, Strasbourg, an XIII.
ROCHARD (J.), Histoire de la chirurgie française au XIXe siècle, Paris, 1875.
ROLAND (R.), Les médecins et la loi du 19 ventôse an XI (1803), étude historique et juridique sur l'organisation de la profession médicale et sur ses conditions d'exercice, Paris, 1883.
ROOS (H.), Avec Napoléon en Russie, Paris, 1913.
ROUX (G.), Traité des fièvres adynamiques, Paris, 1812.
ROUXEAU (A.), Laennec avant 1806, Paris, 1912.
— Laennec après 1806, Paris, 1920.

SABATIER (J.-C.), Recherches historiques sur la Faculté de médecine de Paris, depuis son origine jusqu'à nos jours, Paris, 1837.
SACHAILE (DE LA BARRE) (C.), Les médecins de Paris jugés par leurs œuvres, Paris, 1845.
SALVERTE (E.), Des rapports de la médecine avec la politique, Paris, 1806.
SAUCEROTTE (C.), De l'influence de l'anatomie pathologique sur les progrès de la médecine, Paris, 1834.
— Les médecins pendant la Révolution : 1789-1799, Paris, 1887.
SEGUR (Cte de), Histoire et mémoires, (7 vol.), 1877.
SERRES (M.), Paris 1800 (in) Éléments d'histoire des sciences, Paris 1989.

SERRIERES (S.), Discours sur l'influence de la Révolution dans l'enseignement et la pratique de la médecine, Nancy, s.d.

SHRYOCK (R.-H.), Histoire de la médecine moderne, Paris, 1956.

SIGNORET (A.), Considérations générales sur l'état de la médecine, Paris, 1838.

SIGRIST (R.), BARRAS (V.), RATCLIFF (M.), Louis Jurine (1751-1819), Genève 1999.

SOUBIRAN (A.), Le Baron Larrey, chirurgien de Napoléon, Paris, 1966.

SOURNIA (J.-C.), Les médecins de la Révolution, Paris, 1989.

Souvenir Napoléonien (Godlewsky (G.), Hillemand (P.) et autres), Napoléon et le Service de Santé, n° 286 et 287, 1976.

STENDHAL, Vie de Napoléon (H. Martineau — Éd. Le Divan), Paris, 1929.

STOKOË (J.), voir Frémeaux (P.).

STOLL, Aphorismes sur la connaissance et la curation des fièvres (traduc. de Corvisart) Paris, 1797.

SYDENHAM (Th.), Médecine pratique, Paris, 1784.

TISSOT (S.-A.-D.), Avis au peuple sur sa santé, Lausanne, 1761, réed. Paris 1993.

— Essai sur les moyens de perfectionner les études de médecine, Lausanne, 1785.

— Dissertation sur las fièvres bilieuses, Paris, an VIII.

TREBUCHET (A.), Jurisprudence de la médecine, de la chirurgie et de la pharmacie en France, Paris, 1834.

TREILLE (A.), Quelques réflexions sur les principaux abus en médecine, Auch, 1823.

TRELAT (U.), De la constitution du corps des médecins et de l'enseignement médical; des réformes qu'elle devrait subir dans l'intérêt de la science et de la morale publique, Paris, 1828.

TRIAIRE (P.), Récamier et ses contemporains (1774-1852). Étude d'histoire de la médecine aux XVIIIe et XIXe siècles, Paris, 1899.

TUETEY (A.), L'assistance publique à Paris pendant la Révolution, Paris, Imp. Nat, 1895.

TULARD (J.), Napoléon, Paris, 1977.

— La vie quotidienne des Français sous Napoléon, Paris, 1978.

— Le Grand Empire, Paris, 1982.

— Dictionnaire Napoléon, Paris, 1988.

— Nouvelle bibliographie des mémoires sur l'époque napoléonienne, Paris, 1991.

VAIDY (J.-V.-F.), Plan d'études médicales à l'usage des aspirants aux grades de docteur et d'officier de santé, Paris, 1816.

VALENTIN (M.), François Broussais, empereur de la médecine. Ass. amis Musée Dinard, 1988.

VICQ D'AZYR (F.), Œuvres, Paris, 1805.

VITET (L.), Rapport sur les Écoles de Santé, 17 ventôse an VI, Paris, an VI.

WEINER (D.), The citizen-Patient in (...) Imperial Pain, Baltimore, 1993.
WIRIOT (M.), L'enseignement clinique dans les hôpitaux de Paris entre 1794 et 1848, d'après des documents de l'époque. Thèse, Paris, 1970.
WÛRTZ, Mémoire sur l'établissement des Écoles de Médecine pratique, Paris 1784.

YARDIN (Dr), De Breme à Polotzk, Souvenirs de la Grande Armée (d'après les lettres de J.J. Foissey), Dunkerque, 1912.

ZIESENISS (C.-O.), Napoléon et la Cour Impériale, Paris, 1980.
ZIMMERMANN (G.), Traité de l'expérience en médecine, Paris, 1774.

Cette bibliographie, compte tenu de l'ampleur du sujet, ne constitue qu'un survol. Il n'a pas paru indispensable de multiplier les références à des ouvrages qui ne peuvent se consulter que dans des bibliothèques spécialisées. De même, seuls ne figurent dans cette liste que les Mémoires qui ont paru indispensables. D'autres où se trouve çà et là une note sur les médecins — généralement les chirurgiens militaires — figurent dans la bibliographie de J. Tulard (voir à ce nom). Enfin, sauf de rares exceptions indiquées, il s'agit de livres publiés en français, non de thèses ou d'articles de revues.

Au niveau de celles-ci, la revue du Souvenir Napoléonien, La revue de l'Institut Napoléon, Médecine de France, La Revue rétrospective, les carnets de la Sabretache La France Médicale et la Revue d'histoire des sciences médicales, sont précieux à consulter.

TABLE DES MATIÈRES